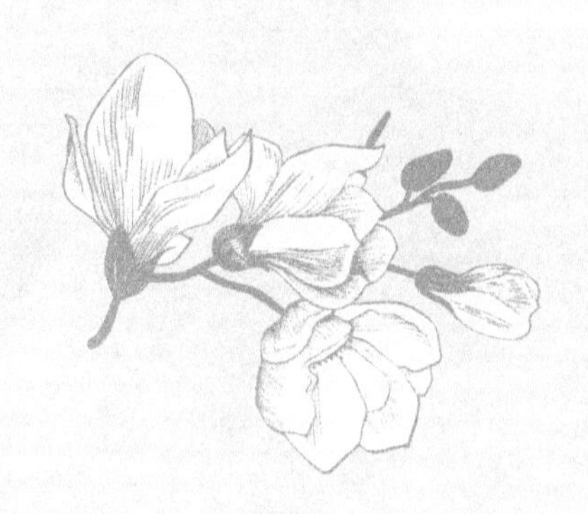

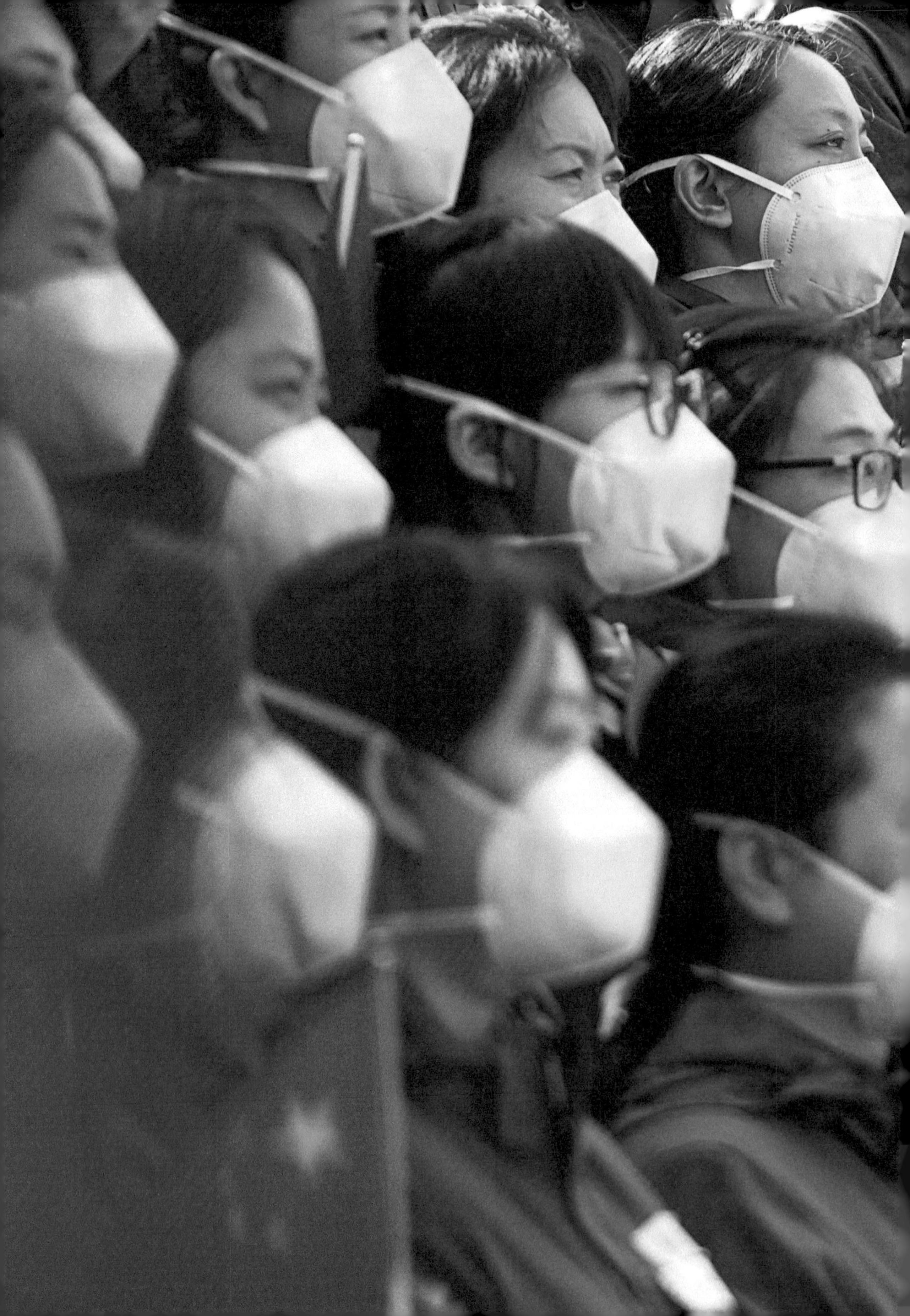

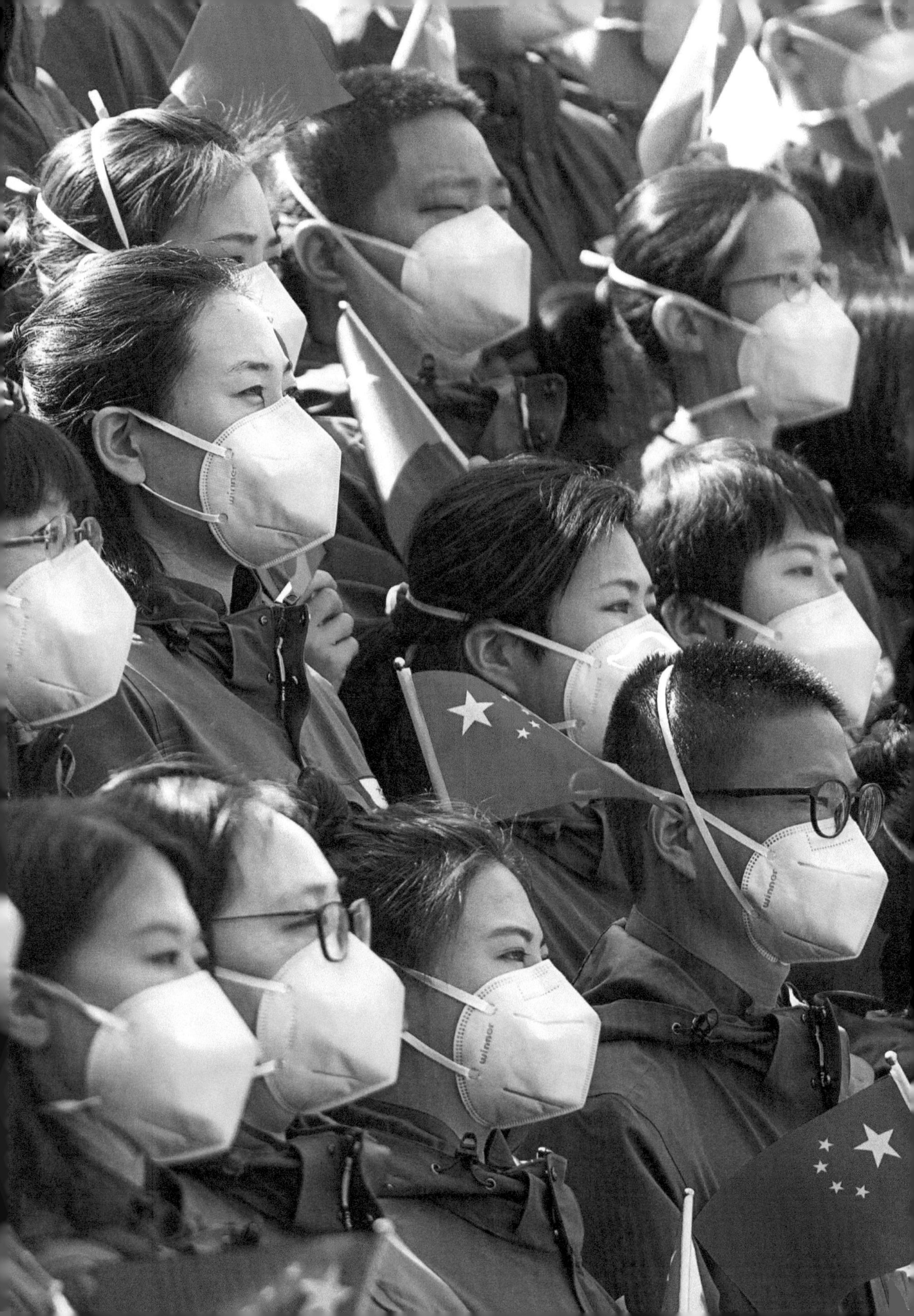
winnor

谨以此书献礼

中国共产党成立 100 周年

北京协和医院建院 100 周年

谨以此书献礼
中国共产党成立 100 周年
北京协和医院建院 100 周年

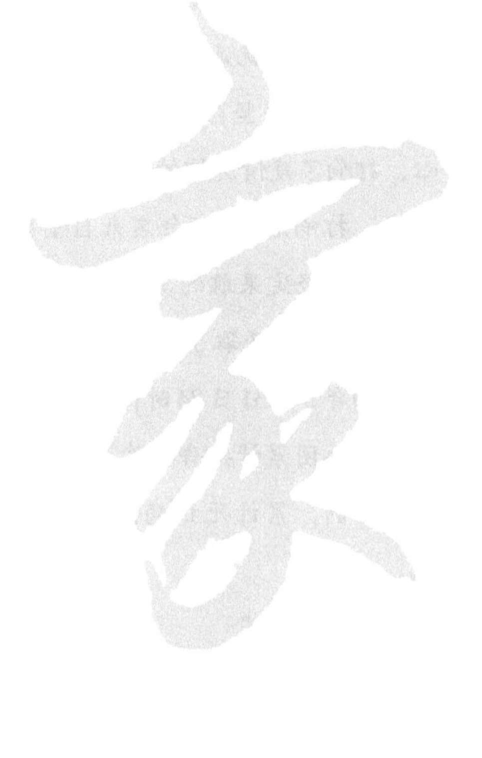

北京协和医院
编著

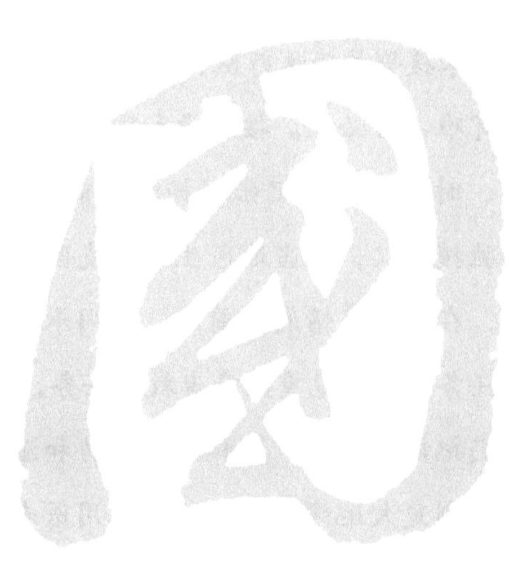

家国

协和战疫相册故事

人民卫生出版社
·北京·

序言

2020，岁在庚子，一场新中国成立以来史无前例的疫情突袭荆楚大地。疫情就是命令，防控就是责任。在以习近平同志为核心的党中央坚强领导下，亿万华夏儿女众志成城、团结一心，打响了疫情防控的人民战争、总体战、阻击战。

战“疫”打响后，4万余名来自全国各地的白衣战士驰援湖北。他们以坚定果敢的勇气和坚忍不拔的决心，同时间赛跑、与病魔较量，夺取了抗疫斗争的阶段性胜利。

截至2020年5月31日24时，31个省、自治区、直辖市和新疆生产建设兵团累计报告确诊病例83 017例，累计治愈出院病例78 307例，累计死亡病例4634例，治愈率94.3%，病亡率5.6%。

“我们挺过来了！”

这一切来之不易的成果背后，凸显着“生命至上、人民至上”的理念，也少不了数万名白衣战士的身影。而北京协和医院国家援鄂抗疫医疗队，正是其中的无畏逆行者。

国有难，召必至。按照党和国家统一部署，在时任院长赵玉沛、时任党委书记张抒扬的靠前指挥下，186名协和医疗队员驰援武汉，与当地医生及多支国家援鄂抗疫医疗队并肩作战，在抗击疫情的最前线，共同承担着风险最高、难度最大、任务最重的危重症患者救治任务。

他们把协和速度、协和品质、协和温度带到了武汉，协和精神在荆楚大地熠熠生辉。他们用医者大爱守护人民的生

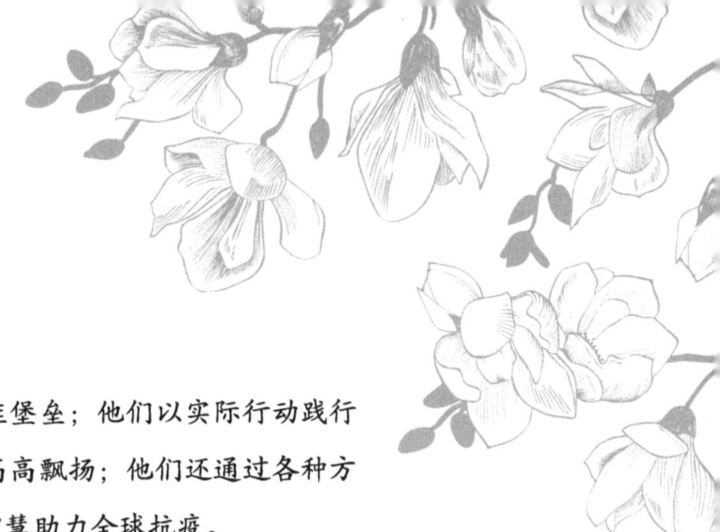

命健康，全力攻坚新冠肺炎重症堡垒；他们以实际行动践行初心使命，让党旗在抗疫一线高高飘扬；他们还通过各种方式积极分享宝贵经验，用协和智慧助力全球抗疫。

他们同时间赛跑，与病魔较量，从死神手中抢回了一条条生命，创造了一个个奇迹。这一路以生命赴使命，从严冬到春来，冬日的寒风阻挡不住逆行的脚步，他们用无私奉献护佑盛世中华。

协和人援鄂抗疫的集体记忆，是2020年抗击新冠的国家记忆中不可或缺的璀璨篇章。“家是最小国，国是千万家。”这本《家国：协和战疫相册故事》，用一张张图片、一则则故事，直观记录了协和前方与后方医务人员勠力同心、共克时艰的感人瞬间，生动展现了协和人面对艰难困苦时的坚定信念、无畏勇气与非凡智慧。希望所有读者能够从这本书中了解敬佑生命、救死扶伤的协和人，感悟他们的医者仁心与使命担当。

铭记历史，致敬历史，是为启迪未来。站在新的历史起点，投身建功“十四五”、奋进新征程的时代洪流中，协和人将继续发扬伟大抗疫精神和崇高职业精神，以更加奋发有为的精神面貌，作出无愧于时代、无愧于人民、无愧于历史的新业绩，深情献礼中国共产党成立100周年、北京协和医院建院100周年！

张抒扬　吴沛新

目 录

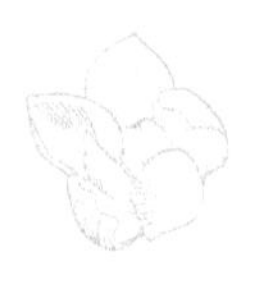

第一章
抗疫奇兵，集结！

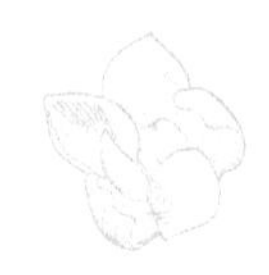

第二章
协和经验：勇做暗夜中的一束光

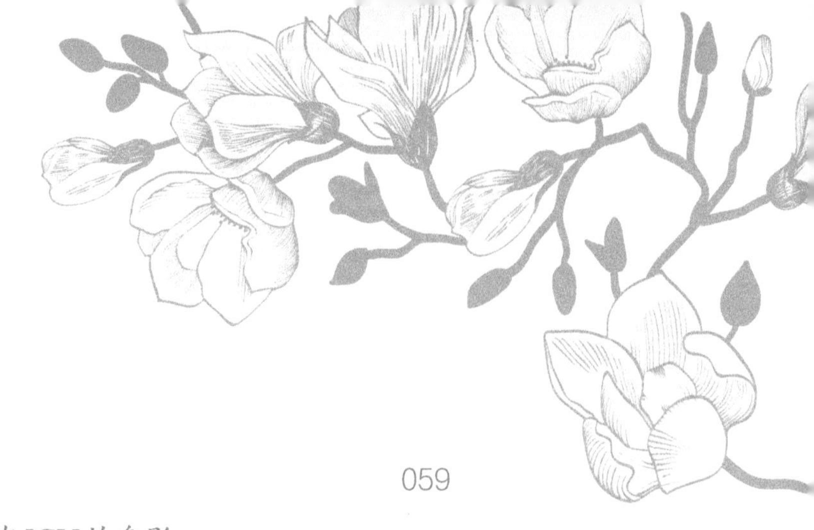

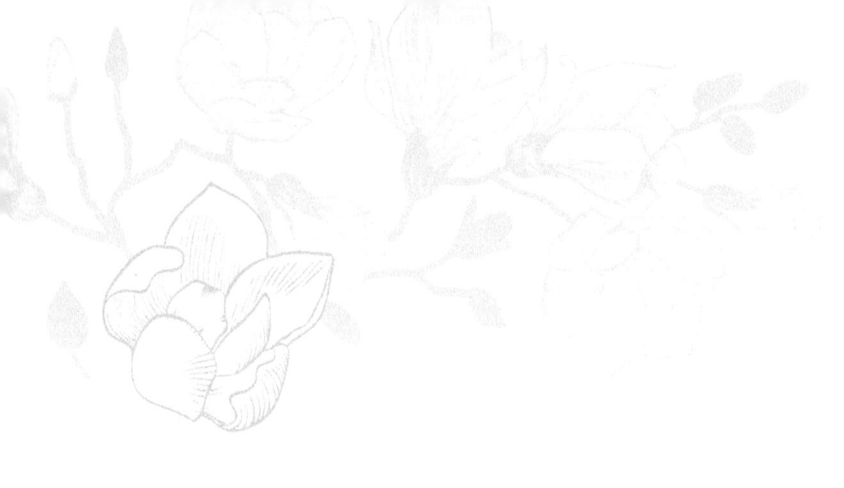

第三章

因为有爱，这光芒永不熄灭

第四章
总有一种精神一脉相承、赓续不绝

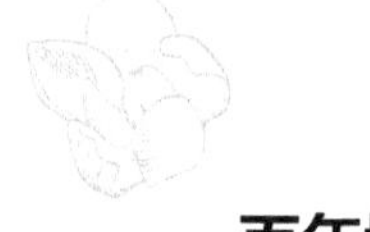

第五章
百年协和史，有你们的名字

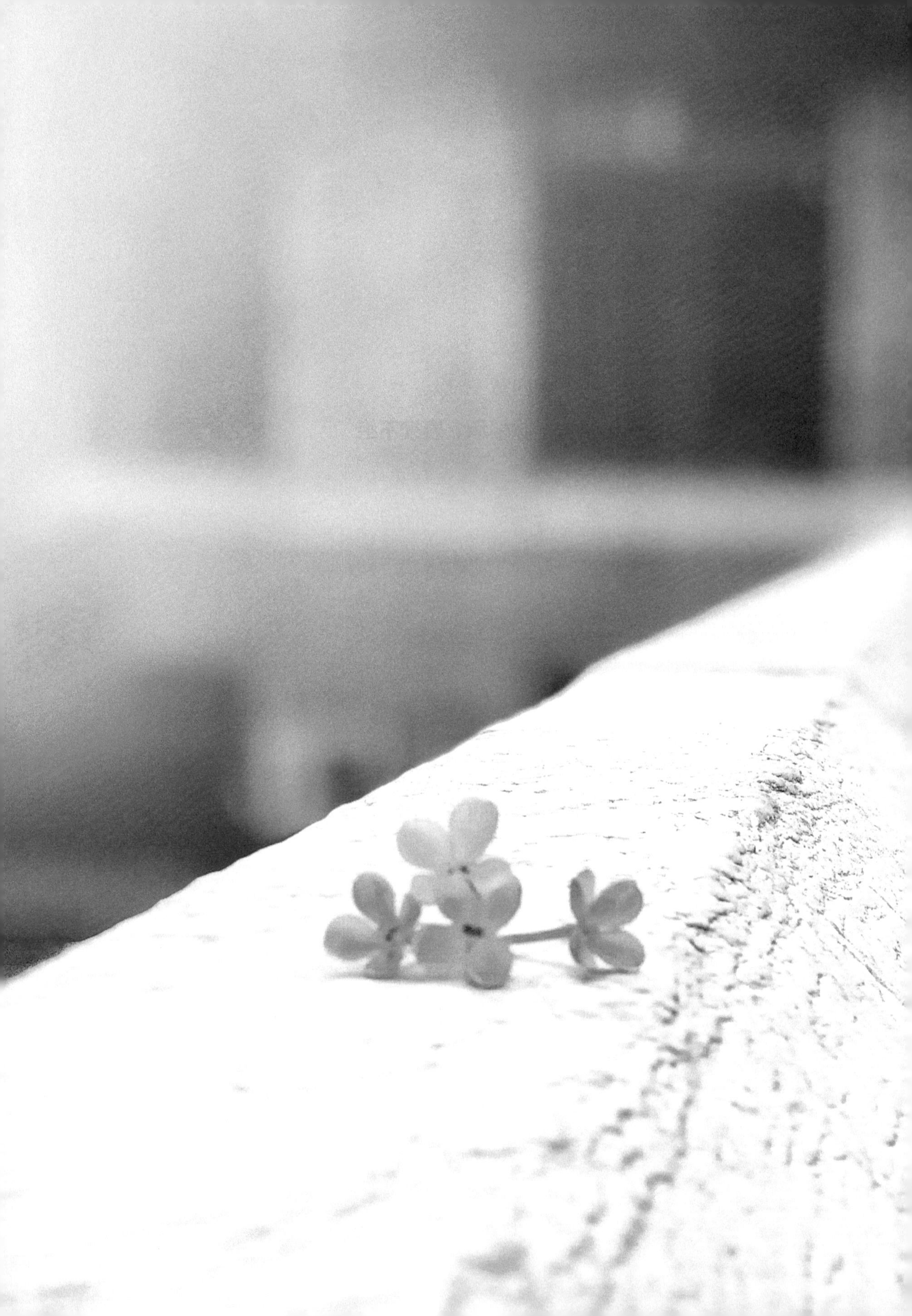

人民至上、生命至上！

让我们携起手来，

共同护佑各国人民生命和健康，

共同护佑人类共同的地球家园，

共同构建人类卫生健康共同体！

——习近平

第一章
抗疫奇兵，集结！

赵玉沛院长说：

“医务工作者有两个称号，

白衣天使、白衣战士。

在和平时期是白衣天使，突发事件中是白衣战士。”

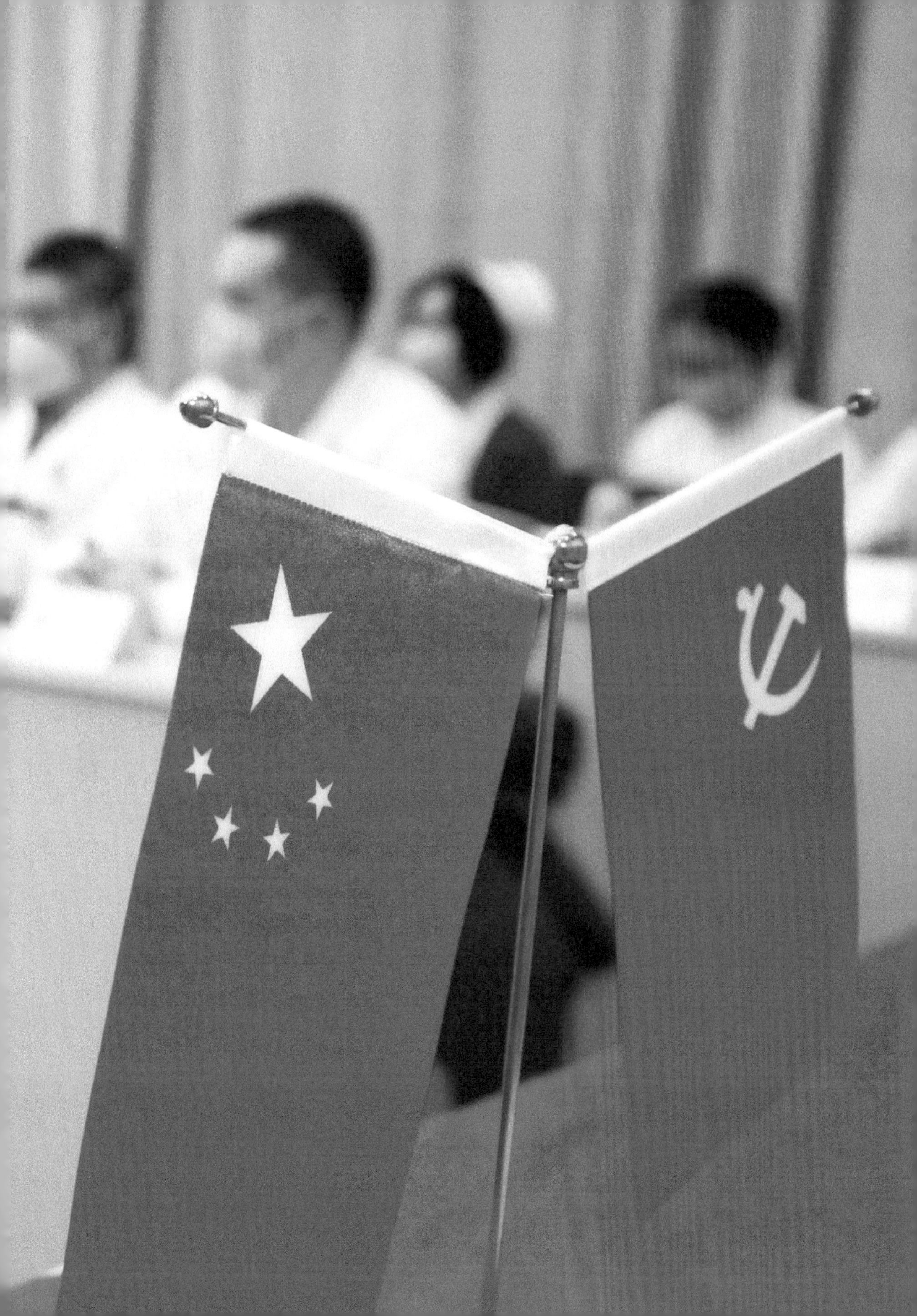

东经114′31″，北纬30′52″。

浩浩长江水，巍巍黄鹤楼。

2020，岁在庚子，一场新冠肺炎疫情突袭荆楚大地，蔓延波及全国。

疫情就是命令，防控就是责任。面对突如其来的疫情，在以习近平同志为核心的党中央坚强领导下，亿万华夏儿女众志成城、团结一心，打响了疫情防控的人民战争、总体战、阻击战。

青山一道同云雨，明月何曾是两乡。战“疫”打响后，北京协和医院按照国家部署，在时任院长赵玉沛、时任党委书记张抒扬靠前指挥下，派出国家援鄂抗疫医疗队驰援武汉，在抗击疫情最前线承担着风险最高、难度最大、任务最重的危重症患者救治任务，全力攻坚新冠肺炎重症堡垒。

与此同时，医院大后方坚决贯彻疫情防控系列部署，在全院范围开展联防联控工作，不在任何一个地方留死角，不让任何一个环节出纰漏，全力构筑群防群治的严密防线。

无畏生死赴疆场，风雨同舟迎彩虹。协和人在武汉的81天，见证了英雄武汉人民的风雨同舟，也携手汇成爱的钢铁长城。协和人与时间赛跑，和病魔抗争，挽救了一个个鲜活的生命，谱写了一曲曲可歌可泣的抗疫战歌。

一篇协和人的“抗疫记”，就这样一撇一捺地书写在协和百年的历史节点上。接下来这本书中所讲的故事，则记录的是协和人从出征到凯旋的那些与生命有关的日子。

回溯新冠病毒来袭的时刻，当新冠肺炎疫情在湖北武汉拉响警报之际，一份时间表，忠实记录着抗疫前线的“协和速度”——

1月23日，北京协和医院组建疫情防治梯队，不到24小时，全院志愿报名参加抗击新冠肺炎一线抗疫的人数达3306人。

1月25日晚8时，大年初一，团圆之夜，北京协和医院响应国家号召，迅速组建以重症、呼吸、感染为主的协和医疗队，吹响了驰援武汉的号角。

1月26日，大年初二，21位优中选优的协和白衣战士集结完毕，披甲出征。

直至2月27日，协和共派出4批国家援鄂抗疫医疗队，奋战在武汉前线的协和队员达186人。

疾风知劲草，板荡识诚臣。在新冠肺炎疫情肆虐的时刻，协和这家“百年老店”派出一支精锐之师，186名医护人员披上白色战袍，奔赴武汉一线，在武汉同济医院中法新城院区，整建制接管重症加强病房（ICU）。

天之涯，地之角，相知无远近；

日之晖，月之华，万里犹比邻。

武汉别怕，我们来了！

张抒扬书记给大家鼓劲：“我们派出的是一支多学科团队，要肩负起国家医疗队的责任和担当，发挥综合诊治能力优势，能用的办法都上，全力救治危重症患者。”

韩丁副院长嘱咐战士们：“北京协和医院肩负着救治危重症病人、降低病亡率的特殊使命，我们一定要做到科学、专业、规范、高效，完成国家交给我们的任务。”

回溯抗疫历程，北京协和医院国家援鄂抗疫医疗队是抵达最早、坚守到最后、投入人数最多、累计收治危重症患者最多、动员遗体解剖最多、国际交流频次最高、抗疫一线发展党员最多的一支国家医疗队。

万家灯火时，协和医疗队奔赴武汉，以仁心仁术，扶危渡厄，与武汉人民共度时艰，只为点亮更多阖家团圆的灯火。

科学、专业、规范、高效，正是协和人的模样。

送你们出征，与你们同在

1月26日，21名战士组成协和国家援鄂抗疫医疗队，以国之名，整装出发！

他们身后，是亟待阖家团圆的家人；他们所往，却是抗击一种全世界都未曾了解过的新型冠状病毒。

这21位战士，并非孤军奋战。早在1月23日，在北京协和医院启动组建疫情防治第二梯队、第三梯队工作之时，全院各党总支及党支部、各科处室人员便纷纷响应。不到24小时，3306名协和人志愿报名，随时准备驰援武汉。

这21位战士，皆是精锐中的精锐。院领导、主任、护士长带头先上，11名党员先锋勇敢逆行，感染内科、重症医学科、呼吸与危重症医学科、护理部等科处室力量迅速集结。

队员的安全牵动着所有协和人的心。赵玉沛院长深夜关心准备情况、审核物资清单。党办、院办、医务处、护理部、开发公司、工会、人力资源处、后勤保障处、器材处等部门通宵打点行装，彻夜准备物品，头绳、卫生纸、漱口水、毛巾……方方面面，点点滴滴。

白衣战士前线冲锋，药品是最关键的弹药。药剂科11名同志连夜奋战，21种药品堆满箱栏，心意全在行动里。这些甜蜜的“负担”，装满了整整53个大行李箱！

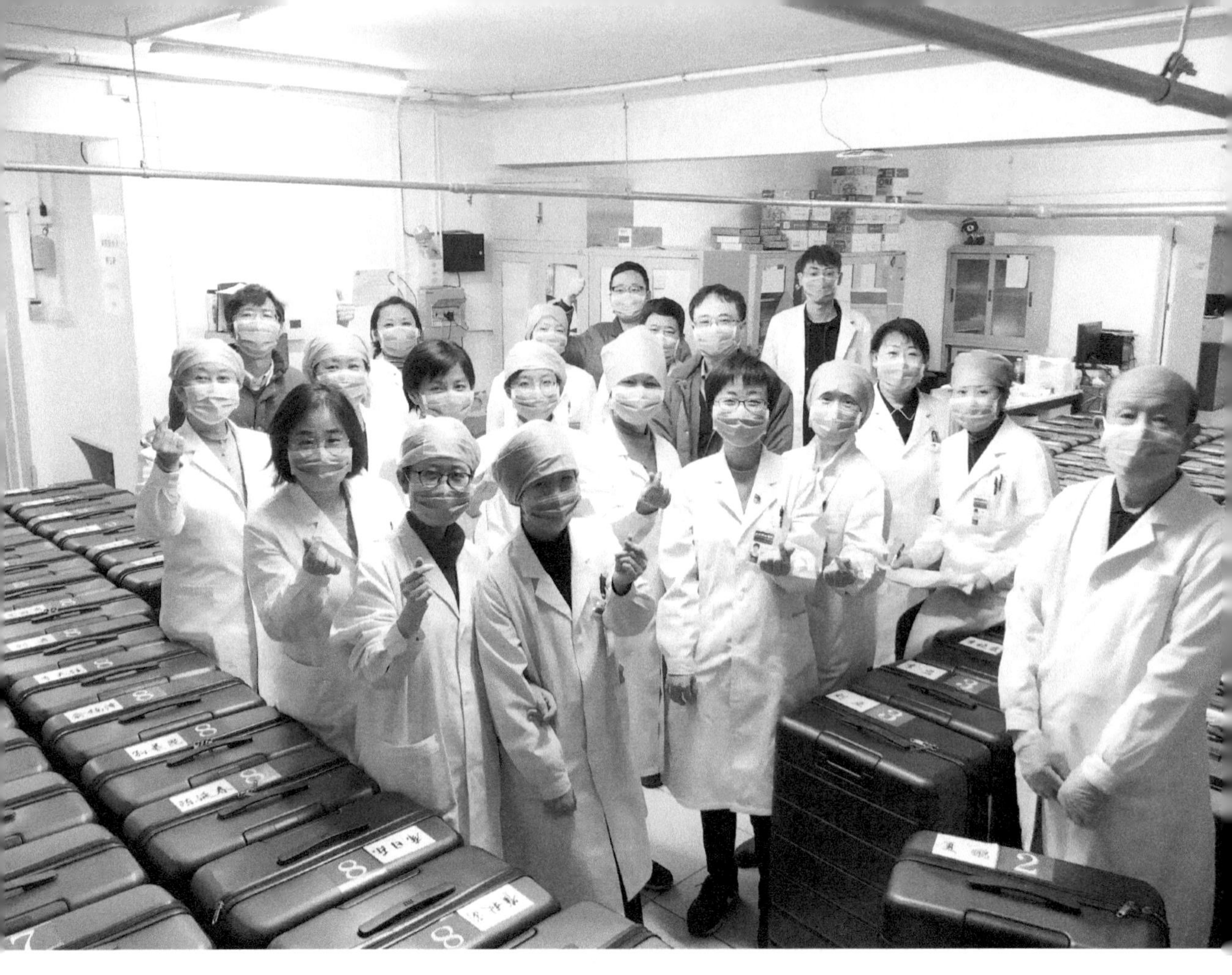

医院多部门通宵为国家援鄂抗疫医疗队准备物资

26日早9点，物资清点装箱完成，内容丰富、满满当当，带着全体协和人的关切。

12点，一场简短、隆重而庄严的仪式在第一批援鄂医疗队员们临行前举行。

赵玉沛在欢送会上表示："从你们身上，我们看到了协和人的使命担当，看到了协和人的大无畏精神和无私奉献精神。你们代表的是协和精神，协和永远是大家最坚强的后盾。希望你们勇担使命、冲锋在前，放下包袱、轻松上阵，保护自己、凯旋归来。"

张抒扬主持会议并表示：“协和人已经整装待发，请大家在抗击病毒、护佑患者的同时，也一定要保护好自己，期待你们早日战胜病魔，平安凯旋！”

下午4时，在亲人们关切的目光中，首批协和医疗队乘坐专机奔赴武汉，而他们的身后是全体协和人齐心协力的身影和众志成城的力量。

感染内科党支部书记、协和医疗队队长刘正印教授表示：“一定以协和标准完成这次新冠肺炎防疫战，同时也会加强自我保护，所有队员都会平安归来。”

重症医学科李奇护士长代表出征的护理团队发言，她说：“保护人民生命安全是我们的义务，也是义不容辞的责任。国家有需要、人民有需要，我们义无反顾。”

刚染了漂亮栗色头发的姑娘剪掉了长发，5位不到30岁的小伙子也不约而同地剪了寸头……没有豪言壮语，没有千言万语，只有一个信念：众志成城，矢志荣归。

赵玉沛反复强调零感染并预祝医疗队凯旋归来。张抒扬千叮咛万嘱咐队员一定要照顾好自己。为确保操作安全准确，队员们出发前再次接受了传染病防护的规范化操作培训，从怎样穿防护衣，到戴口罩、防护眼镜、手套进行各项医学操作。

北京协和医院与北京医院、中日友好医院、北京大学第一医院、北京大学人民医院、北京大学第三医院共同组成国家援鄂抗疫医疗队，飞赴武汉，韩丁在发言中表示：“北京协和医院要起到模范带头作用，在各个方面做到科学、规范、专业、高效。”韩丁曾任“组团式”援藏医疗队领队，帮助西藏自治区人民医院进入发展快车道，这一次他再度请缨，担任首批国家援鄂抗疫医疗队领队。面对国家使命，他

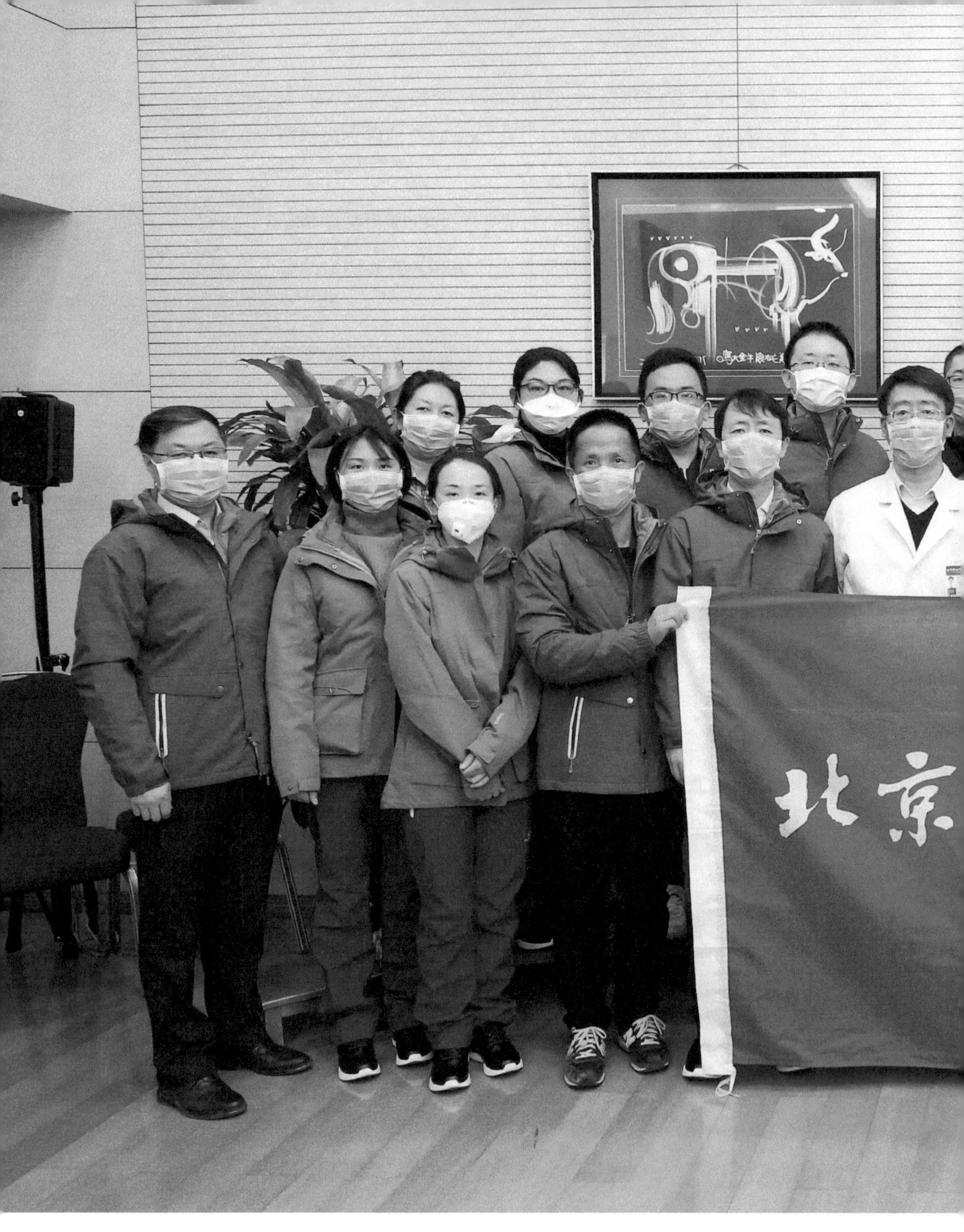

2020年1月26日，第一批队员出征前合影

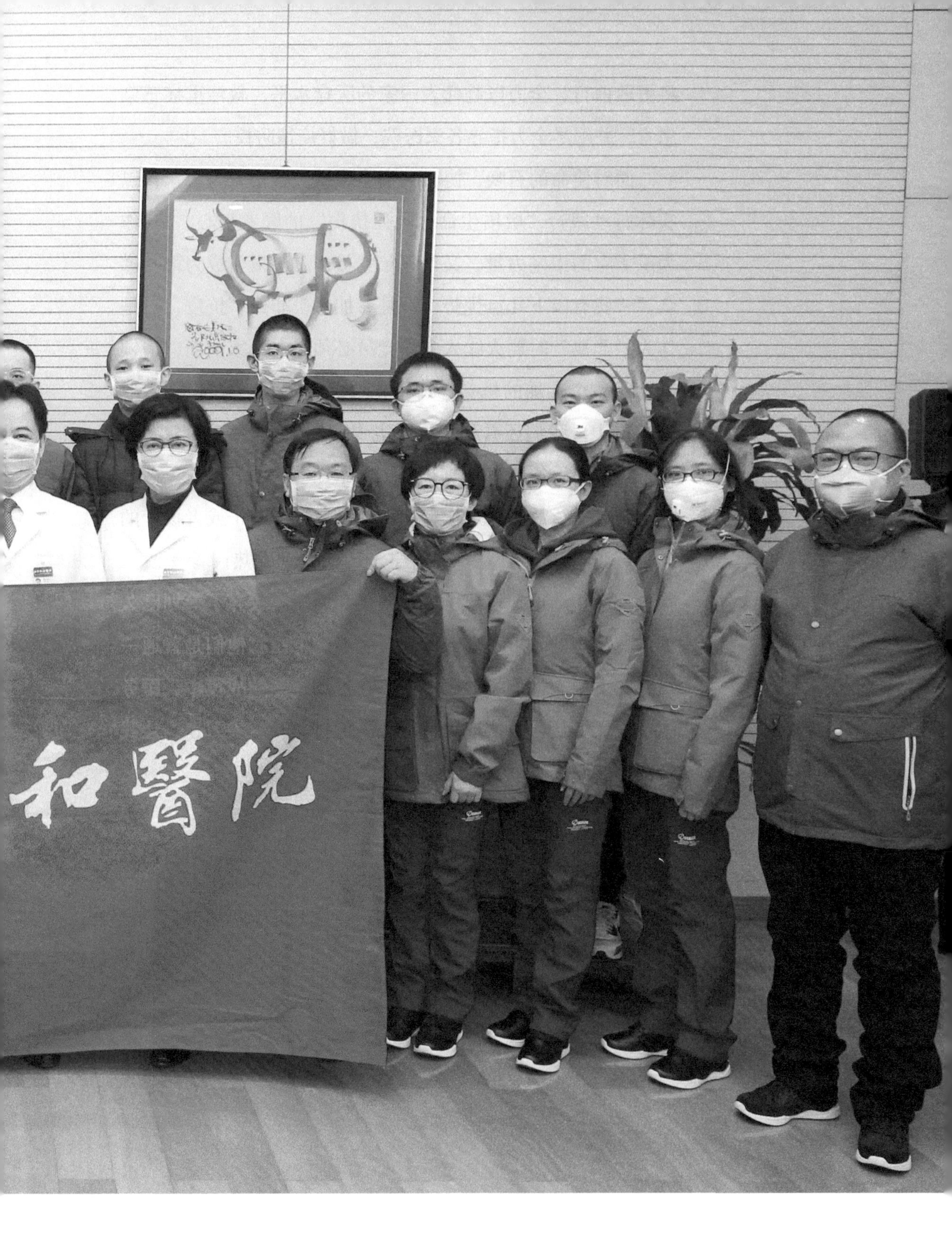
和醫院

将勇敢前行，全力以赴代表国家的医疗水平，救治重症感染患者，并竭尽全力指导各家医院，做好疫情防控。

面对使命的召唤，协和人众志成城，舍小家为大家，以实际行动践行“敬佑生命，救死扶伤”的医者初心。“我作为手术室的中坚力量，又是青年党员，志愿报名成为第一梯队。”“我有以下几点优势，一是参加过‘非典’抗疫，二是作为‘非典’时期火线入党的党员必须走在大家前面，请领导给我一个参加的机会，请优先考虑我。”……在积极请战的名单中，我们还看到了许多老专家、老教授的名字：“我们是强大的后备军，时刻听从党的召唤。”

奔赴一线的医务工作者中，都是父母的孩子或者孩子的父母，他们中有的人多次请愿，请求调到发热门诊一线工作，有的主动退掉机票（或车票）和酒店，放弃了筹划已久的旅行，有的瞒着家里人偷偷报名。脱下白衣他们是普通一员，穿上白衣他们是健康卫士。在这场特殊的战役中，医务人员责无旁贷，再次成为冲锋陷阵的排头兵、尖刀连，让我们向这些时代最可爱的人致敬！

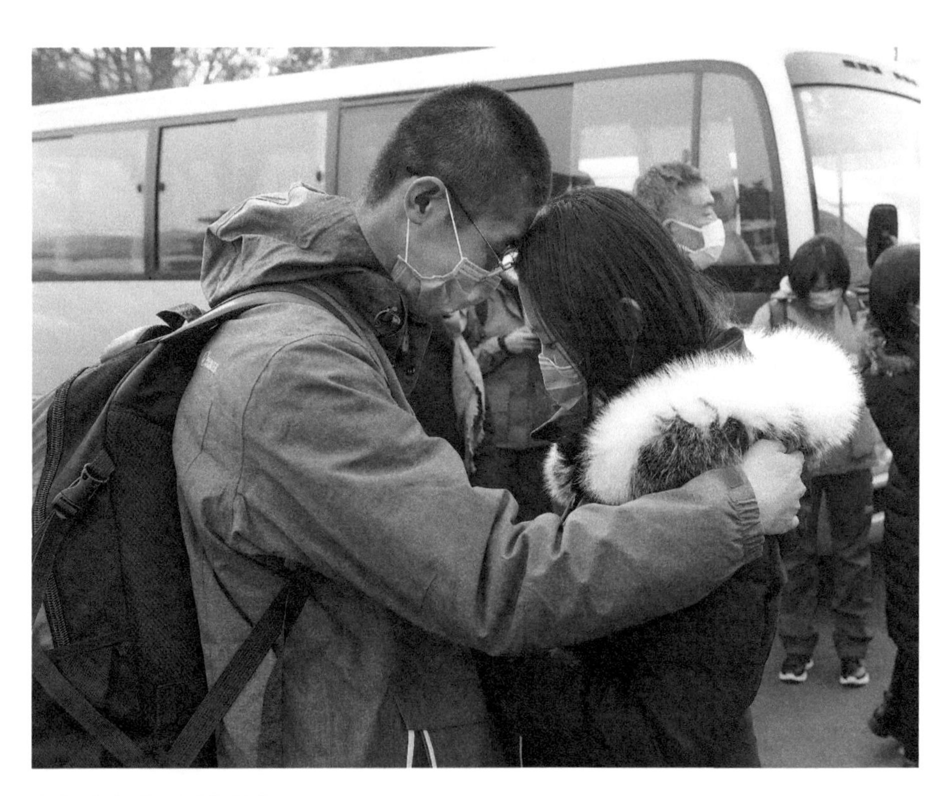

年轻夫妻分别时的拥抱

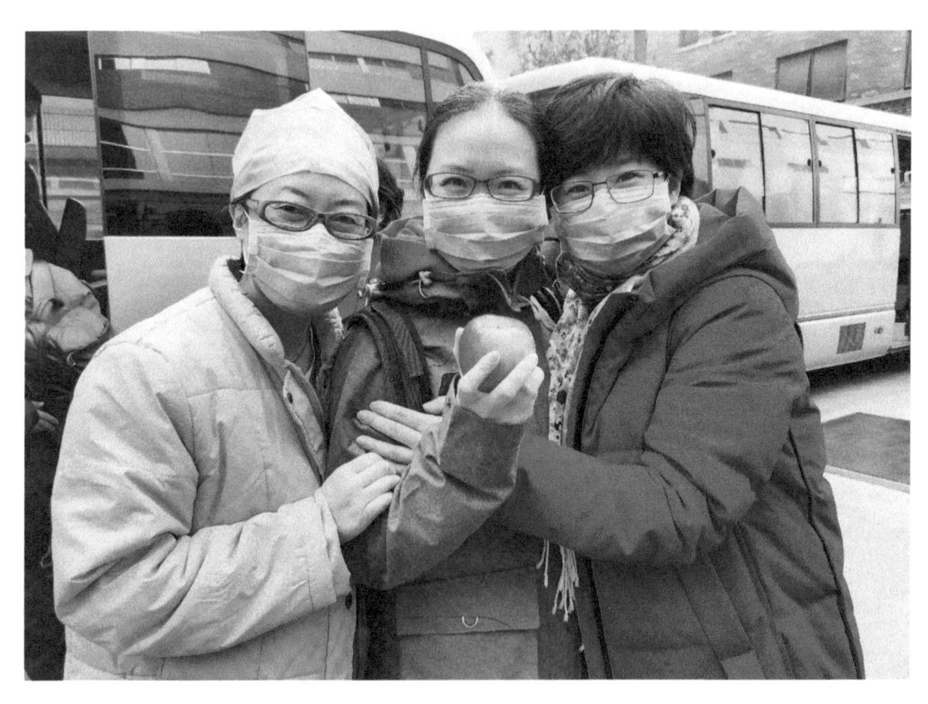

科室同事为队员送苹果，寓意“平安归来”

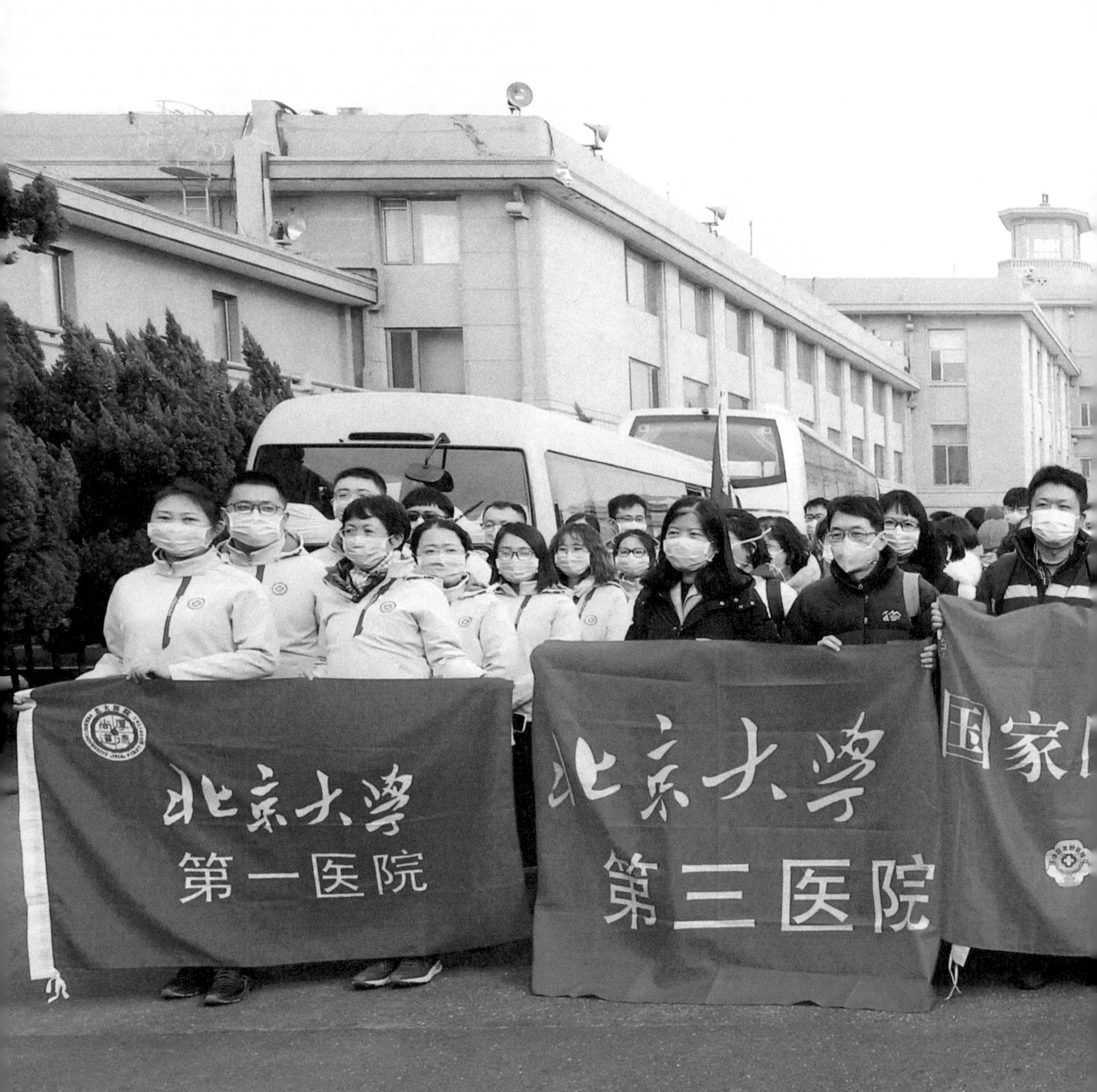

在首都机场准备出征的国家医疗队

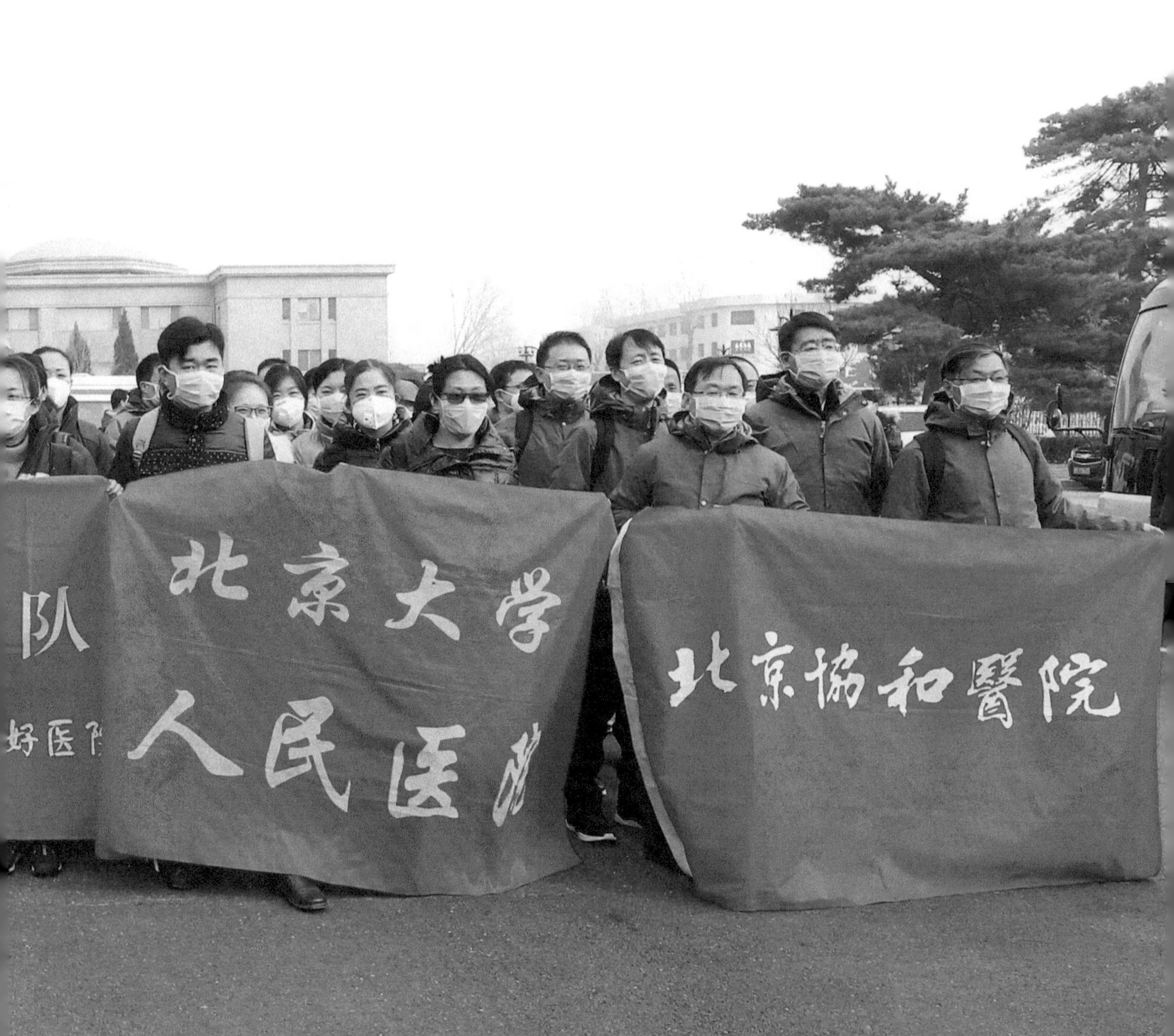
队
北京大学
人民医院
北京協和醫院

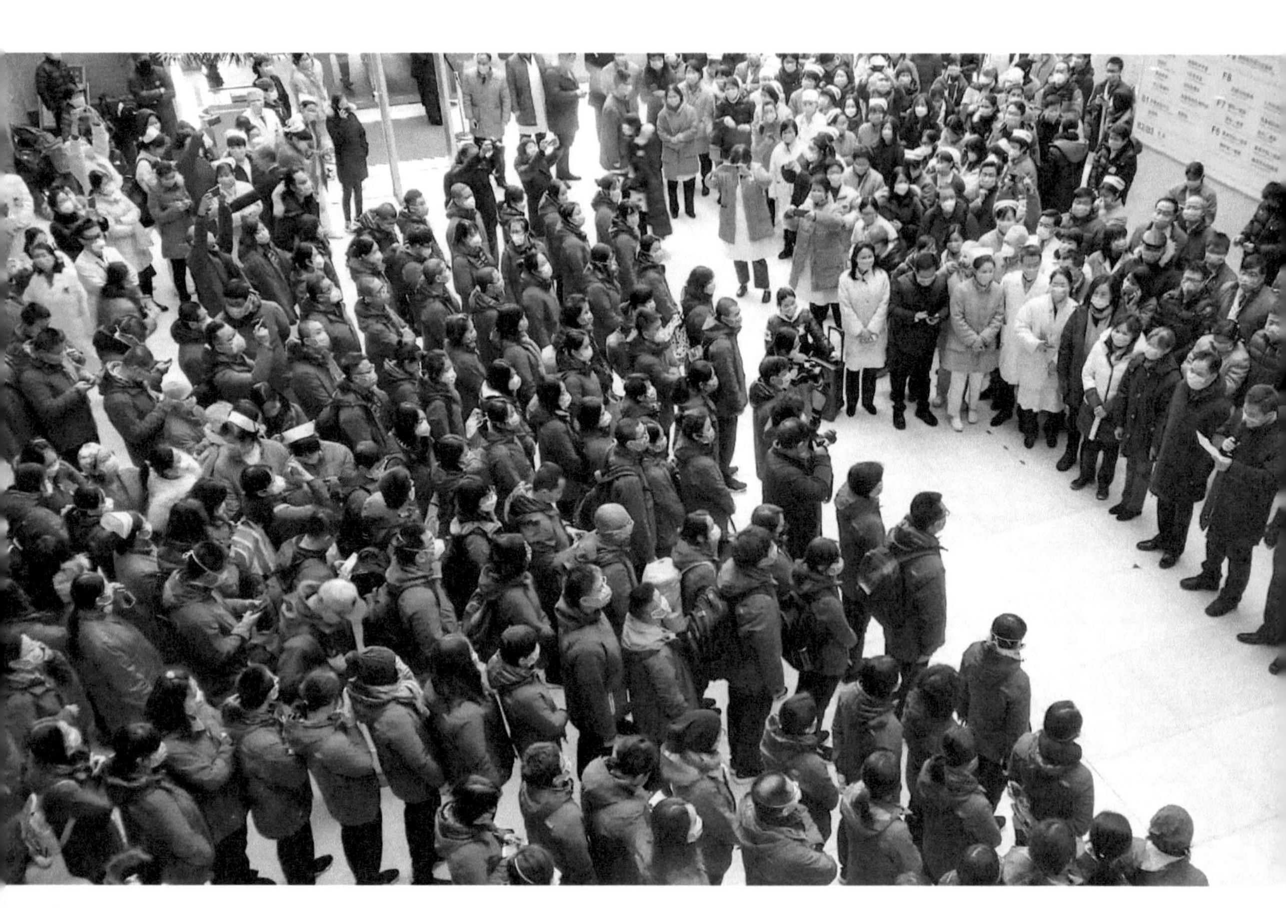

2020年2月7日，北京协和医院第二批国家援鄂抗疫医疗队欢送仪式

武汉，我们来了！

第一批北京协和医院援鄂抗疫医疗队员们抵达武汉时已是夜幕降临。

此时的武汉，已经被按下“暂停”键。

一位身在武汉的博主记录说：“楚河汉街一直是武汉旅游必去的一个商业街。这里像北京的三里屯、成都的太古里、南京的夫子庙、上海的南京路，繁华、复古、潮流……此时，商家关门，空无一人。大街上最多的仍是在送外卖的快递员，戴着口罩，骑着车，看着手机，看着路……”

这是这座城市最安静、也最汹涌的一天。在互联网上，“武汉”一跃成为热度最高的词汇，大量滚动的信息不断刷新着这座城市的进行时，也刷新着中国抗疫的进行时。

医疗队员们从机场前往驻地酒店，昔日繁华喧嚣的白莲大桥上空无一人，只有瘦枯的树枝在微风中摇曳，远处山影苍茫无边，静谧让周身的空气显得凝重。此时，整个医疗队陷入静默，大家都感觉到了肩上的重担。

他们是危难之际的逆行者——在阖家团圆的日子，匆匆告别家人、收拾行囊、奔赴武汉。或许有些许的紧张、担忧和不舍，但他们的请战书上记录着他们的赤诚！心里装着国家的重托、人民的期待，无论困难多大，一定要完成国家交给的任务。

他们也是义不容辞的战士——作为一名医务人员，护佑人民健康是医者的义务，也是义不容辞的责任。国家有需要、人民有需要，协和人便义无反顾。

他们在沉默中默念着：这场艰苦的战斗，我们准备好了。

来到同济医院中法新城院区外，整个院区被大雪裹挟着，给这座静静矗立的医院平添了几分悲壮。一道栏杆封闭了通往医院的去路,栏杆上挂的抗疫条幅，已经被大雪压弯。

进入院区，四处寂静。目之所及，只有寥寥数人行走在院子里。等待他们的，除了灰蒙蒙的天空，只有鲜艳的五星红旗迎风飘扬——这里，就是他们抗击疫情的战场！

此时，不知是谁说了一句：武汉加油，中国加油！

医疗队员们的心里明白了：我们站立的地方是中国！

一方有难，八方支援，这就是中国力量！

——武汉，我们来了！

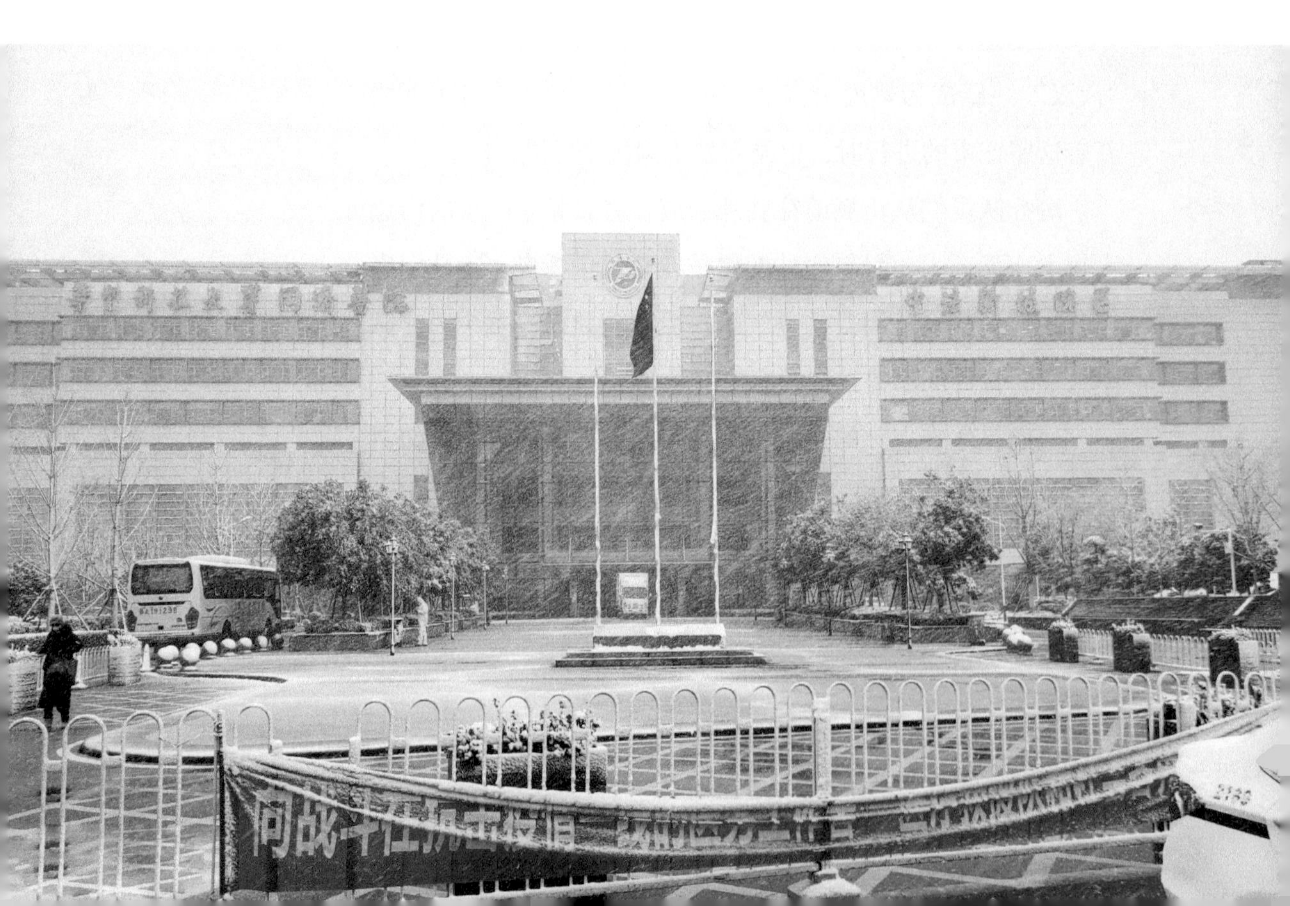

医疗队员初抵武汉时拍摄的大雪纷飞中的武汉同济医院中法新城院区

白衣执甲，英勇逆行

2020年2月初，湖北疫情形势依然严峻。

“障百川而东之，回狂澜于既倒。”面对来势汹汹的新冠肺炎疫情，党中央沉着应对、果断决策。火神山医院、雷神山医院先后兴建，方舱医院火速落成，各地援鄂医疗队纷纷驰援。

2月7日13时，北京协和医院第二批国家援鄂抗疫医疗队142名队员带着全院职工的殷切嘱托与祝福乘机驰援武汉。

赵玉沛院长带领院领导班子、相关科处室负责人、总支书记及护士长一行前往机场送行。

第二批医疗队由时任党委书记张抒扬担任领队，时任护理部主任吴欣娟、感染内科主任李太生担任队长，精挑细选的队伍中包括30名医生、106名护士、6名科研及管理人员。其中有73名党员，绝大多数队员经历过重症医学及相关专业的轮转培训，是一支实力强劲、专业齐全、医护配合默契的精锐之师。

赵玉沛在讲话中殷殷嘱托：“协和人是一支能打胜仗的队伍，大家一定会用实力展示什么是协和人！勇士出征，平安归来！”“协和第二批国家援鄂抗疫医疗队到达武汉后，将与第一批医疗队会师，独立承担重症加强病房的救治任务。医院即将开展全院、全员重症医学相关培训，培养更多的后备梯队随时增援前线。”

张抒扬代表全体医疗队队员郑重表态：“我们将牢记嘱托，不辱使命，坚决贯彻落实党中央国务院的决策部署，坚决完成组织交给的光荣任务，展示协和人的技术和风貌，履行作为医疗国家队应有的责任和担当。我们一定勇往直前，胜利凯旋！”

协和医疗队员身上集中体现着忠于科学的事业精神——

李太生是2003年抗击“非典”的重要专家，也是协和版新型冠状病毒肺炎诊疗建议方案的主要执笔人。他说：“我此行有两个目标希望达成，一是医疗队零感染，二是重症病房病亡率低。”

消化内科党支部书记、主任助理吴东副教授说：“我有内科重症医学科轮转经历，而且新型冠状病毒感染有明显的胃肠道症状，作为消化内科医生，能够奔赴前线是我的心愿。”

协和医疗队员身上集中体现着忠于人民的奉献精神——

吴欣娟自协和首批医疗队出发后，始终牵挂着远方的亲人们。得知新病房收治的患者病情很重，医护人员十分辛苦，她掉下了焦急的眼泪。此行她的目标是“抓好重症病房的管理和防护，让家人放心”。

肿瘤内科护士长郑莹有着丰富的重症监护经验，她说：“我是党员、护士长，经历过‘非典’，就应该我去。这次疫情和17年前相比，国家的各项措施力度都是空前的，相信一定能很快见到曙光！”

拳拳家国情，殷殷嘱托爱。第二批医疗队即将出征的消息传出后，医院各个工作群都在为白衣战士加油鼓劲。多位科主任在微信群中列出派出人员的名单，为他们的义无反顾感到骄傲。

接到出发的消息，正在医院值班的肾内科医师夏鹏抢先报名，此时他的宝宝刚刚满月；麻醉科医师李天佳新婚燕尔，一边发喜糖，一边报名上前线……老专家、老教授、同事们纷纷送上祝语：“向奔赴武汉的所有协和英雄们致敬！注意防护，保重身体，早日平安凯旋！”“协和战士冒着风险勇担责任，祝你们平安回家！”

“不打无准备之战！”为了确保全体医疗队员“零感染”，多日前护理部就有预见性地对可能派出人员进行防护培训。截至2月6日晚，108位护士已经全部完成培训任务。7日上午，医务处再次组织医疗队员培训，确保协和的这支精锐之师来之能战、战之能胜。

医院是前线战士的坚强后盾。北京协和医院多部门协作，连夜准备了数十项医疗物资、生活用品及系列应急药物并进行打包，满满心意装满了300多个箱子。各科室及各党总支、党支部都建立了前后方大工作组，以协和的强大医疗实力为后盾，支援前方抗疫。

英勇逆行的协和勇士，在国家和人民需要的时候，用行动践行着“以人民为中心，一切为了患者”的理念。

目送战士出征，大家的千言万语最终汇聚成一句祝福：“白衣战士、为国出征，战胜疫情、平安凯旋！”

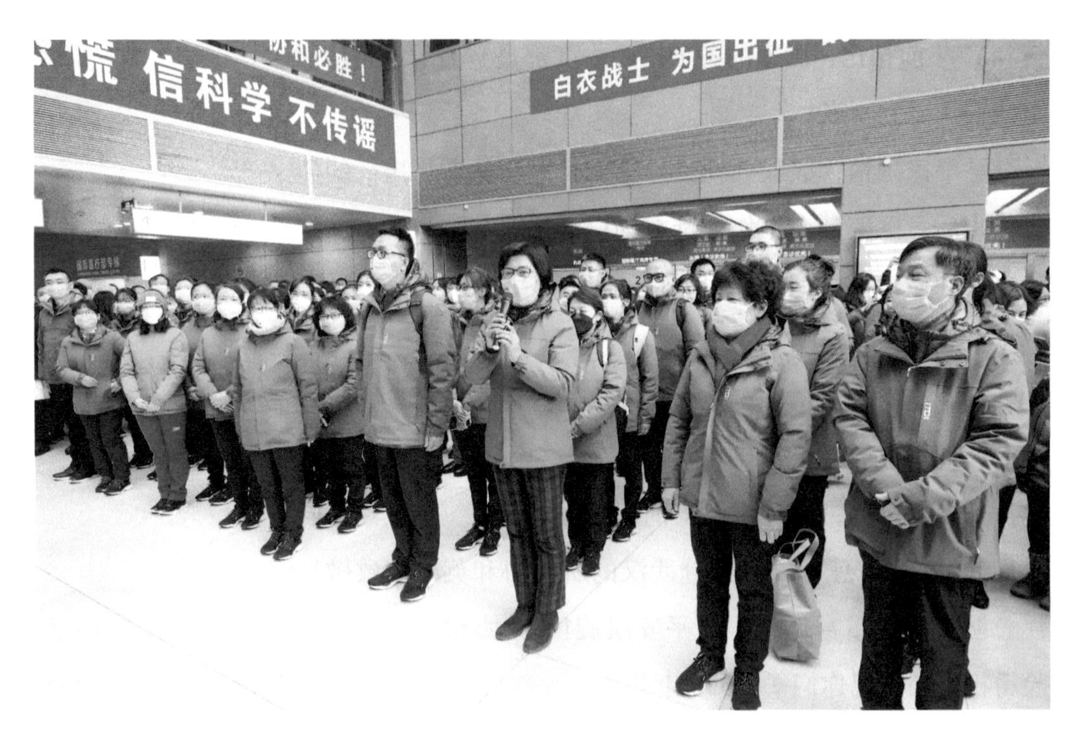

国家援鄂抗疫医疗队领队、时任党委书记张抒扬出征前表态，一定实现“精准救治患者的同时医务人员零感染”的总目标

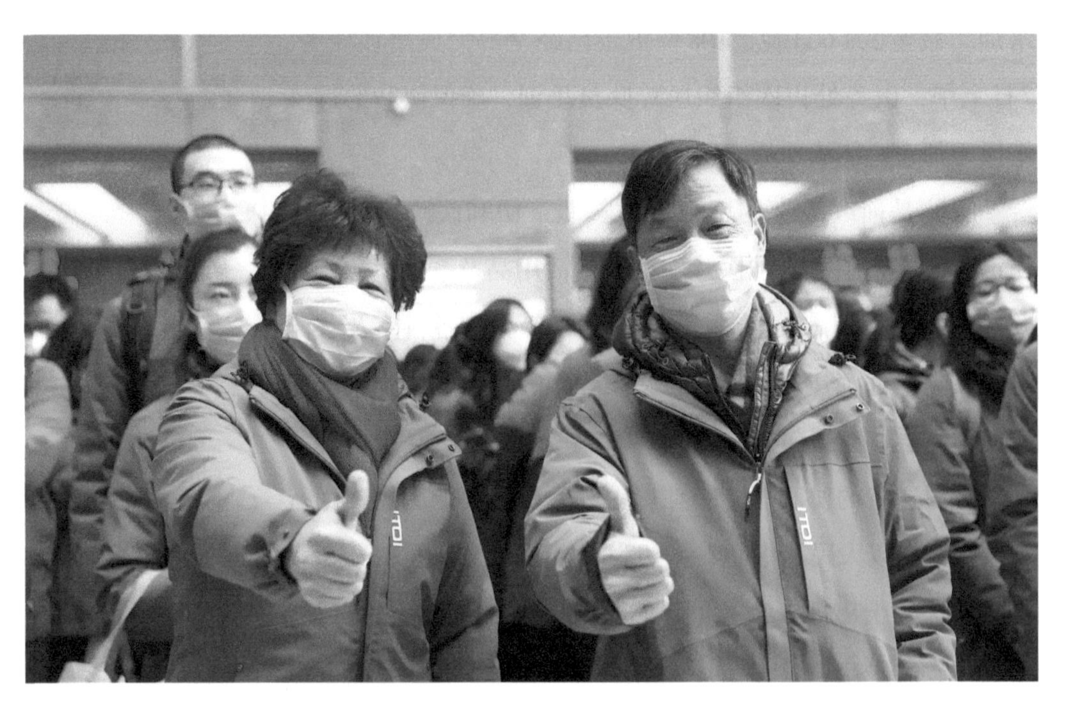

吴欣娟（左）和李太生（右）临行前合影，向拍摄镜头竖起大拇指，为此行加油打气
新华社 张玉薇摄

使命必达 协和必胜！
信科学 不传谣
白衣战士 为国出征 战胜疫情 平安凯旋！
英
雄
出
征
凯
旋
归
来
队员手举同事们送的祝福语

白衣战士 为国出征 战胜疫情 平安凯旋！
队员临行前在外科楼合影

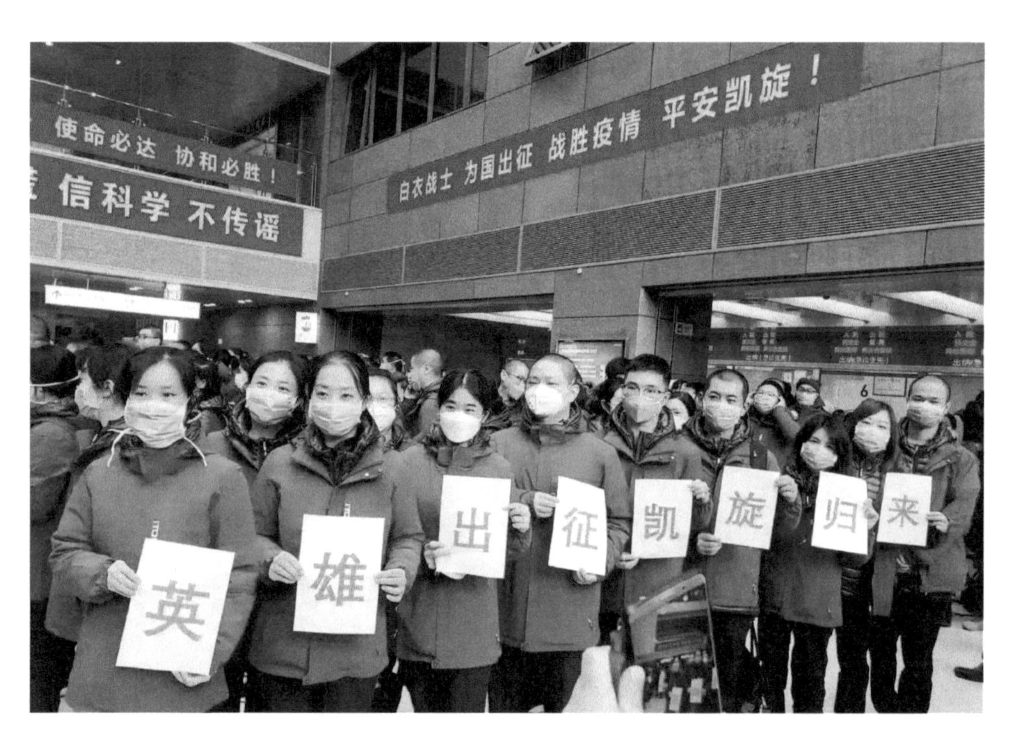

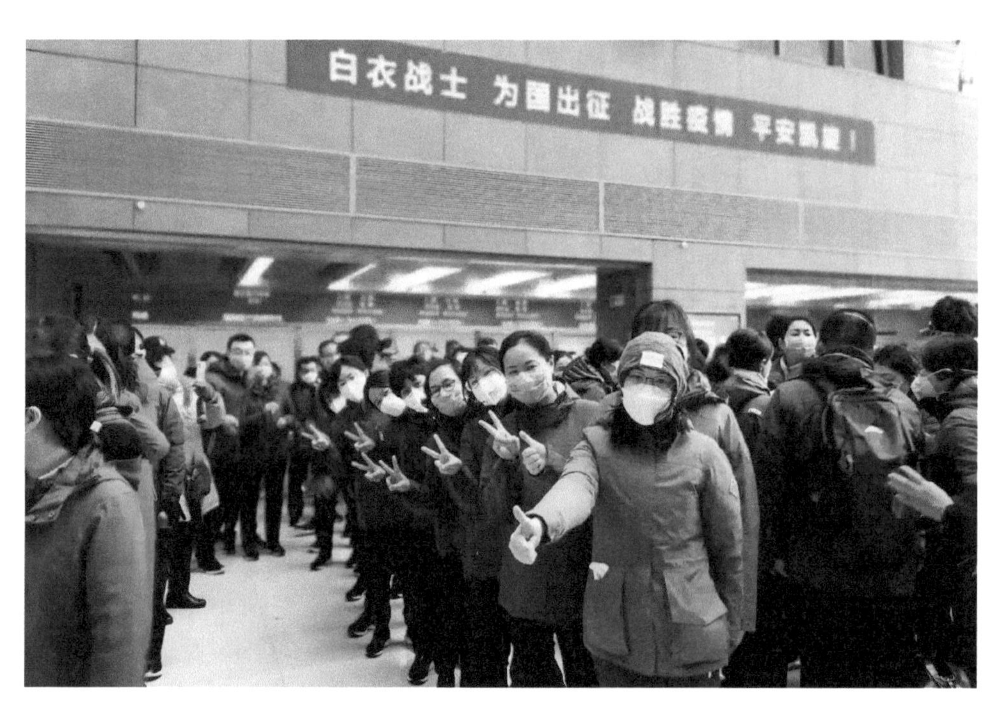

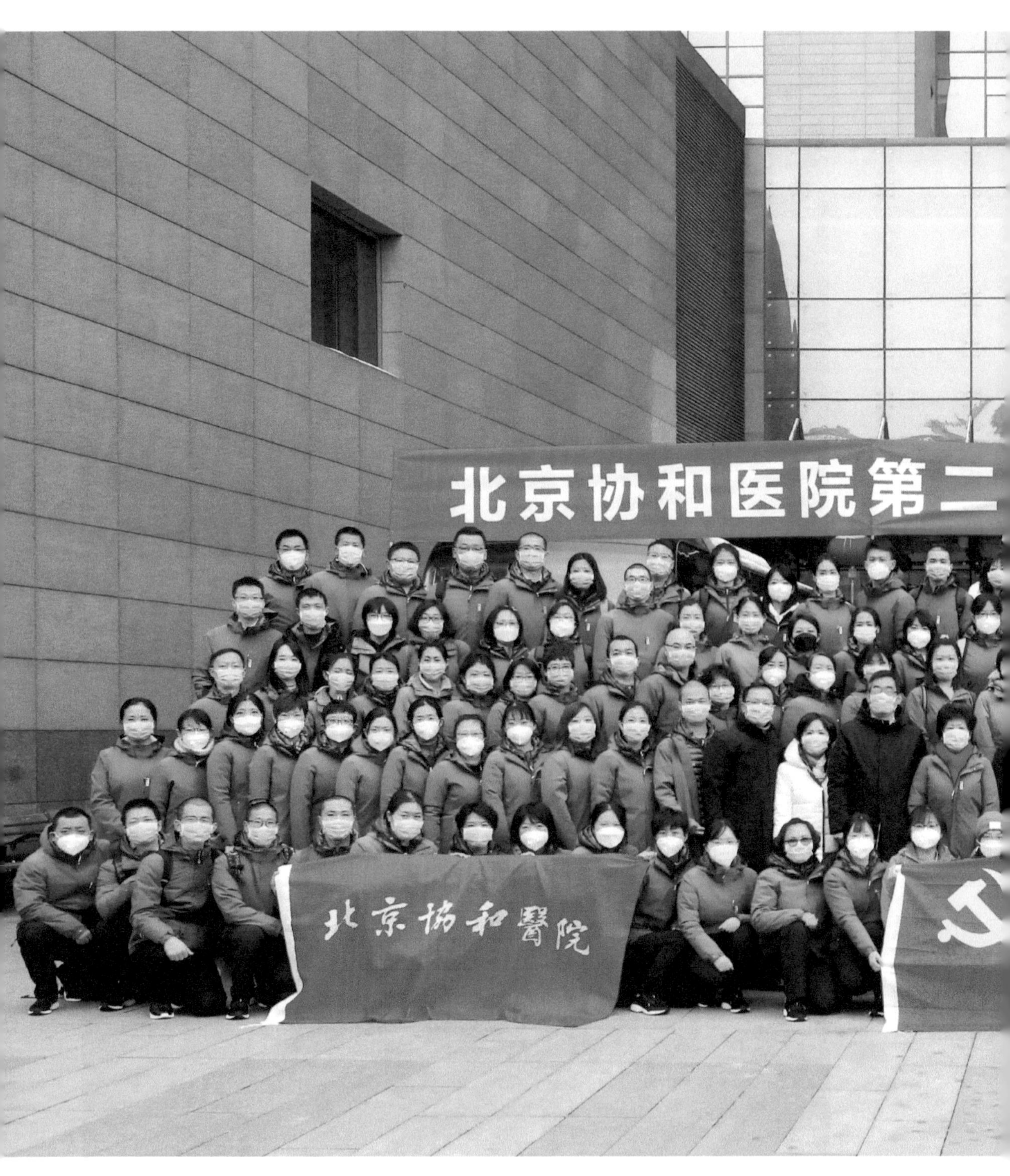

2020年2月7日，第二批队员出征前合影

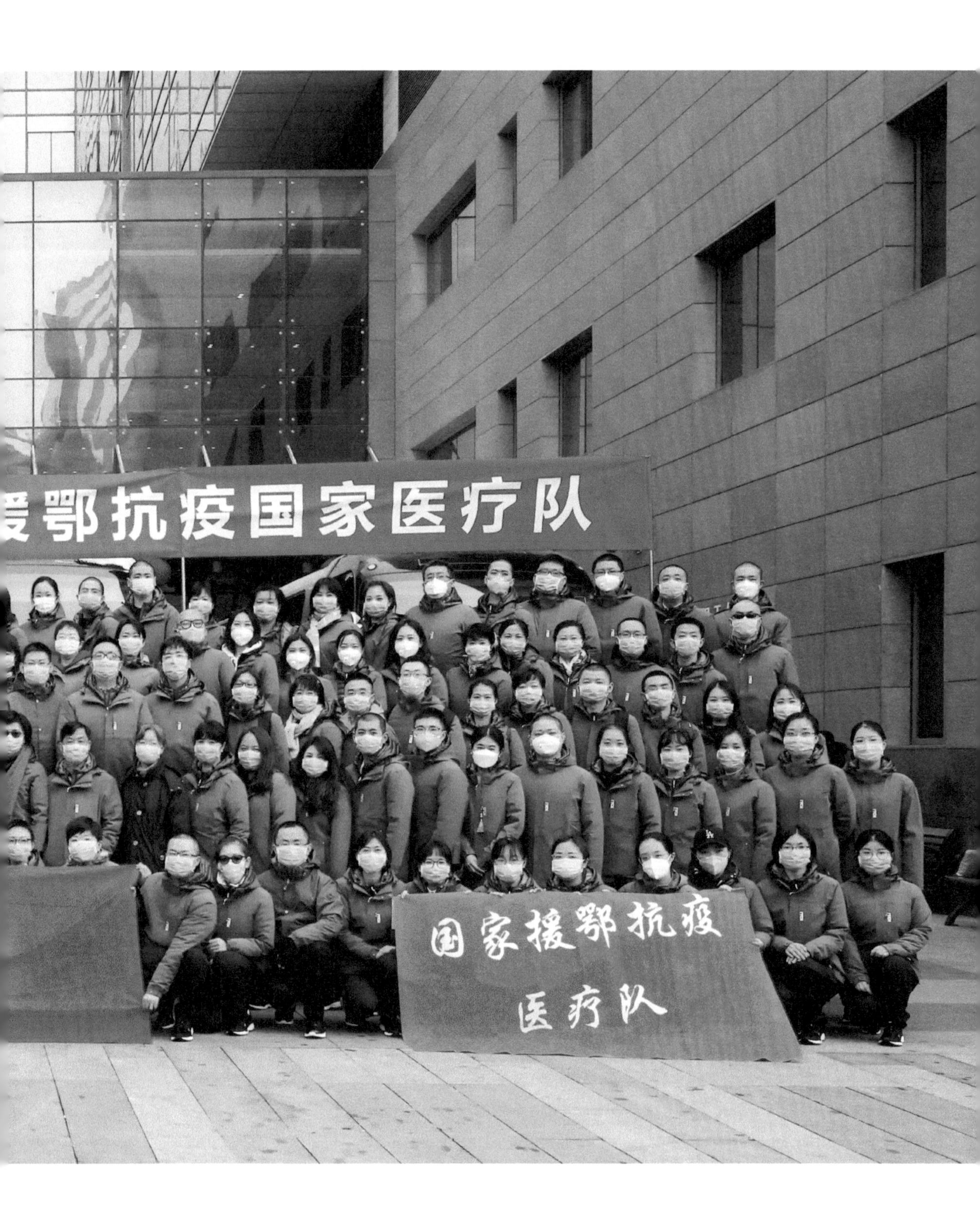
鄂抗疫国家医疗队
国家援鄂抗疫
医疗队

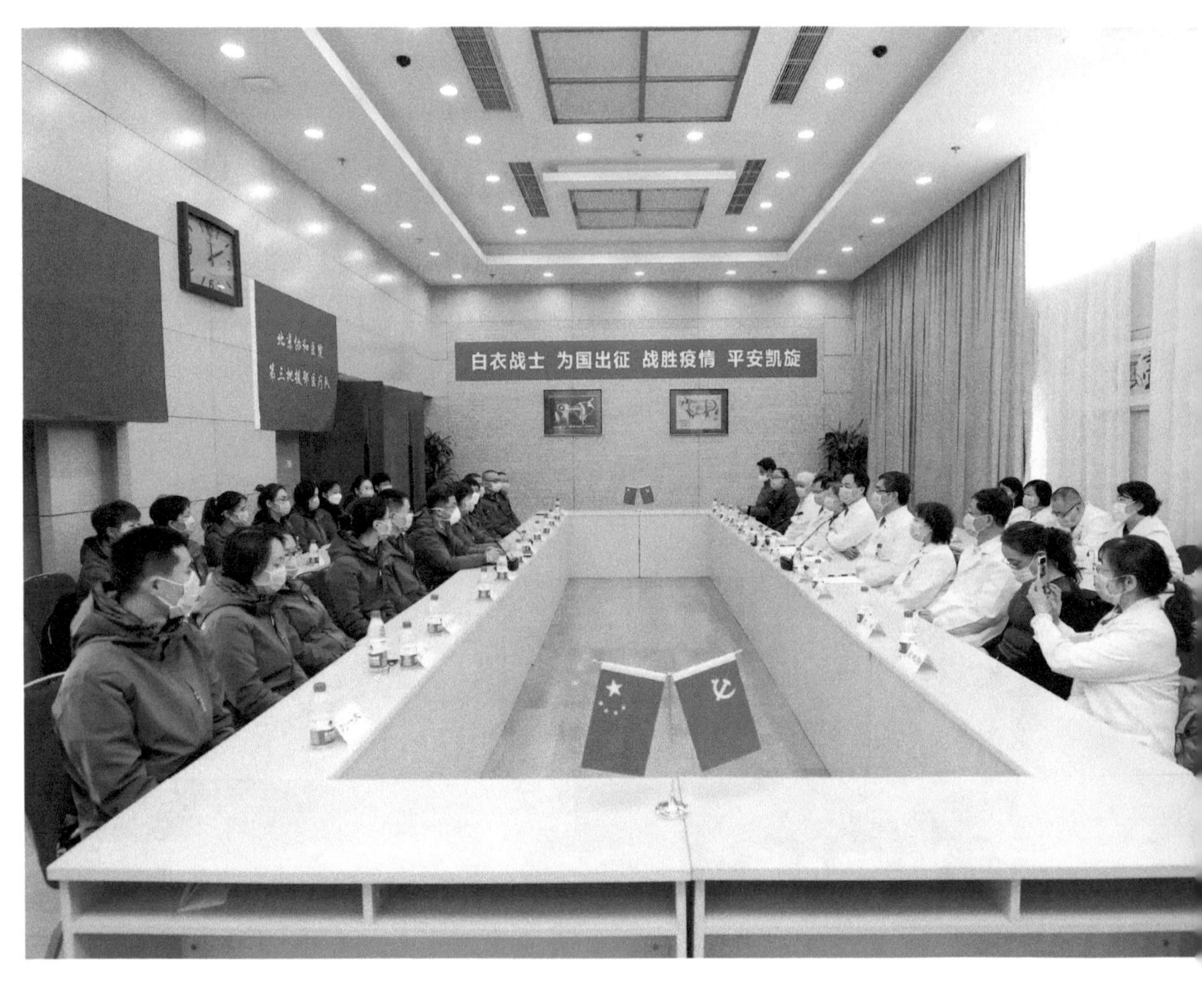

2020年2月19日，第三批协和医疗队出发前简短而隆重的出征仪式

“特种兵”，担当起重症患者“性命相托的最后一站”

2月中下旬，湖北武汉，疫情防控仍处于最吃劲的关键阶段。尽最大努力挽救更多患者生命是当务之急、重中之重。

北京协和医院援鄂抗疫医疗队所在的武汉同济医院中法新城院区重症加强病房，承担的是情况最危重的患者救治任务。

为贯彻落实党中央的决策部署，全力提高重症患者救治成功率，降低病亡率，北京协和医院再出奇兵——针对重症患者出现的心脏、肾脏、脑等器官功能的严重损伤等问题，组建了前线亟需的三大专业“特种兵”。

北京协和医院第三批援鄂医疗队由6名医师、14名护师组成，其中有9名党员，平均年龄36岁，是一支有着丰富的临床实战经验的精锐之师。

2月19日下午1时30分，北京协和医院举办了简短而隆重的出征仪式。妇儿党总支书记孙红和内科学系副主任严晓伟代表医疗队先后发言，表示能够在国家危难之时代表协和出征，是荣耀也是责任，必将全力以赴，以协和一贯的高水准圆满完成任务，为早日打赢疫情防控阻击战作出协和人应有的贡献。

赵玉沛讲话指出，协和整建制接管的武汉同济医院中法新城院区重症加强病房收治了大量高龄危重病人，临床救治难度极大。医院根据武汉前线的专业需求，按照“缺什么补

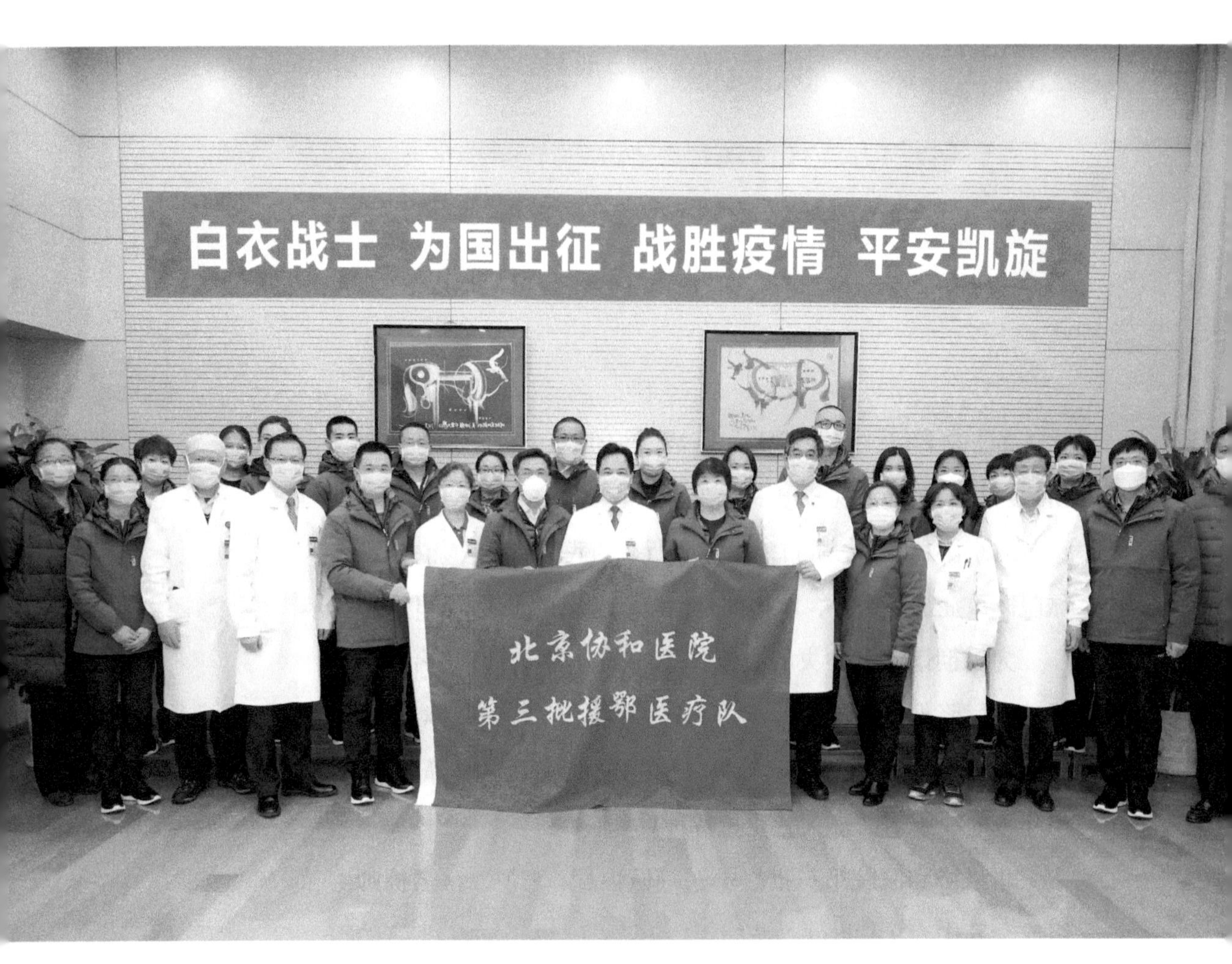

2020年2月19日，第三批队员出征前合影

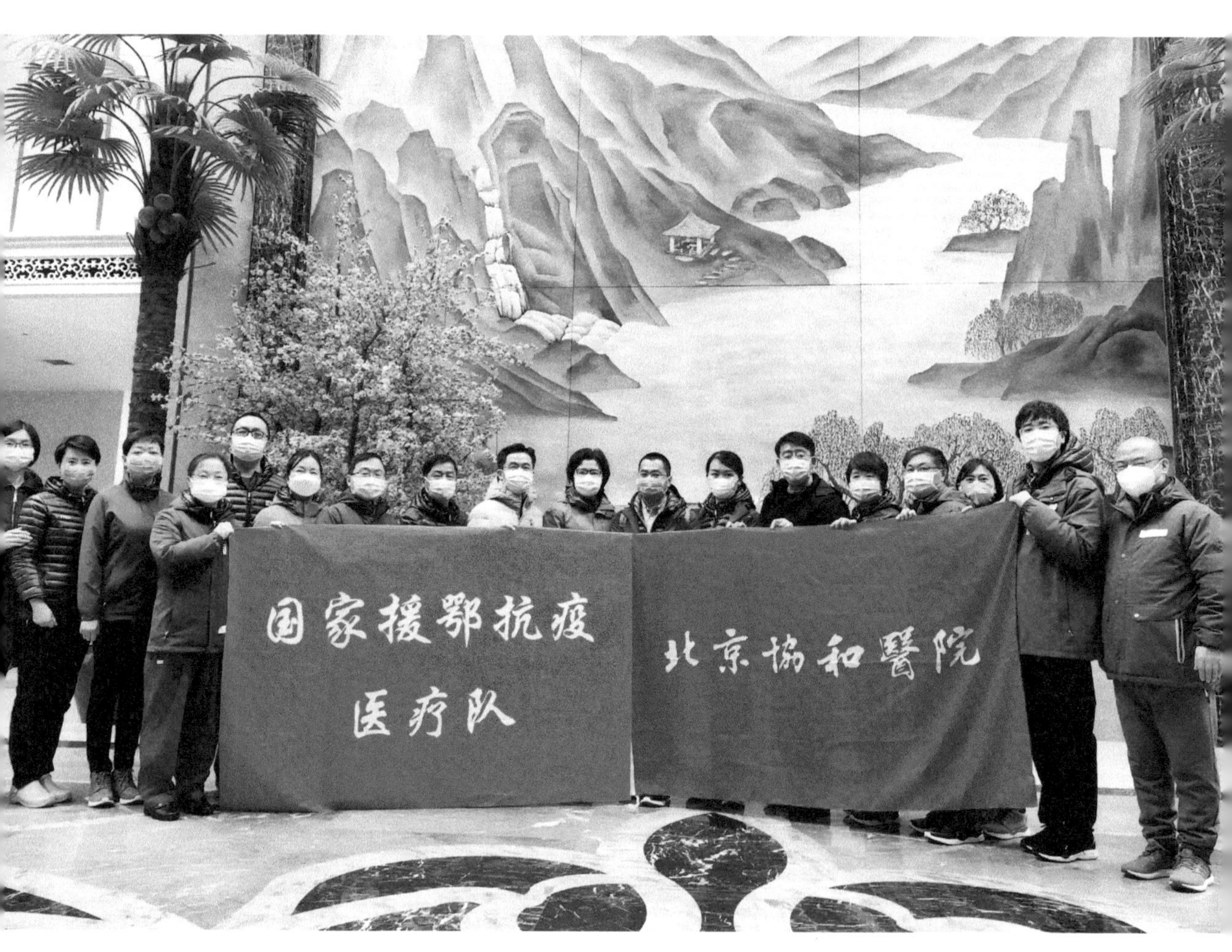

2020年2月27日，第四批队员在武汉驻地酒店与医疗队胜利会师

什么”的原则组建的第三批医疗队，肩负着攻坚克难的特殊使命。希望大家保护好自己的同时，做好打硬仗的心理准备，成为重症患者“性命相托的最后一站”。

正如赵玉沛所说，在新冠肺炎危重症患者的救治中，多器官功能损害的出现，使“新冠肺炎不只是肺炎”的认识日益明确，派出“特种兵”成为应时之需。

内科学系副主任、心内科党支部书记严晓伟介绍，前方临床观察发现，新冠肺炎重症患者的心脏受累是一个很突出的问题，心脏原因所致死亡成为新冠肺炎患者死亡的重要原因。心脏专业团队可以对重症患者的心脏病变进行全面判断，对患者实行分级管理、进行循环功能支持。

肾内科副主任、党支部书记秦岩介绍，很多重症患者出现急性肾衰竭和多器官功能衰竭，通过血液透析、床旁血滤等血液净化手段，对肾脏和全身多脏器功能进行支持治疗，是降低病亡率的重要手段。为此，团队中还特别配备了两名高年资具有血液净化资质的专科护士。

在湖北武汉抗疫一线，重症护理人员奇缺。妇儿党总支书记、妇产科学系常务副主任孙红，现任中华护理学会重症护理专业委员会、北京护理学会重症监护专业委员会主任委员，有着20余年重症护理的丰富经验，曾参加过“非典”病房的创建和运行管理。在此次疫情防控工作中担任“医院应急人员培训与协调小组”组长，负责全员重症医学相关培训。抵达武汉后，她将在重症护理管理以及培训方面发挥作用。此次14名重症护理人员的加入，相当于为前线战“疫”增派了一个“尖刀排”。

他们的身后有牵挂——在这次出征中，有的队员孩子才刚满月，有的队员夫人刚刚怀孕，有的队员家中亲人身体不好……即便如此，大家仍然都不约而同地选择了向前。

他们的队伍更壮大——北京协和医院此前已经派出两批医疗队驰援武汉，那些熟悉的白衣战士的身影在前方等待着他们会师。

他们的底气更足——为了进一步提高新冠肺炎重症患者的抢救成功率、降低病亡率，在赵玉沛推动下，北京协和医院本院区与武汉前线医疗队建立了远程会诊机制。通过开展多学科远程会诊，发挥协和多学科综合优势，科学救治、精准施策，致力于为打赢疫情防控阻击战保驾护航。

出征时刻，一往无前。2月19日下午，北京协和医院第三批国家援鄂抗疫医疗队20名队员乘坐高铁奔赴武汉。

这支“特种兵”，将在当晚抵达武汉后，与正在武汉同济医院中法新城院区重症加强病房一线奋战的协和第一、二批医疗队164人大部队会师，向重症新冠肺炎救治这场战役发起“总攻”。

为加强医疗队的临床检验实力，检验科陈雨、张栋两名队员于2月27日受命出征武汉。至此，奋战在武汉前线的协和医疗队员共计186人。

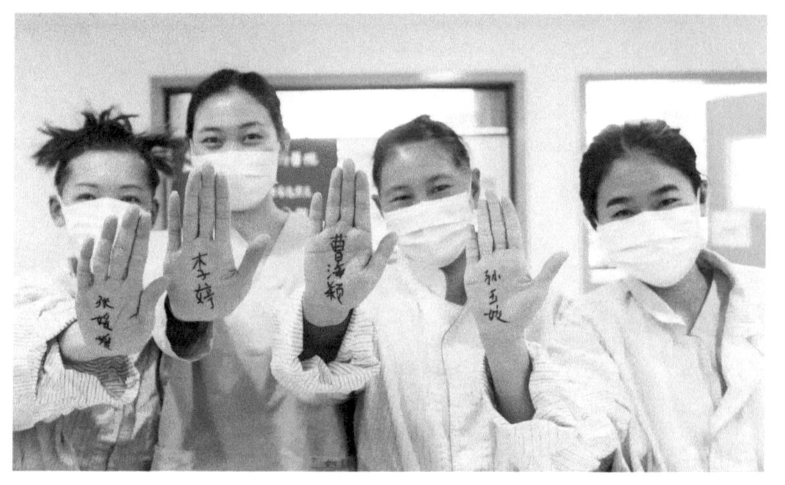

2020年2月16日13点，华中科技大学同济医学院附属同济医院中法新城院区，从病房换班出来到清洁区的北京协和医院援鄂医疗队的“90后”护士。
《中国人口报》潘松刚摄

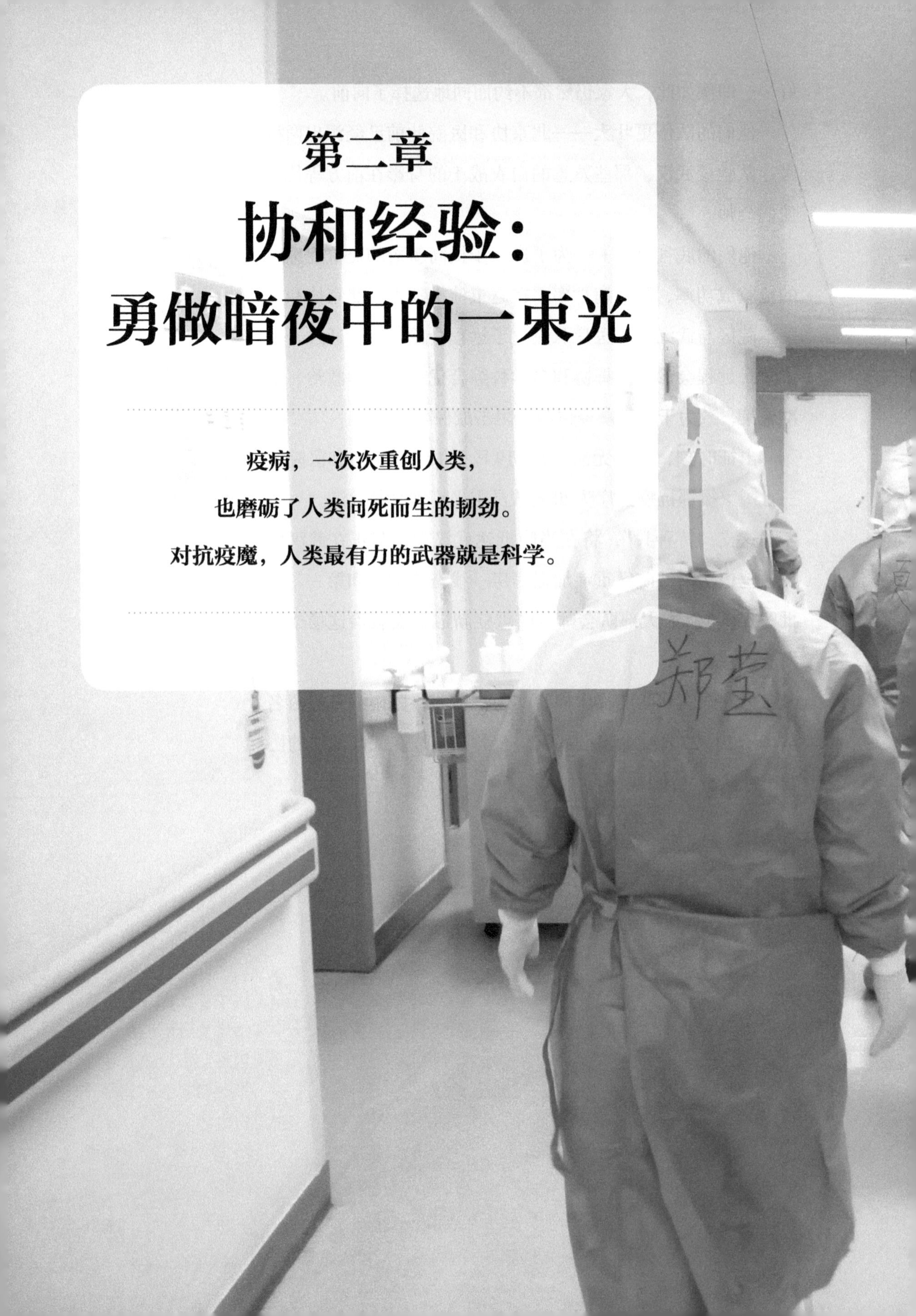

第二章

协和经验：勇做暗夜中的一束光

疫病，一次次重创人类，

也磨砺了人类向死而生的韧劲。

对抗疫魔，人类最有力的武器就是科学。

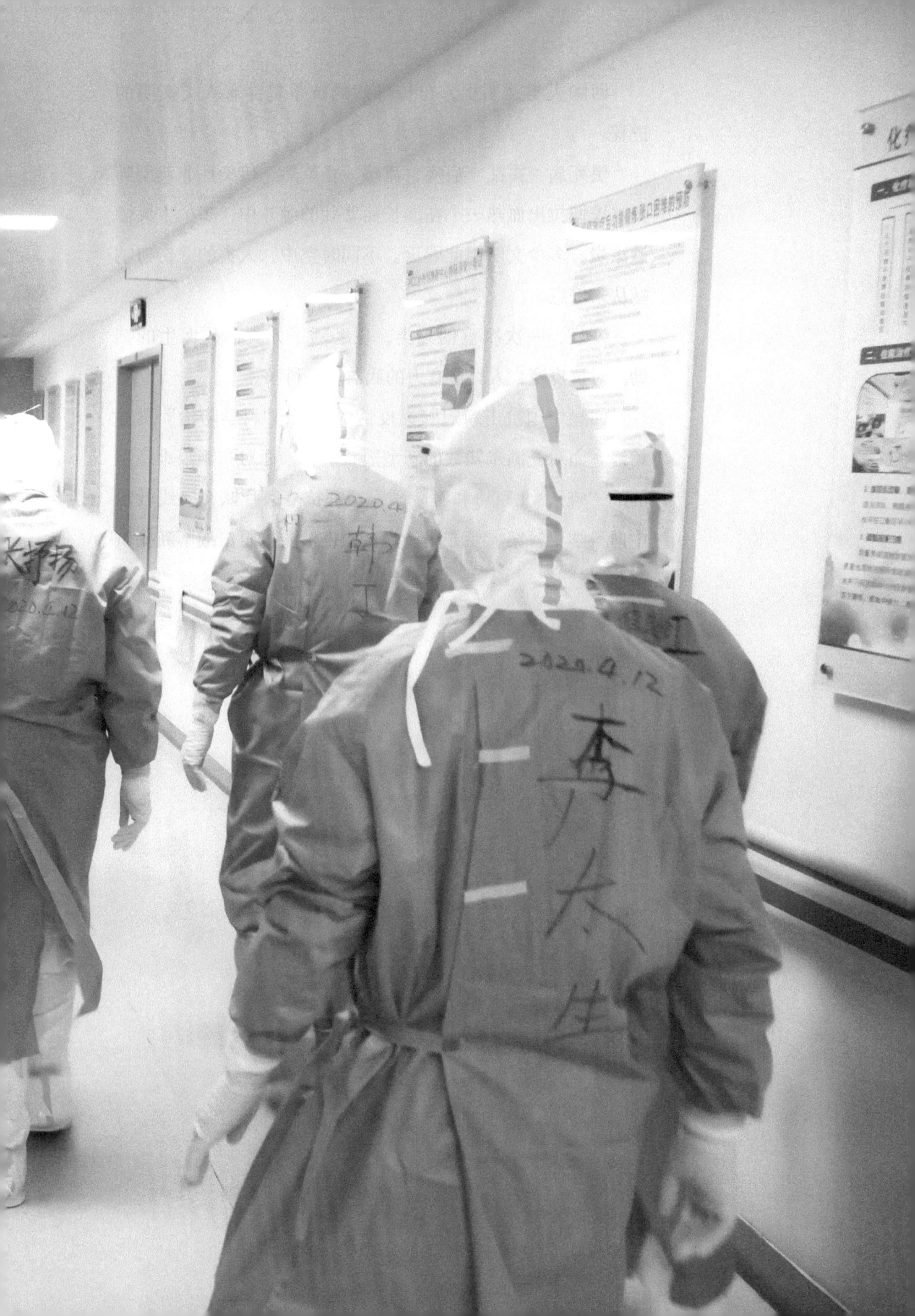
2020.4.12

回顾人类文明史，与传染病的抗争贯穿着人类文明的进程。

黑死病、霍乱、疟疾、流感、登革热、传染性非典型肺炎、埃博拉出血热……在漫长而悲壮的缠斗中，多少生灵惨遭涂炭，多少文明因此毁灭。不同时空中，人类的悲伤与呐喊从未停息。

疫病，一次次重创人类，也磨砺了人类向死而生的韧劲。对抗疫魔，人类最有力的武器就是科学。

回顾中国抗击新冠肺炎疫情的实践，“科学防治”贯穿始终。面对充满未知数的新型冠状病毒，面对布满艰难险阻的战“疫”，北京协和医院国家援鄂抗疫医疗队在一线救治中向科学要答案、要方法，为打赢疫情防控阻击战不断提供协和智慧。

首批即将进入病房值班的协和医护人员将门禁卡聚在一起，团结协作，众志成城

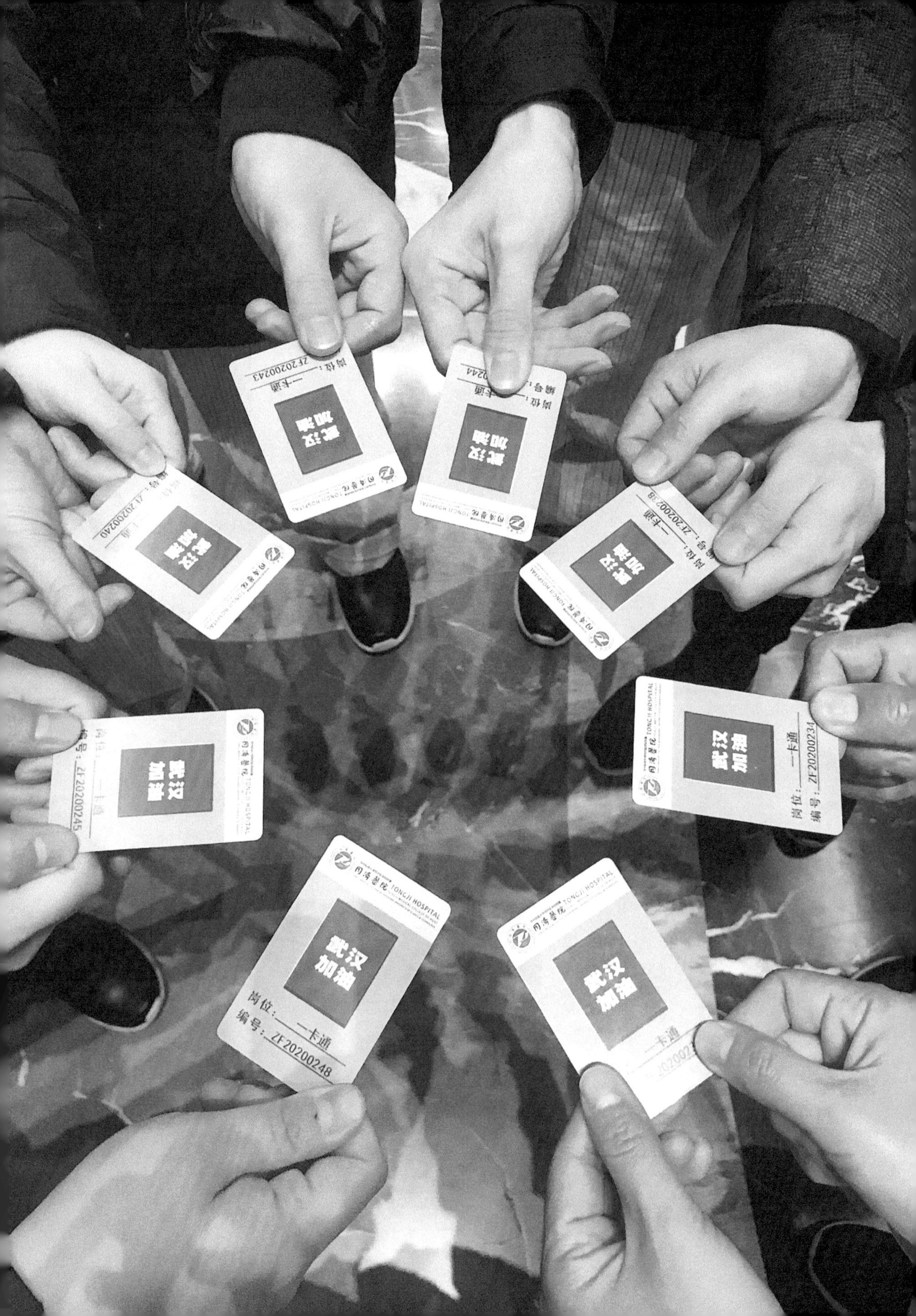
同济医院 TONGJI HOSPITAL
武汉
加油
岗位：一卡通
编号：ZF20200248
武汉
加油
岗位：一卡通
编号：ZF20200234

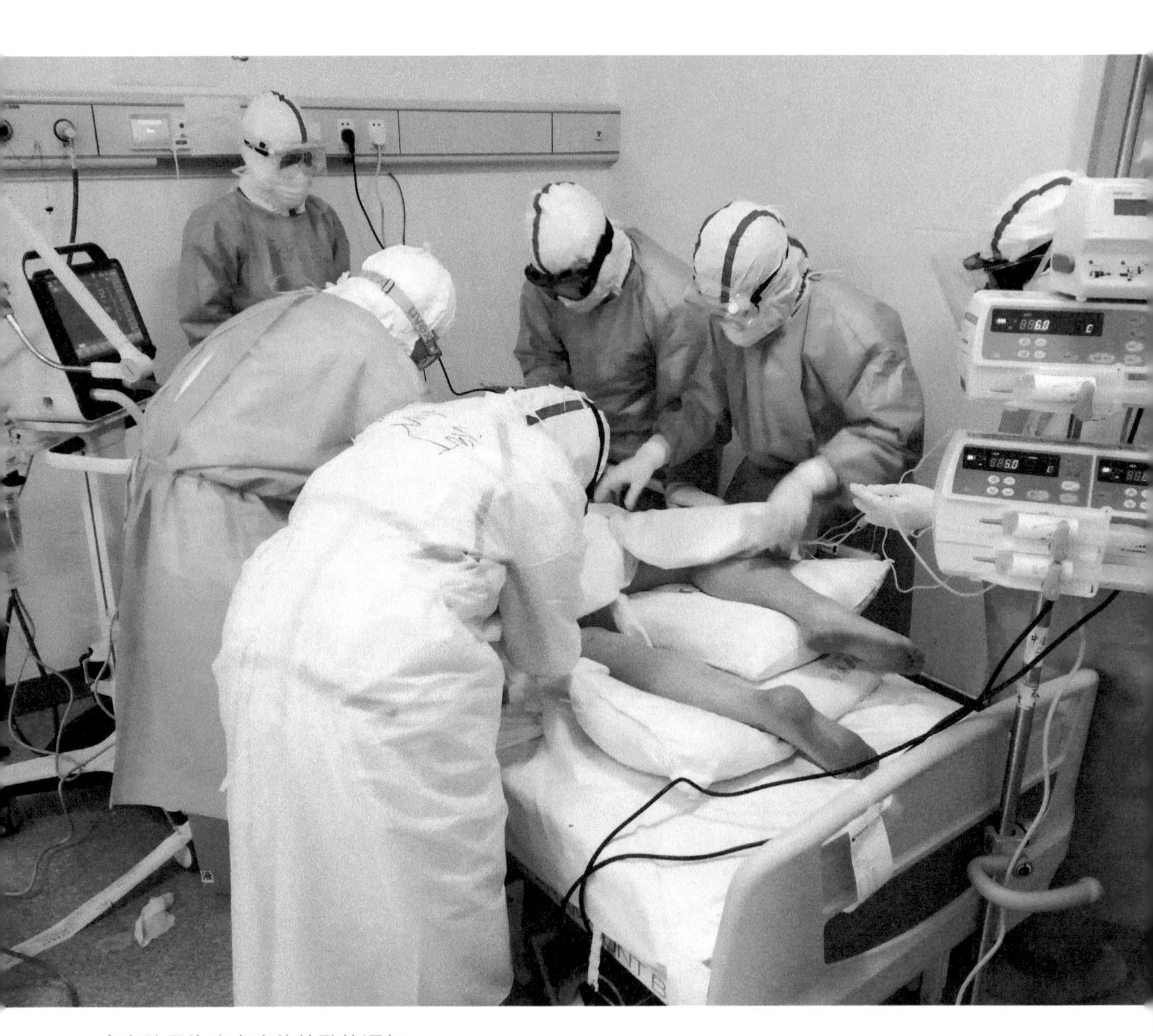

多名队员为患者实施俯卧位通气

在“红区”感受“协和力量”

武汉同济医院中法新城院区C9西，是疫情中被送到这里的患者们以生命相托的最后一站，也是“红区”中的“红区”。在疫情防控的焦灼时刻，死神的阴影似乎总是笼罩在这里，谁也说不清生与死的距离到底有多近。

这里收治的绝大多数病人在送来时病情危重，出现多器官功能损害的症状，意味着病人的综合救治需要各个专科医生的共同决策，需要一支涵盖多学科、多专业、彼此之间密切合作的医疗队。

这是一个神奇又复杂的病区——在这里，有感染内科医生的感染机制探索和针对性治疗，有重症医学科医生的呼吸支持、气道管理和血流动力学监测，有呼吸与危重症医学科医生的床旁支气管镜和肺部影像判断，有麻醉科医生的镇静管理与气管插管，有心内科医生的床旁超声心动图和电复律，有肾内科医生的床旁血液净化治疗，有消化内科医生的床旁内镜诊疗和营养支持，有血液内科医生的病房内骨髓涂片观察，有检验科医生的床旁病原学采集和鉴定，还有耳鼻喉科医生的气管套管更换、胸外科医生针对气胸的床旁闭式引流、骨科医生的关节复位和软组织感染切开清创，以及技术精湛又富人性关怀的护理专业支持。

在这里，人们看到的是一个浓缩精华版的北京协和医院，心理素质过硬、专业能力强且全方位覆盖的多学科团队，正是危重症患者们需要的队伍。

对疾病的未知、极端艰苦的工作极大地挑战了医疗队里每位队员的极限，但北京协和医院的前线医护人员凭借他们扎实的基本功沉着应战。面对病房内32位危重症患者，在李太生、严晓伟和刘正印三位专家组成员的带领下，来自感染内科、重症医学科、呼吸与危重症医学科、肾内科、心内科、消化内科及血液内科的专科医生们每日严守在病房内查房并随时进行多学科会诊。

更令人不可思议的是，北京协和医院多年的培养，医疗队员们练就了记忆病历中患者病史、实验室检查数据的能力，在污染区没有纸质病历、不能随时翻阅化验单的环境中工作，这个能力的优势就迅速凸显了出来。32张床，不断更迭的重症患者，不止32份病史和林林总总的化验指标，他们都清晰地印在脑海里——

“某床白介素-6（IL-6）水平已经从556.3pg/ml下降到了30.86pg/ml”“某床已经做了48个小时的血滤吸附，目前IL-6水平已经下降到了7.77pg/ml”“某床今日入量3200ml，尿量2800ml，肌酐降至140μmol/L”。

在整个中法新城院区24支医疗队中，协和医疗队早期开展了有创机械通气、俯卧位通气、体外膜肺氧合（ECMO）、抗凝治疗、支气管肺泡灌洗、血滤吸附等治疗，根据病情多学科综合施治，成功使多名患者转危为安。

向险而行、生命至上，这就是“红区”中的协和力量。

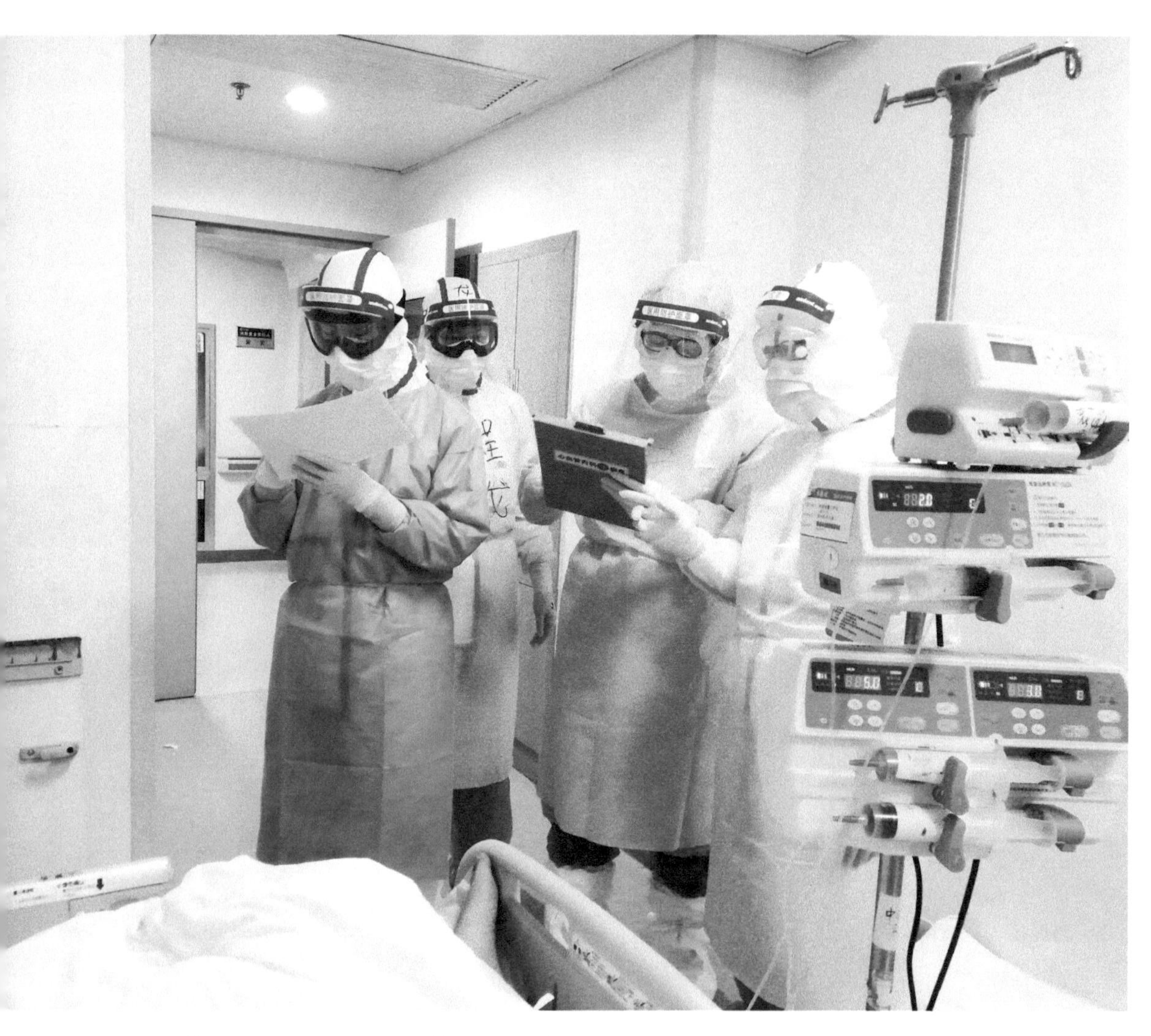

二线医师、一线医师及主管护士床旁查房交班

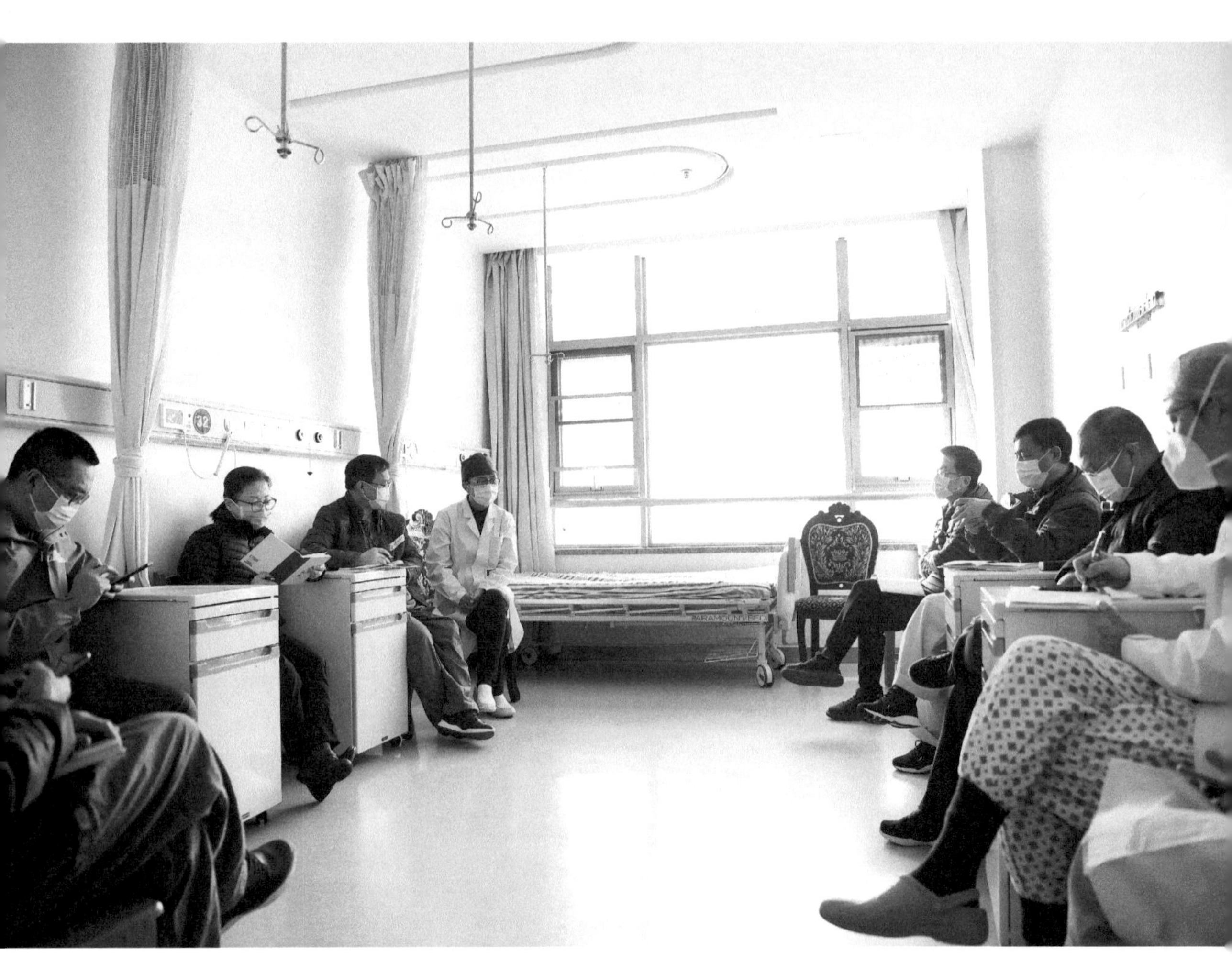

建立医护共同早交班制度，医疗队领队、三线教授、二线医师和护士长参加

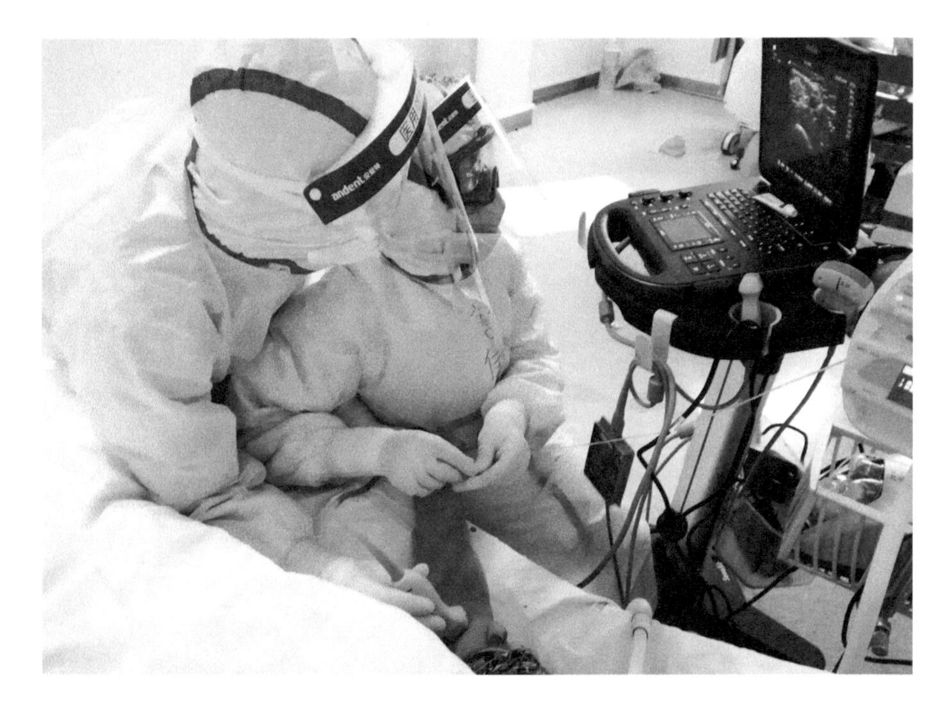

队员们应用床旁超声定位穿刺外周静脉

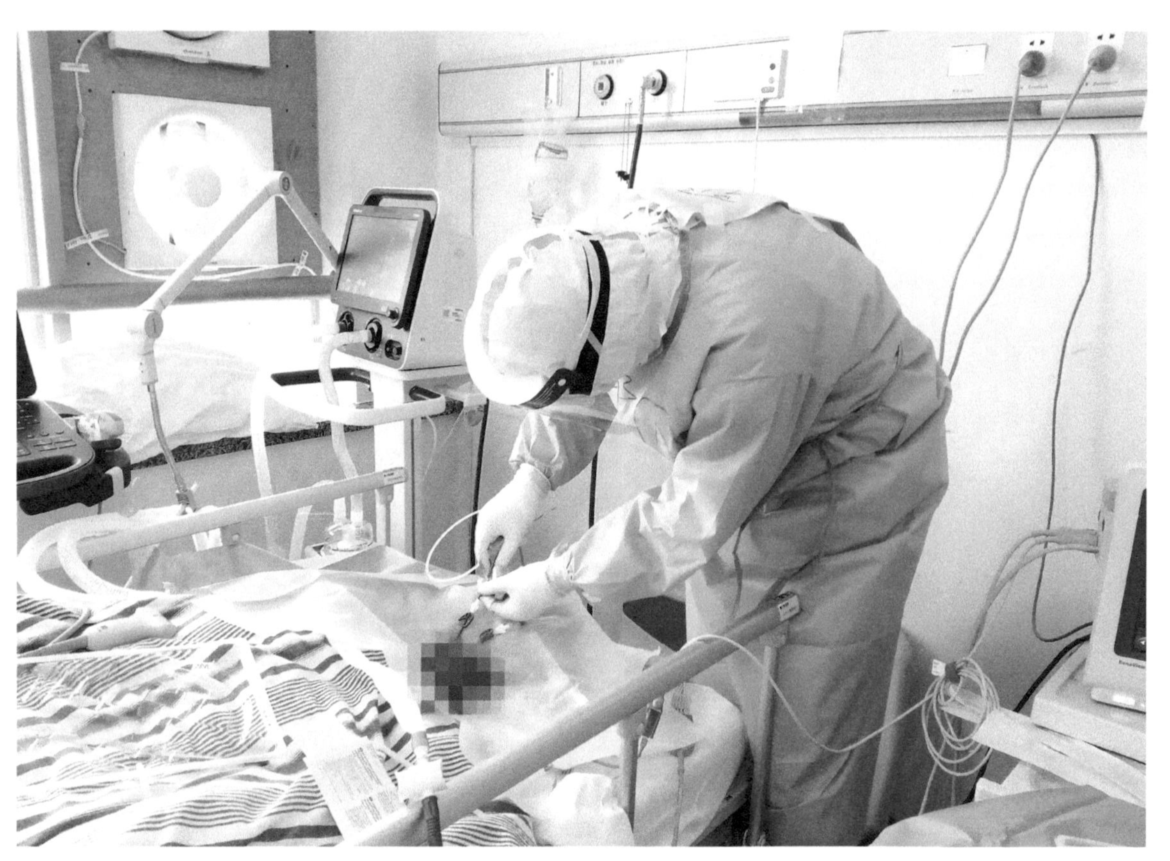

为患者做深静脉置管

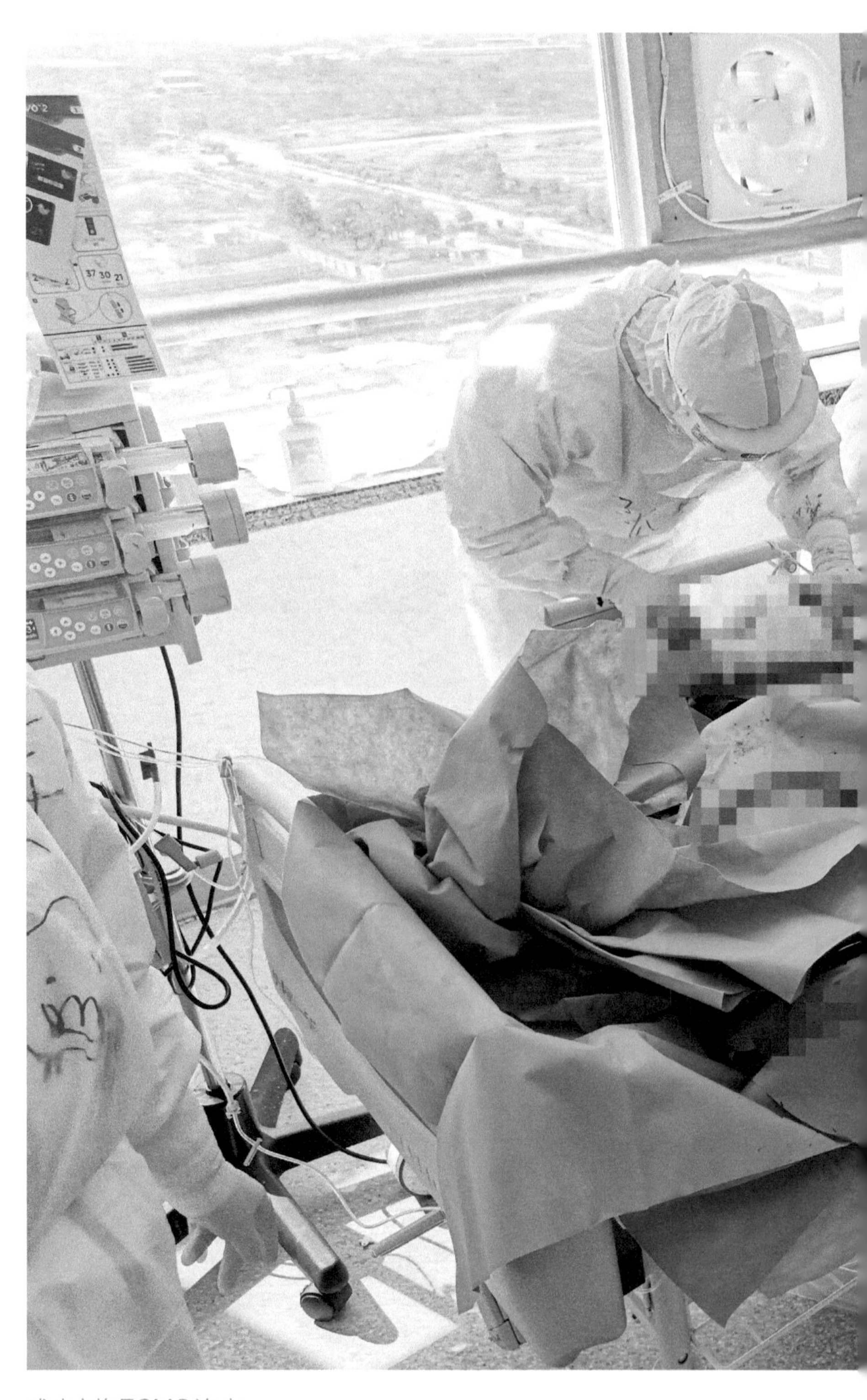

成功实施ECMO治疗

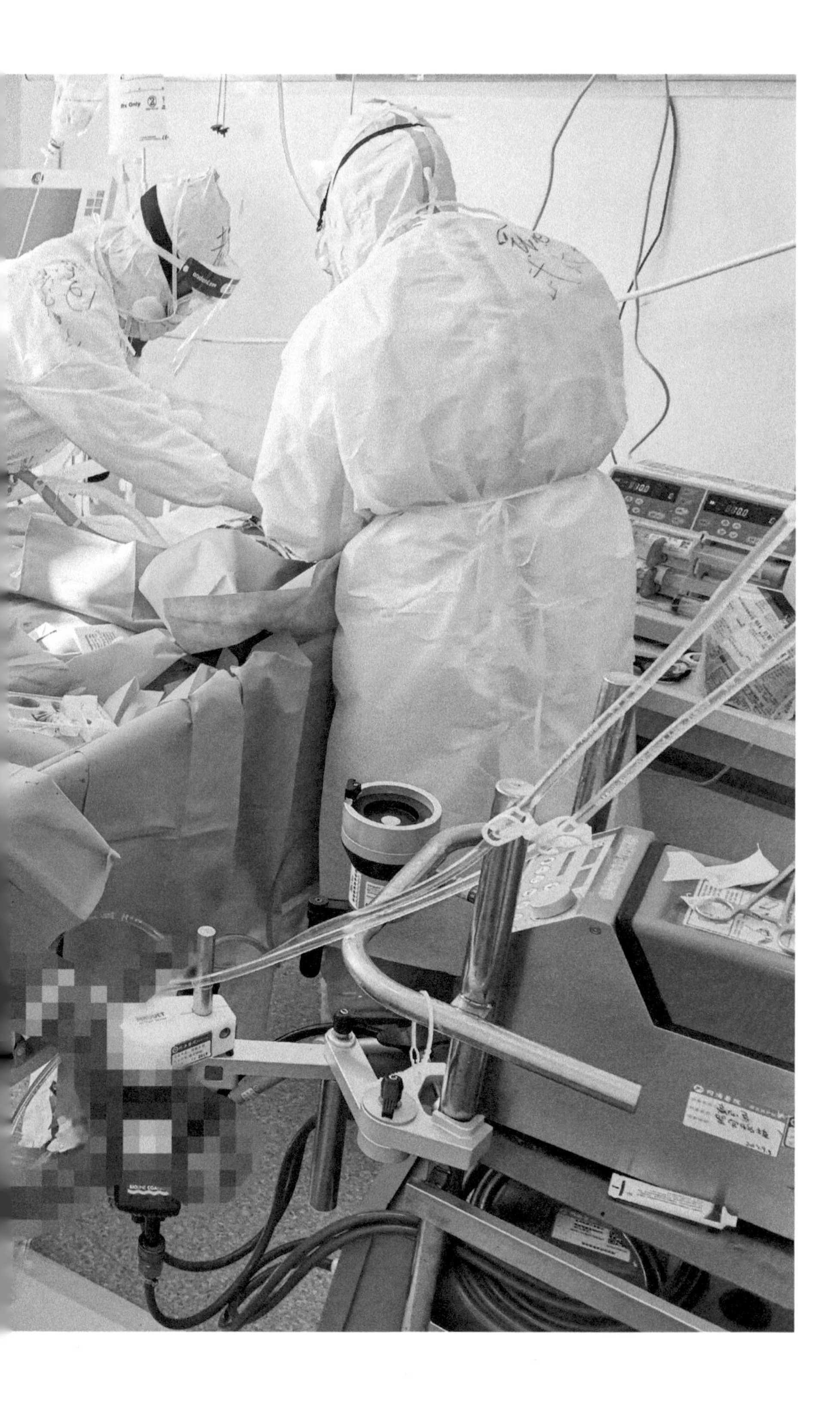

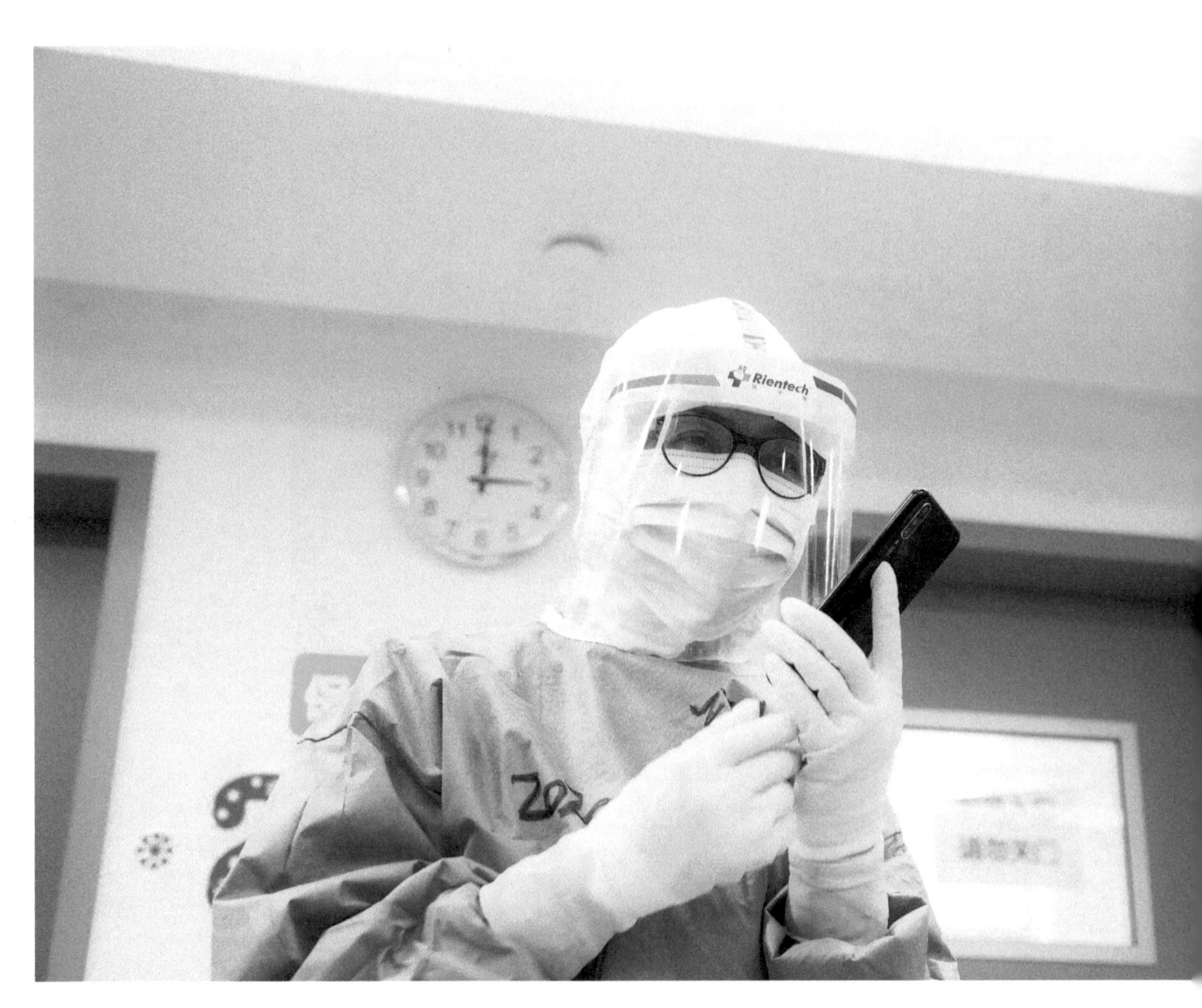

张抒扬在病房里用手机向患者家属报平安

张抒扬的故事：将中国医学坚强力量的旗帜牢牢插在抗疫主战场

2020年2月7日，张抒扬带领北京协和医院第二批国家援鄂医疗队到达武汉时，看到这么多患者等着病床，收入院的病人又缺乏有效的治疗手段，饶是身经百战的协和专家们也生出“招架不住”的无力之感。

此前，21人的首批协和医疗队员已经在新改建并立即投入使用的重症加强病房里“扛”了48小时。当晚7点，142人的大部队就开始分房间、开展集训，而第一班接班的医护人员此时已赶往医院，于当晚9点正式上岗。

“到武汉之后，我们首要的任务是让大家从最初的混乱状态走向有序的工作。”张抒扬说，“这样一支多学科的团队要形成合力，不是靠个人，是靠集体的智慧。”

从建立核心组，到建立三级查房制度和工作清单管理方法，从“到病人床旁”，到“包床到人、包床到组”，把“三基三严”做到位，在张抒扬的带领下，协和医疗队将中国医学坚强力量的旗帜牢牢插在了抗疫主战场。

“能用的办法都上！”在张抒扬的靠前指挥下，医疗队员把所有治疗手段关口前移，强化整体医疗、整体护理，医护配合以及相互补台，全力保障病人多器官、多系统的功能支持和对症治疗，为病人免疫力的恢复和病情的逆转争取时间和机会。

经过医疗队员的艰苦努力，重症加强病房里的救治情况发生积极向好变化，越来越多的危重症患者成功拔管并转到普通病房。

3月17日上午8点，张抒扬坐上班车，与队员们一起向医院出发。在车上，她依然如慈母一般，一边嘱咐队员们要穿暖和，注意防护不放松，一边仔细检查和整理每个队员的行装。

9点，张抒扬主持重症加强病房每日早交班。她和严晓伟、李太生、刘正印、周翔、秦岩等专家一起，仔细倾听二线值班医生对夜班情况及各医疗组长对本组病人的详细汇报，以临床医生的敏锐洞察力，不时打断汇报，对每一条蛛丝马迹深究到底。对于每个病人的治疗过程，她不仅了然于胸，还和大家一起分析评价治疗效果及调整治疗方案。当说到一位患者因为考虑灾难性抗磷脂综合征在进行血浆置换治疗，张抒扬仔细核对血浆置换治疗后每一个抗体指标和临床症状的变化；当说到一位患者血红蛋白进行性下降而临床没有出血表现，她敏锐地指出一定要进行骨髓穿刺，了解骨髓造血功能的变化；当说到一位患者进行连续性肾脏替代治疗（CRRT），她立刻提醒注意避免低体温……

10点，在完成早交班后，张抒扬和专家们一起穿好防护用品，进入“红区”查房。在床旁，她不仅仔细听取主管医生、医疗组长的汇报，而且一定要亲身为病人查体，查看呼吸机参数、生命体征、患者化验、医嘱后才对病人的治疗发表意见。对于神志尚可的患者，她一定会多留一留，与他说说话，用温柔而坚定的声音反复鼓励患者：“你真棒！你会好起来的！你的家人都在等你回家！”

“回家”，是一个具有神奇“药力”的词语，在没有特效药的时候，在医学技术的尽头，爱与留恋、安慰与鼓励往往成为奋力一搏时最强大的生命力量。

查房结束，已是2个多小时过去了，张抒扬又同病房的医生、护士深入交谈，对大家的工作给予高度肯定。她总是反复强调，要精准、全貌地了解新冠肺炎这种疾病，就要去到病人的床旁，尽量多地观察病人的病情变化，了解病人对治疗手段的反应，与病人零距离接触。这既是对病人的一种人文关怀，更是认识疾病尤为重要的过程。所以协和医疗队要求，任何一名医生和护士都要到“红区”，到病人床旁，即使是昏迷的患者，在实施治疗后也要大声喊叫他、呼唤他，看他能不能听到，治疗上有没有好转。“穿上了战袍，就要多跟病人接触，多救几条命回来，这就是我们的主张。”张抒扬说道。

到了晚上8点，阖家欢乐的休憩时光，医疗队核心组例会开始了。前线的核心组，是多学科诊疗模式（MDT），也是管理的MDT。“核心组由21名成员组成，包括多学科的大专家、护士长、临时党支部书记，以及检验人员和管理人员。每晚8点是雷打不动的核心组例会时间，无论白天大家有多辛苦，到点准时开会。”张抒扬说。

发挥团队的力量，采用民主集中制，对患者实施“一人一策”。当天查房时布置的治疗方案，一天下来情况如何，还有哪些能做的，哪些办法还能用上，大家充分进行讨论后，立刻用电话与一线医护人员进行对接，及时调整治疗策略。“病人啊，就像在走钢丝绳，你拉他一把，他可能就回来了。”在最困难的时候，面临患者病亡率高的问题，核心组在讨论时不免时常痛苦，但是他们坚持不放弃，讨论还有什么办法能用上，这确实起到了至关重要的作用。

靠前指挥，与病人零距离，书写责任与担当。3月17日这一天的“魔鬼”日程，是张抒扬在前线的写照，也是每一位协和医疗队员努力达成的目标。

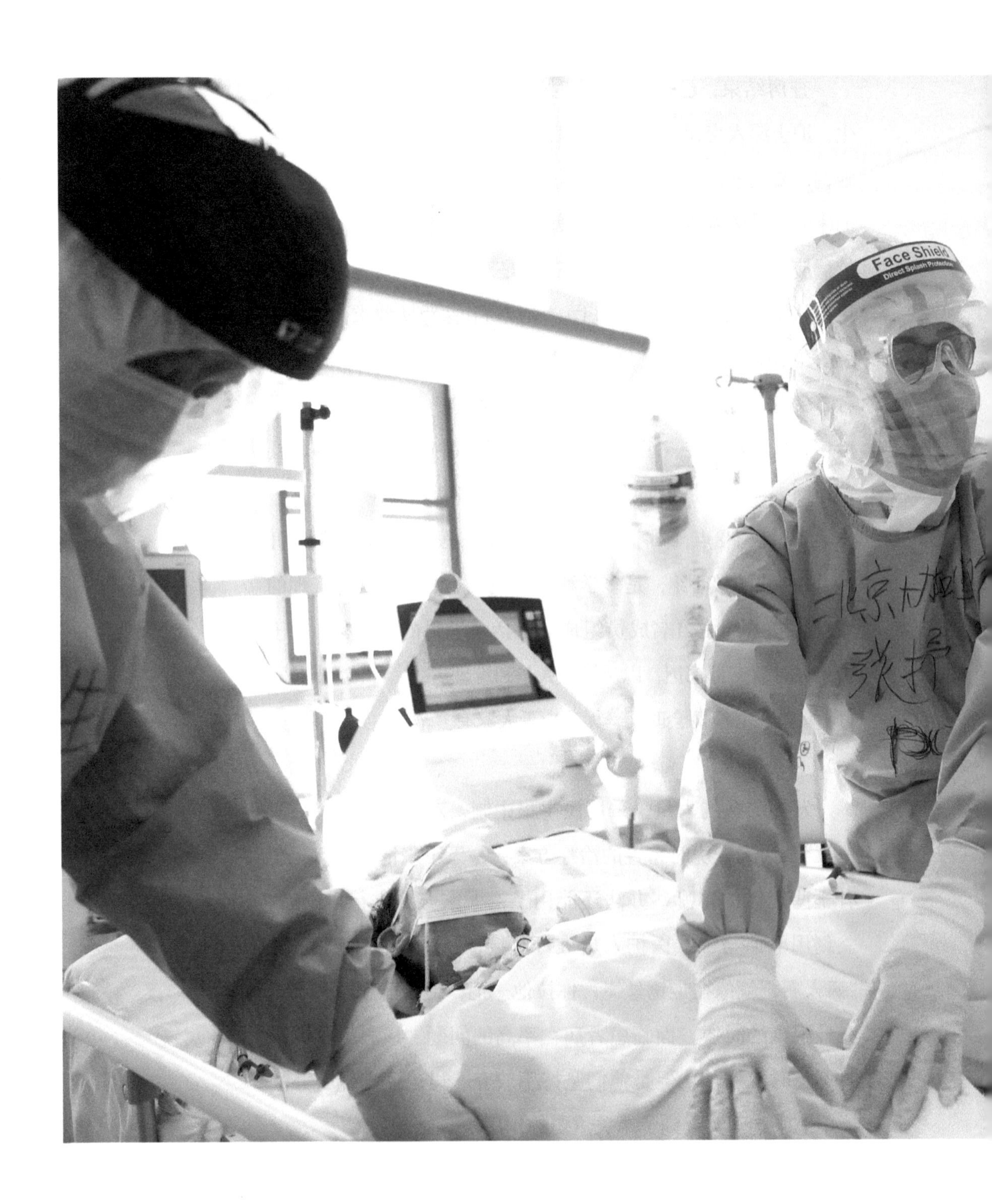
Face Shield
Direct Splash Protection

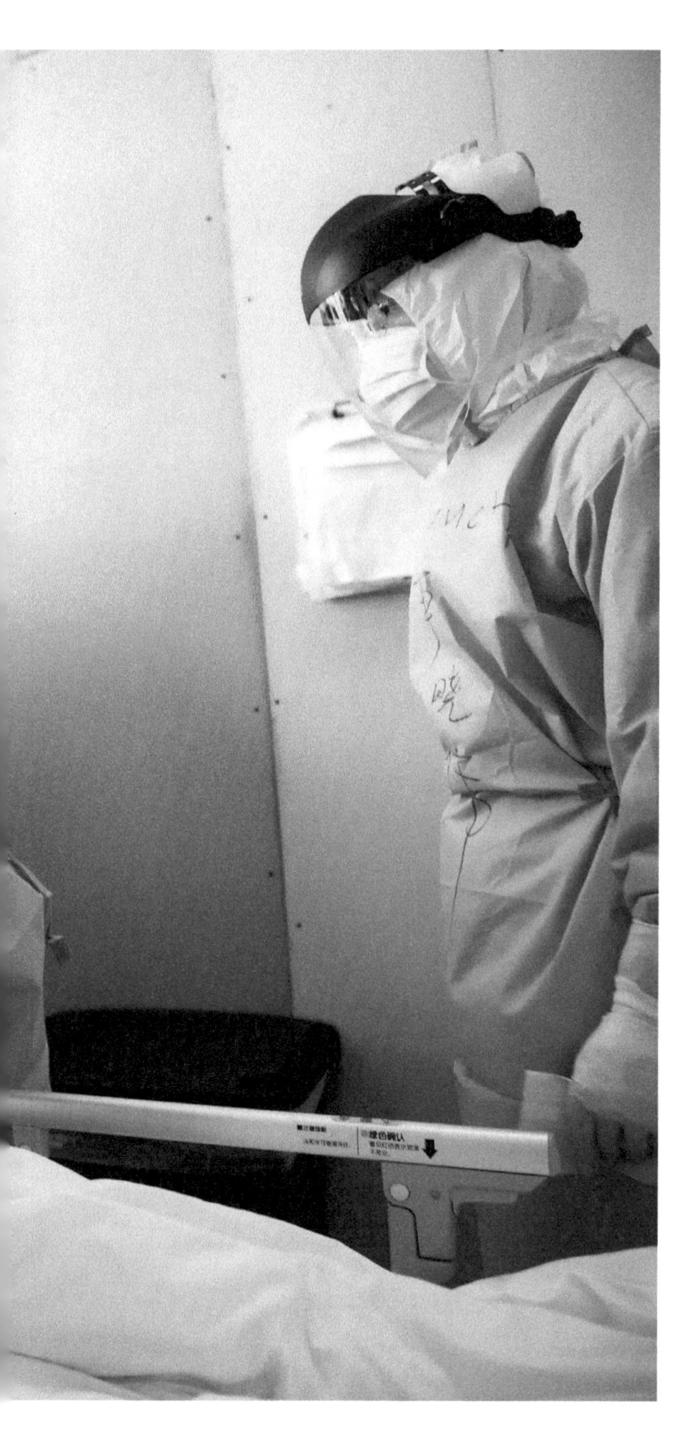

医疗队员是用生命守护生命，拼尽全力救治患者。我们做了对人民有益的事，这就是我们人生最大的价值。我希望我们可以做一辈子的好事，一辈子做对人民有益的事。

——张抒扬

张抒扬（右二）在床旁查看患者

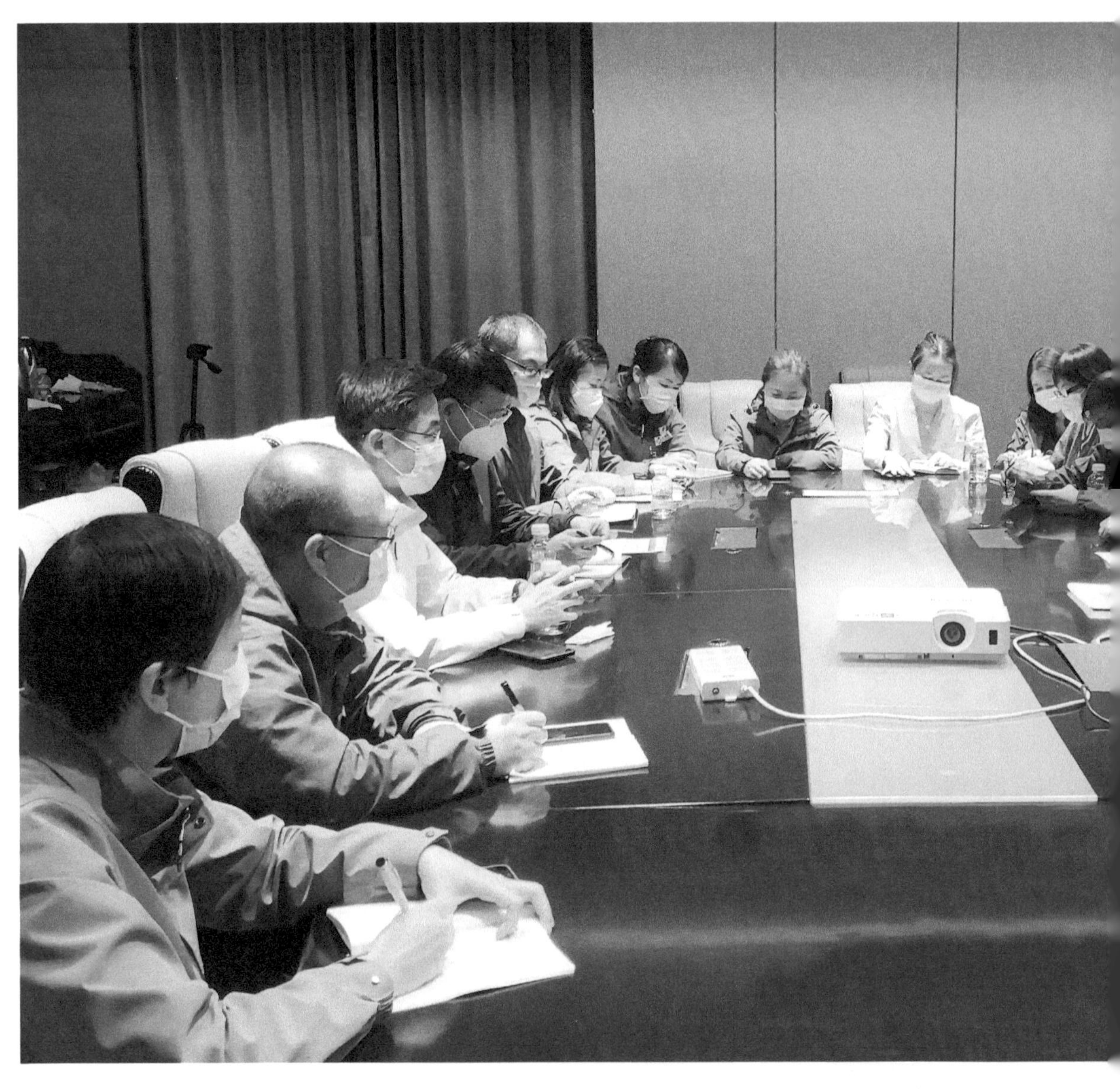

医疗队建立核心组例会制，张抒扬（右三）与医疗队员讨论患者个性化诊治方案和医疗队管理制度

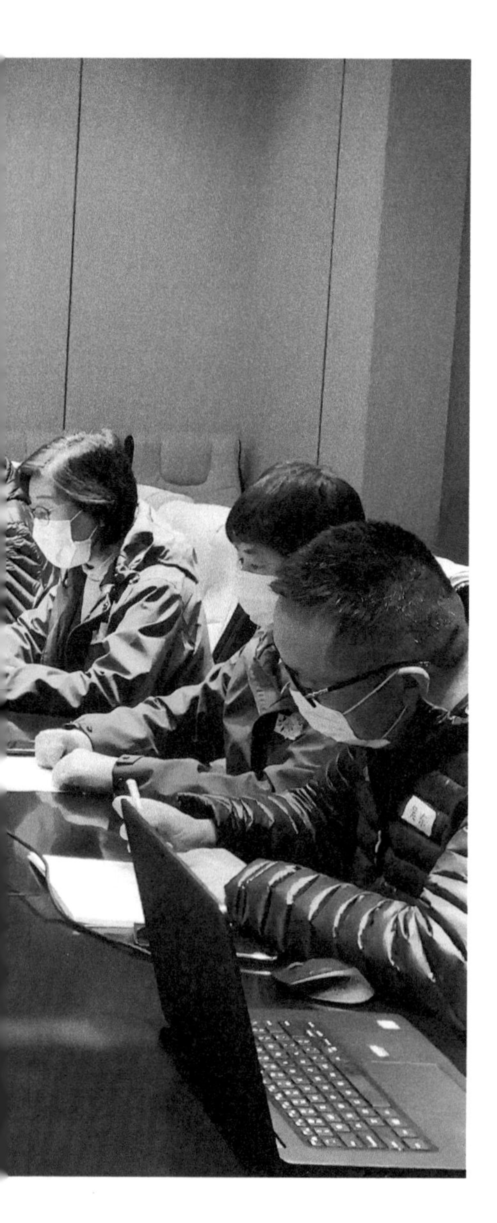

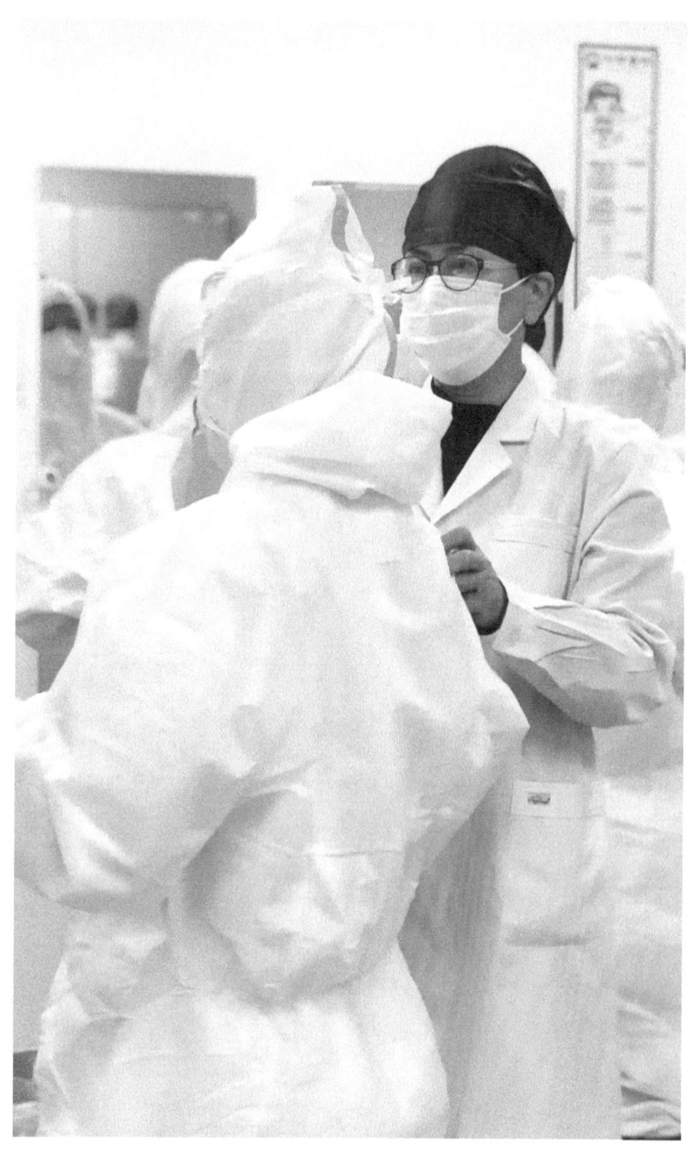

张抒扬在清洁区认真细致地为队员检查防护设备穿戴情况

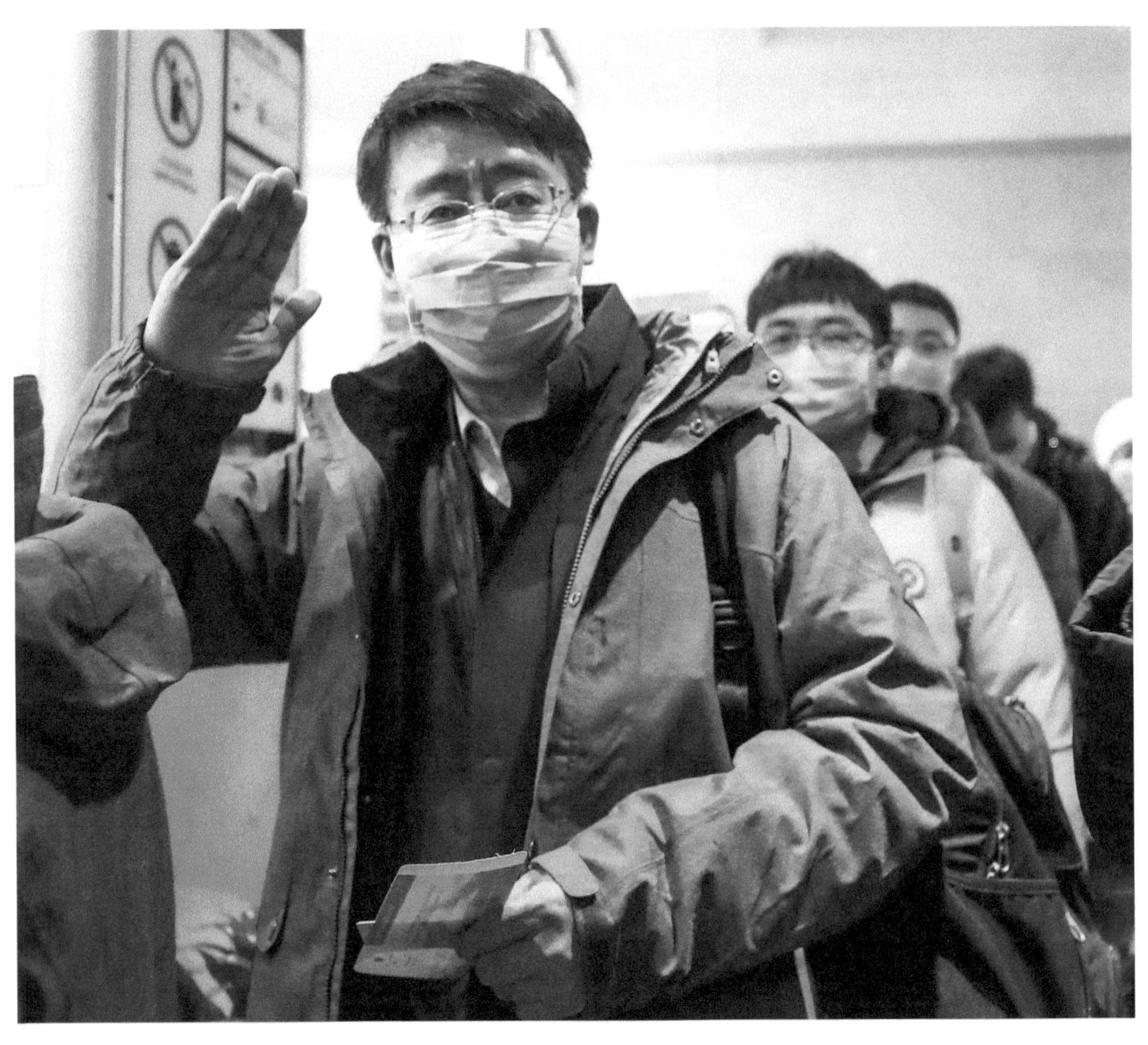

2020年1月26日，国家援鄂抗疫医疗队领队、副院长韩丁在首都机场准备登机

新华社 张玉薇摄

韩丁的故事：你以性命相托，我必全力以赴

2020年1月26日，韩丁带领首批国家援鄂抗疫医疗队抵达武汉。

恩格斯曾说过："为了进行斗争，我们必须把我们的一切力量拧成一股绳，并使这些力量集中在同一个攻击点上。"关键时刻，由国家卫生健康委6家委属委管医院组成的6支国家医疗队如何协同作战、并肩抗疫？如山的压力面前，韩丁被委以重任，担任6支医疗队领队。

韩丁深知，要并肩作战，6支医疗队就必须统一思想、统一流程、统一行动、通力协作。在他的倡导下，6支医疗队以协和模式为基础，按照科学、规范的原则，建立起医护人员防护标准和流程、重症新冠肺炎病人诊疗常规、传染病房安全运行及监督等系列规章制度，为后续工作奠定了坚实基础，积累了宝贵经验。

"刚到武汉，我们是人生地不熟。所有的沟通协调工作都是韩院长来做，最初几天韩院每天能睡一两个小时就不错了。"第一批协和医疗队员、内科ICU护士长夏莹说："既要保证医疗队员的安全，又要迅速开展医疗工作，很多事情都要比想象中困难得多。韩院长事无巨细、亲力亲为，从住宿、饮食等生活起居，到病房改造施工、仪器设备调试、人员排班等工作细节，都亲自去盯，把生活、工作安排得井井

有条。”

此时，新冠肺炎重症患者治疗的焦点聚集在武汉同济医院中法新城院区。每一分每一秒，患者都在病痛中煎熬；多一分多一秒，患者就可能多一分生命危险。

生死时刻，韩丁率领的团队展现出国家队的“生死时速”——

1月28日，韩丁带领医疗队马不停蹄、争分夺秒，迅即完成“战地”人员培训、流程优化和新冠肺炎病房改建的艰巨任务。

1月28日晚9点，新冠肺炎病房在紧急改造完成不满6小时的情况下，完成物资补给，克服重重困难，开始正式收治患者。

1月29日晚9点至次日凌晨3点，协和医疗队完成首个夜班，共收治5名新患者。

2月2日，在协和医疗队前期建议、实地选址、提出方案的前提下，重症加强病房开始施工改造。

2月4日下午5点，仅用不到48小时，紧急改造完成的重症加强病房正式启用，由北京协和医院牵头，联合北京医院、武汉同济医院、江苏省医疗队共同接管（简称“联合ICU”），成为武汉同济医院中法新城院区救治危重症患者的主“战场”，并于当夜收治了18名危重和极危重症患者。

抗疫前线，从患者救治到院感防控，从物资保障到人员调配，千万条线汇聚在医疗队领队的头上，无数的事情等着领队来作决定。而在这个时候，韩丁充当起“大家长”的角色。

“很多预料不到的困难，只要找到韩院长，他就会想尽一切办法协调解决。”刘正印说。

在驰援初期，大量患者需要呼吸机进行呼吸支持治疗，同济医院中法新城院区中心管道氧气压力负荷超载。医疗队员反映这个情况后，韩丁与同济医院以及多家医院反复协商，最终达成了“加强供应压力、重症患者优先使用管道氧气、轻症患者主要采用氧气罐供氧”的一致意见，解决了患者吸氧的大问题。

只有常怀医者仁心、胸怀家国天下的人，才能每每在祖国和人民最需要的时候挺身而出，带领协和先锋队挑最重的担子，战斗在最关键的地方，弘扬协和精神，护佑人民健康。这也是领队韩丁的内心写照。

从韩丁带领白衣战士们冲锋在前的身影中，我们仿佛看到了17年前那场突如其来的“非典”疫情中一个熟悉的身影：2003年，身为北京协和医院特需医疗部主治医师的韩丁，右眼视网膜脱离术后刚恢复不久，主动要求管理特需医疗部“非典”过渡病房工作。

2015年8月，中组部医疗人才“组团式”援藏号角吹响，韩丁又主动请缨，作为首批医疗人才“组团式”援藏医疗队领队，扎根西藏两年多。而这一次的2020年武汉疫情，韩丁再次主动请缨，第一时间勇挑重担，冲在最前线。

队员们被韩丁身上的精神感染着，跟随着他的身影行动着；所有的队员们，也心生出同样的信念——无论困难多大，一定要完成国家交给的救治危重症病人、降低病亡率的任务。

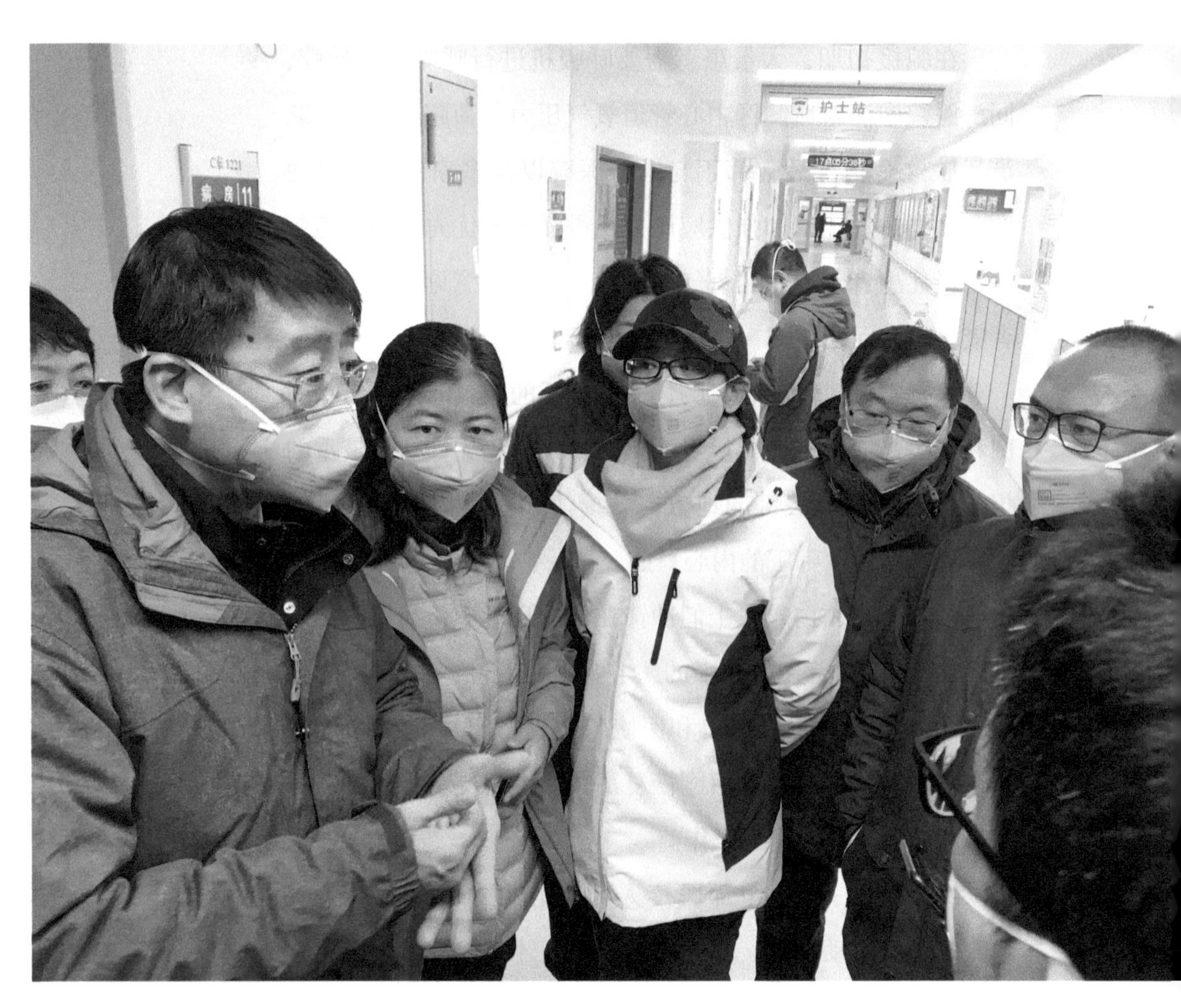

韩丁（左一）带领医疗队员在病房实地考察

亲历这场战“疫”后，我们更懂得了生命的珍贵，更懂得了信仰的意义，更懂得了中国的力量，更懂得了共产党的伟大。

——韩丁

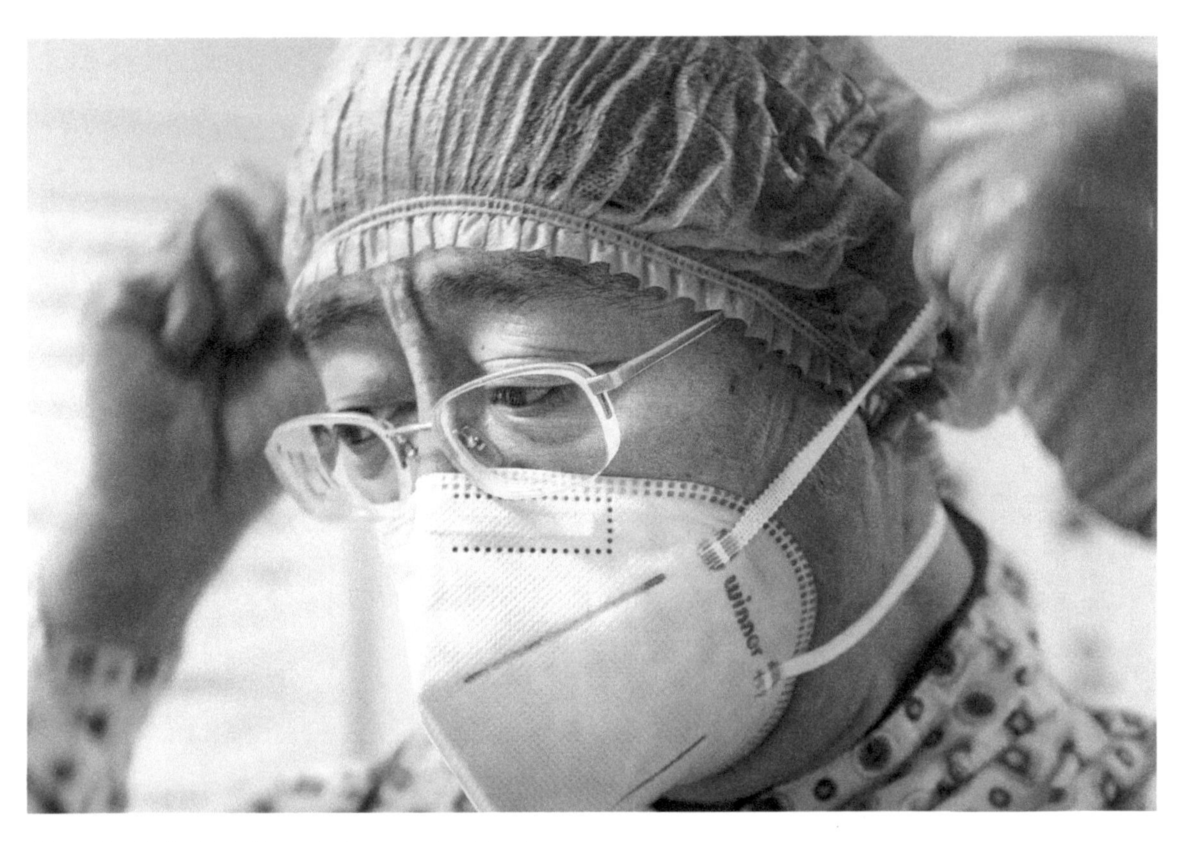

韩丁正在穿戴防护装备 《中国人口报》潘松刚摄

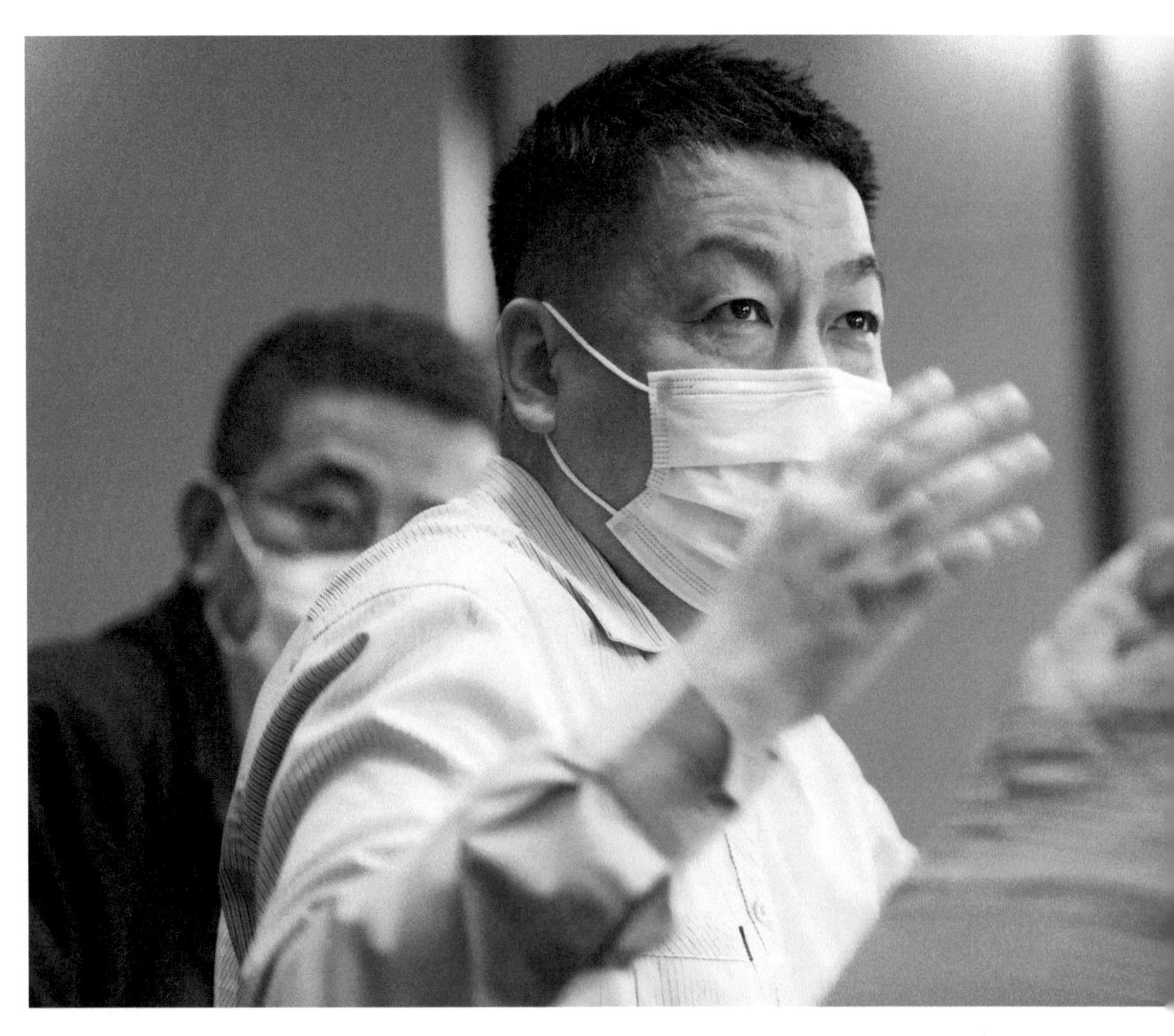

杜斌很认同《鼠疫》（加缪著）中的一句话："这一切与英雄主义无关，唯一的法宝是正直。"
《中国人口报》潘松刚摄

杜斌的故事：一个“泡”在ICU的身影

“病人极度呼吸困难”“血氧饱和度仅有50%”……2020年2月4日17时，第一位转入武汉同济医院中法新城院区协和重症加强病房的患者病情危急，在场的医护人员们十分揪心。刚从武汉市金银潭医院赶过来的、时任北京协和医院内科ICU主任杜斌了解情况后，立即决定进行气管插管。

彼时，病房还未配齐气管插管所必备的三级防护设备（气管插管过程中，患者气道中会有大量炎症液体喷涌而出，对操作插管的医生来说，这个时刻很容易被病毒传染）。眼看患者生命垂危，杜斌冒着暴露于病毒的危险，为患者实施了气管插管。

不久，患者症状缓解，医疗队员们马上为患者建立中心静脉通路，进行积极循环复苏。一道道紧张有序有效的操作后，患者的凶险情况逐渐平稳下来。

在抗疫前线医疗队中迸发出的勇气,并非是头脑发热、一时兴起的英雄主义，而是深深根植于医生灵魂的对医疗事业的忠诚、对守护生命的执着。这种忠诚与执着,是在协和长期工作、学习中积淀而来的，是在长久熏陶和耳濡目染中形成的，这也是医疗队“召之即来，来之能战”的核心法宝。

杜斌是1月18日疫情暴发之初抵汉的国家卫生健康委员会高级别专家组中唯一的重症专家。

在很多人眼中，杜斌是一个纯粹的医生。“20号开完会又给了我一个任务，说是WHO（世界卫生组织）要开一个视频会，这个会非常重要，会帮助WHO决定这是不是国际突发的公共卫生事件。21号早上又给我一个通知，说会议改到了22号晚上，我就急了。我说我不想待在这儿，我想去武汉。”领导同意了他的请求，杜斌立即起身飞回了武汉。

杜斌抵达武汉之后，发现对于那些病情危重合并呼吸功能衰竭的新冠肺炎病人，初始的救治效果并不令人满意。他第一时间和其他专家一起在病人的床旁反复了解其情况变化，亲自调整病人的用药、输液以及呼吸机参数。此外，由于当地医务人员此前已进行了一段时间的新冠肺炎患者救治，杜斌也与他们进行了交流，总结前期的经验和教训，以进一步地了解这样一个陌生的、新的疾病。

最终，“关口前移，及早进行气管插管、有创通气”这样的建议写进了国家的诊疗指南。

为了尽快摸索出行之有效的救治办法，杜斌没日没夜地“泡”在ICU：最多的时候，他一天要巡查5家医院的ICU；最长的时候，他穿着防护服在ICU忙碌了10个小时。

在武汉战“疫”最吃紧的时候，杜斌每天奔波于收治新冠肺炎重症患者的一家家医院之间。指导抢救危重症患者、为呼吸机调整指标参数、为病人制定个性化治疗方案等，他竭尽全力、亲力亲为。

武汉市肺科医院ICU主任胡明记得，在武汉关闭离汉通道后不久的一次抢救中，杜斌和东南大学附属中大医院副院长邱海波开完国家级会议后，当晚10点赶到武汉市肺科医院ICU。这一次抢救持续到凌晨，直到病人体征平稳，两位专家才走出病房。等随后收场完毕的胡明赶出来时，两人早已离开。胡明说，“连声感谢还没来得及说，他们可都是顶级的专家啊！”

2020年的除夕，杜斌是在武汉市金银潭医院重症病房里度过的。协和医疗队整建制接管重症加强病房后，杜斌被任命为临时科主任。4月15日，协和医疗队离鄂后，包括他在内的八位专家组成员进驻七家重症定点医院，在武汉攻坚最后的“重症堡垒”。

这位在新冠肺炎疫情期间担当重要角色的医生，在接受媒体采访时说的话却是那么朴实：“也有很多人把我们叫做英雄，但其实我并不这么看。我们在选择医生这个职业的时候，既要承受所带来的荣光，与此同时更要承担起这个职业对我们的要求以及应完成的使命。”

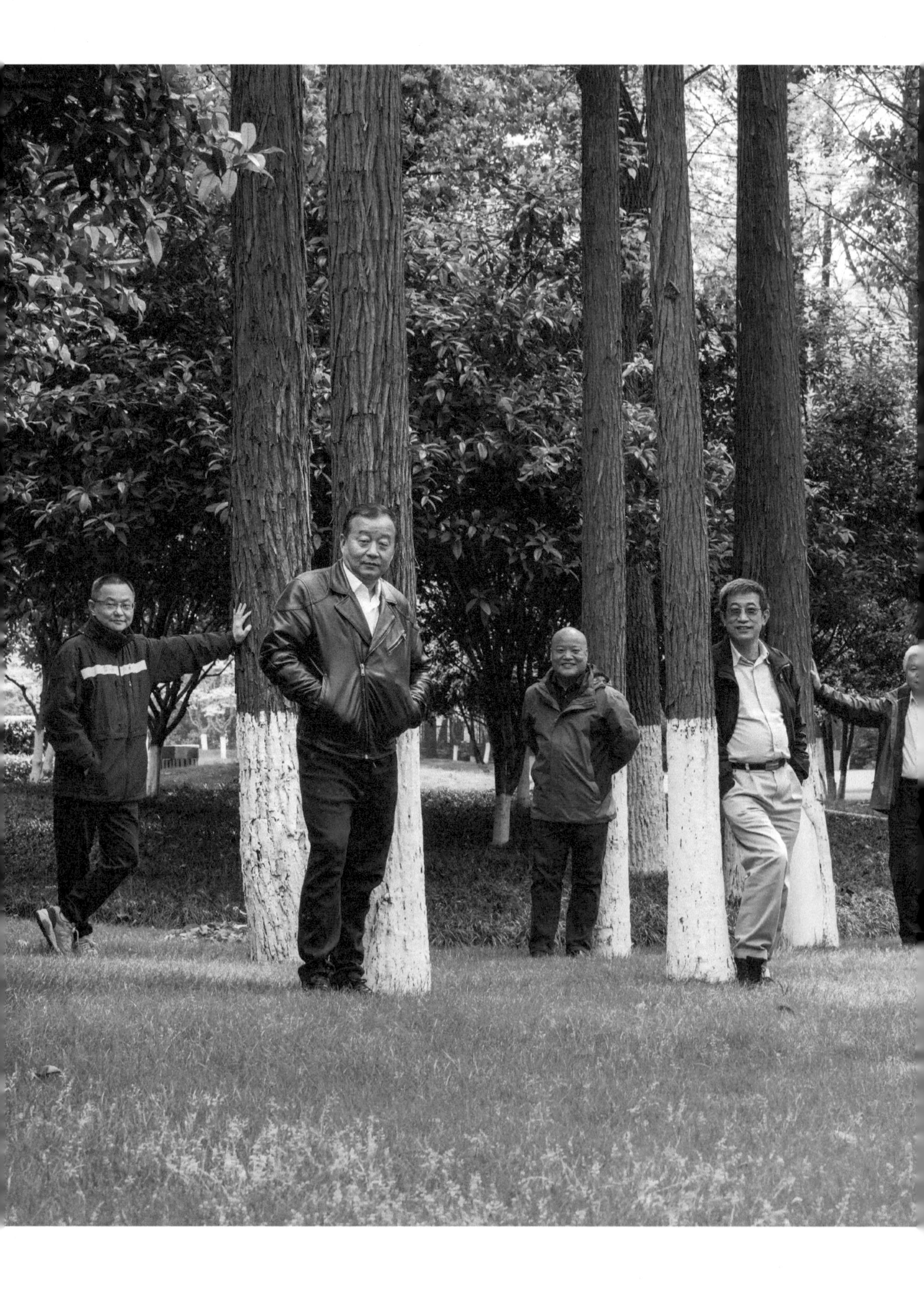

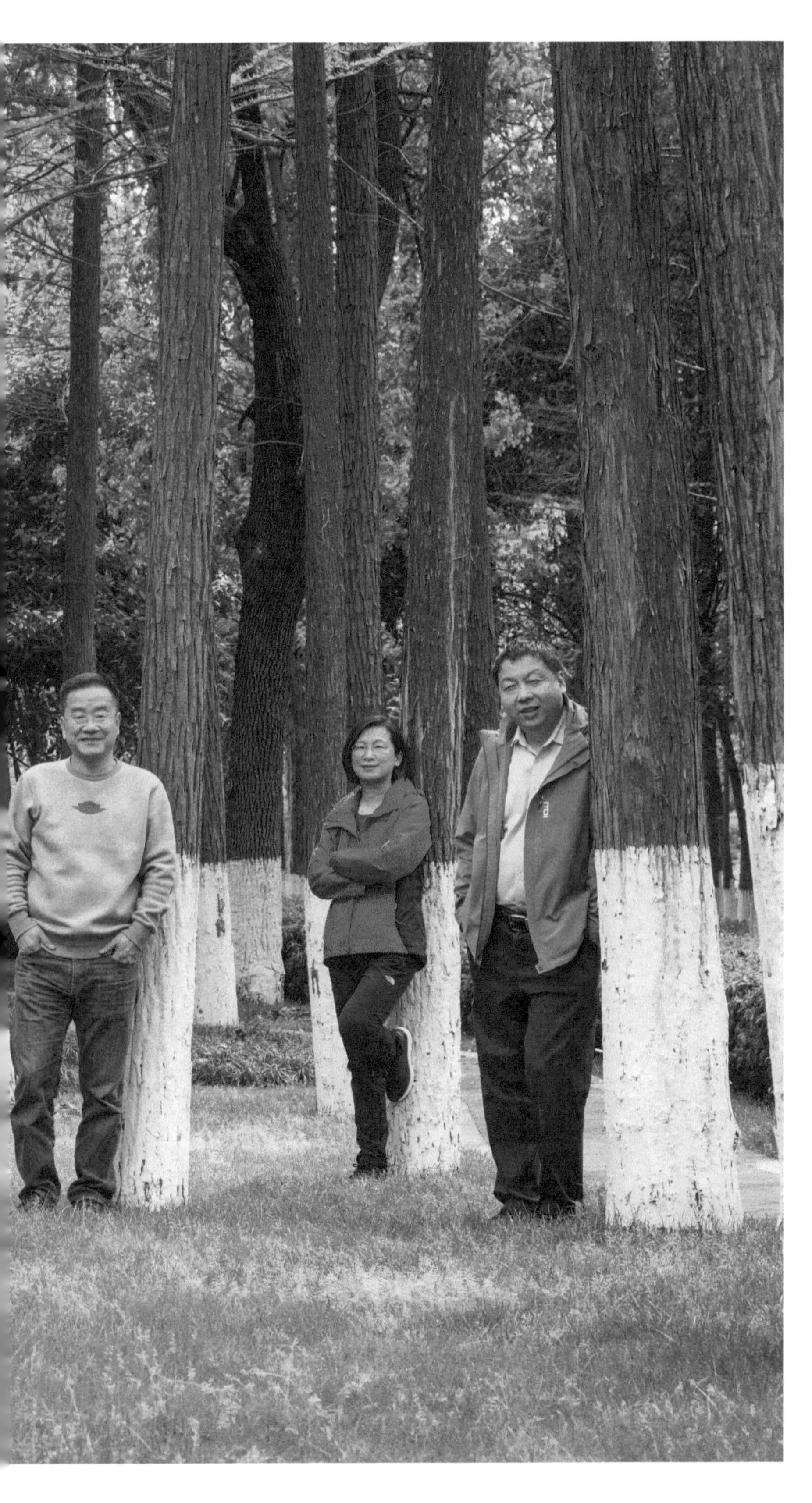

奋战在武汉抗疫一线的重症医学界8名专家（右一为杜斌）
《中国人口报》潘松刚摄

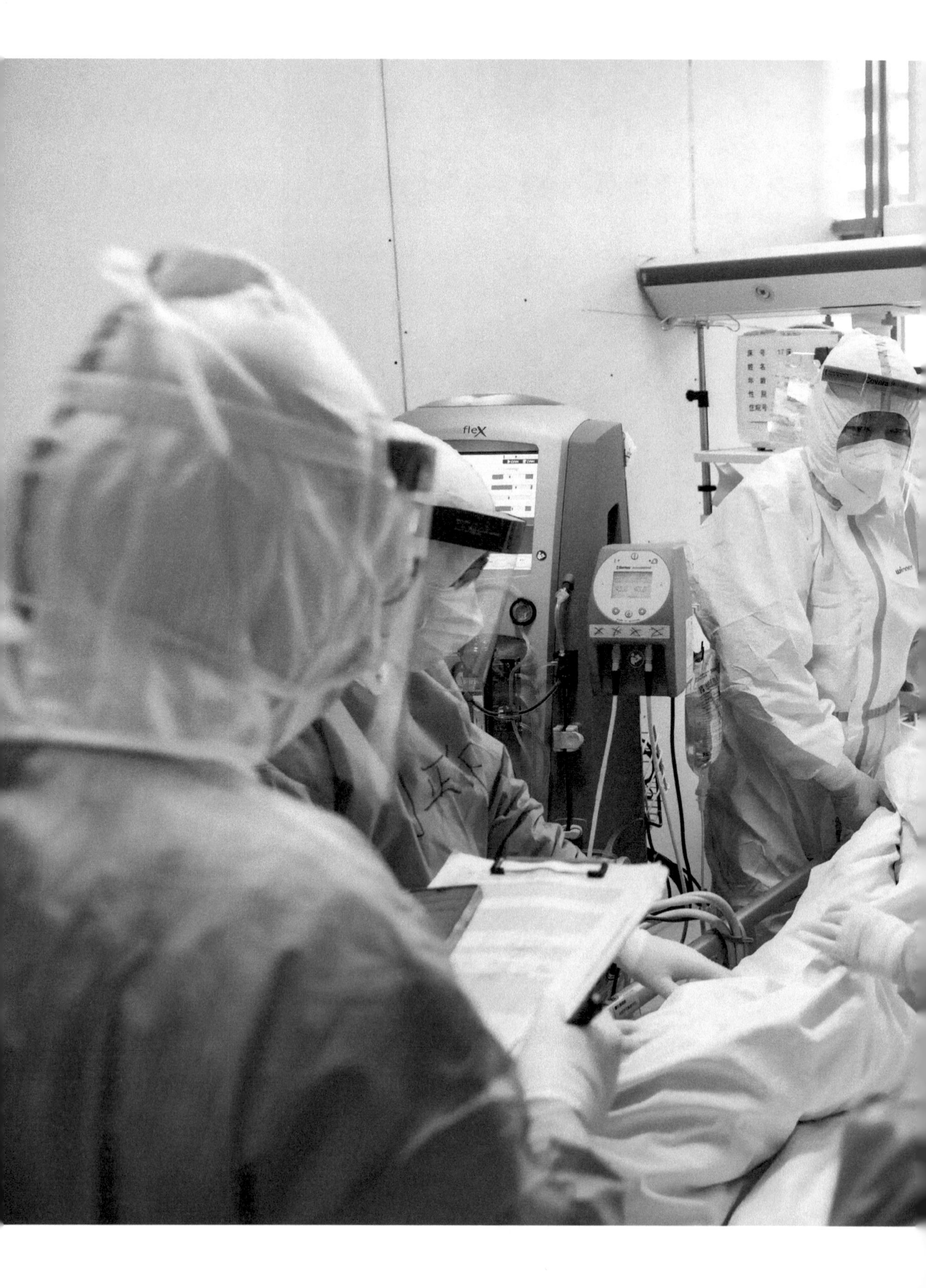
flex

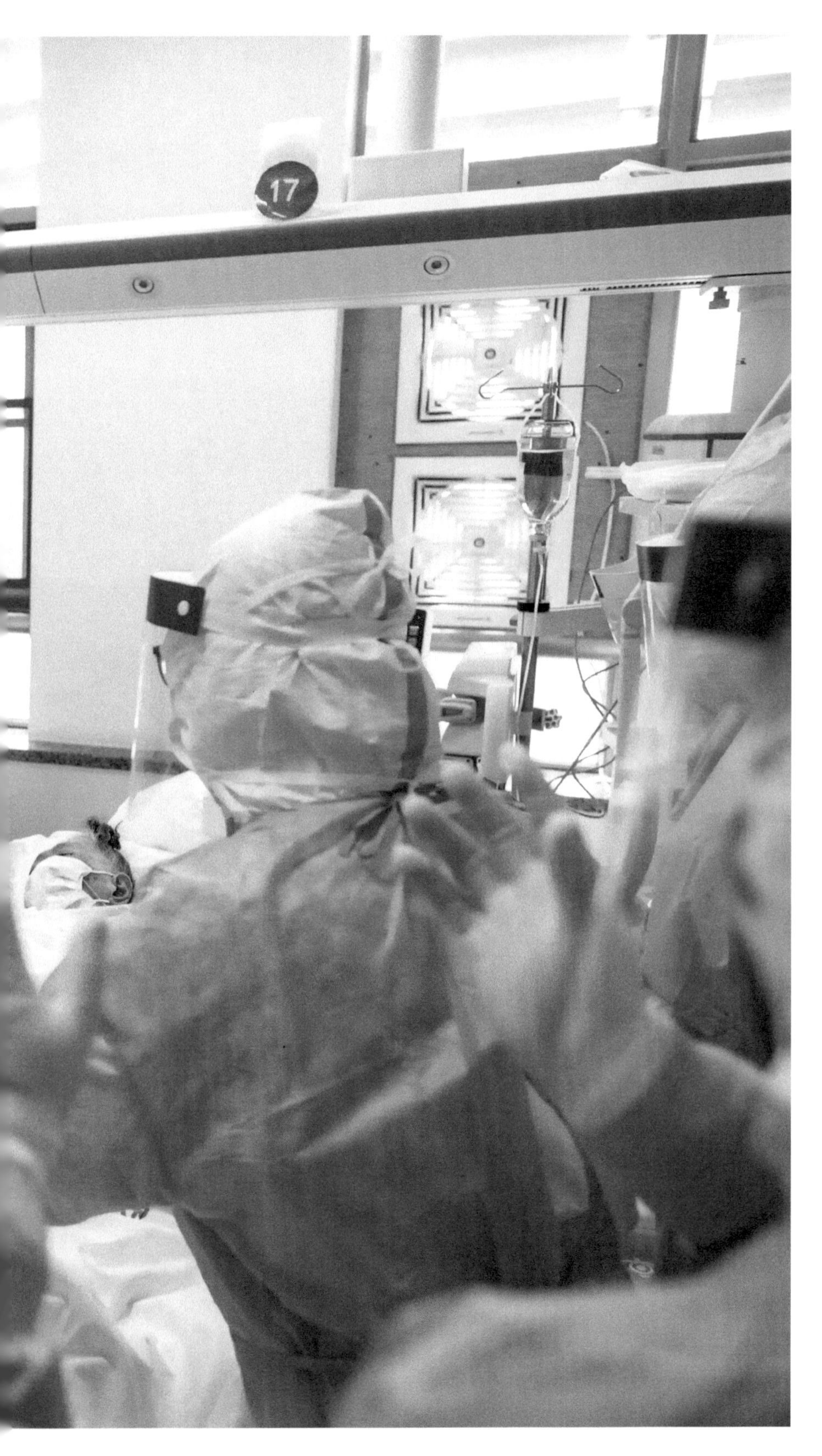

杜斌（中）正在查房

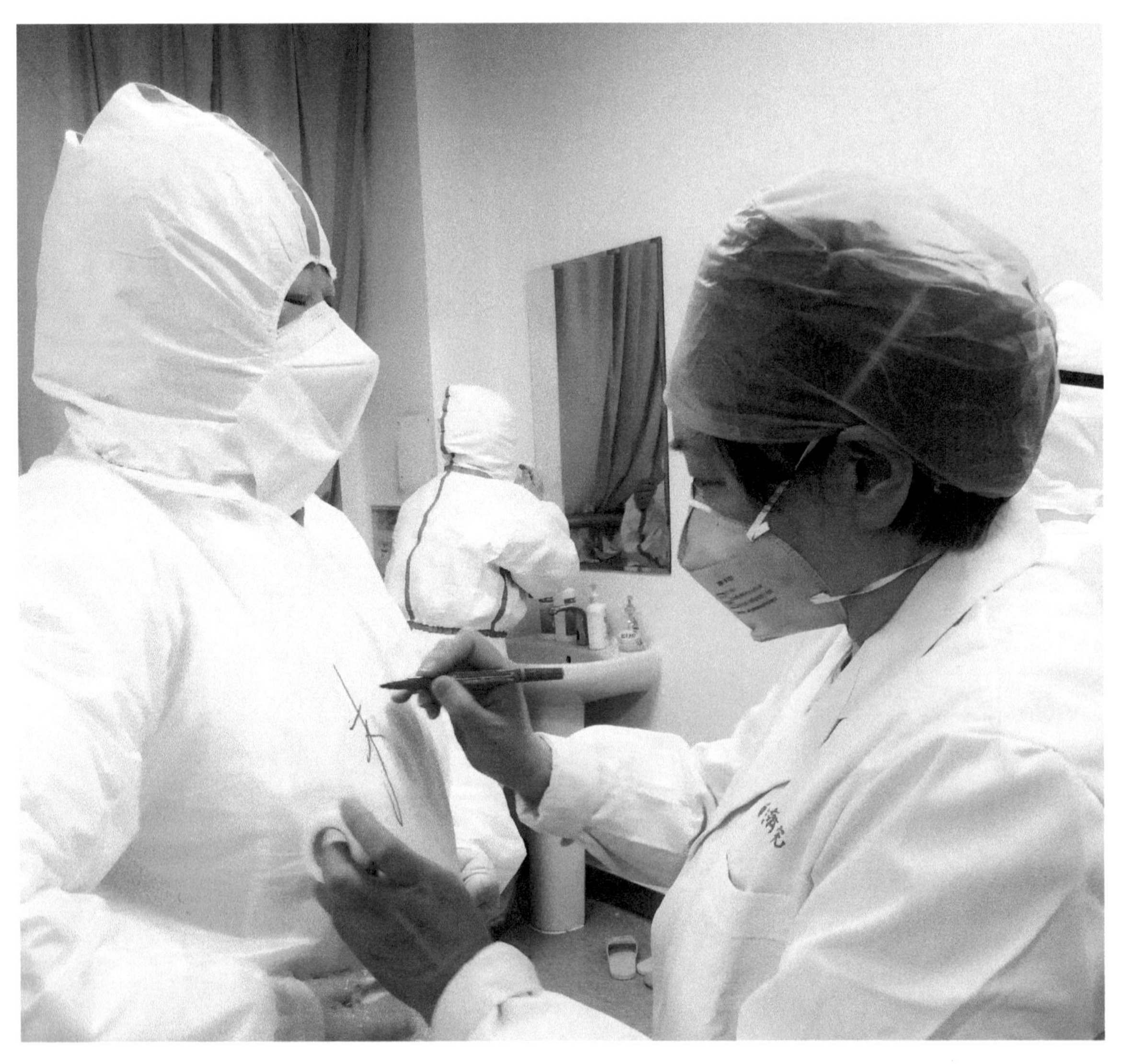

吴欣娟（右一）为队员核查防护装备穿戴情况，并在胸口写上姓名

吴欣娟的故事：既与死神竞速，也立志“医护零感染”

在抗疫冲锋号吹响之际，北京协和医院先后派出186名白衣战士逆行驰援武汉，其中护理团队135人，他们责无旁贷地冲在了这场特殊战争的最前线。吴欣娟就是他们当中的一员。

为尽最大努力救治患者，医疗队所采取的治疗手段非常复杂，护理工作量极大，对专业技术水平要求极高。护理团队早期所面临的，是一场艰苦卓绝的遭遇战。

对于这场遭遇战，吴欣娟是这样形容的：“护理的难度和强度已经远远超过了北京协和医院的ICU。”

在协和医疗队整建制接管的武汉同济医院中法新城院区重症加强病房，整个病区共32张病床，几乎所有患者都实施了气管插管和有创机械通气，大部分患者进行俯卧位通气，还有部分患者接受ECMO和血液净化治疗。有创操作多，同时危重症患者多数处于镇静或昏迷状态，工作难度高、强度大、风险高。

比如，仅俯卧位通气一项操作，就需要5~6名医护人员共同实施，变换体位的同时要保证患者所有管路的通畅和稳定，包括气管插管、动脉导管、中心静脉导管和鼻胃管，而某些班次甚至有十多位患者需要进行俯卧位通气，工作繁重程度可见一斑。

与此同时，护士们还需要克服仪器设备、护理用具与以往常用厂家和型号不同带来的不适应，穿防护服操作带来的不便等，这对专业性和精细程度都是很大的考验。

在与死神竞速的奔跑中，吴欣娟率领的护理团队拧成一股绳。这支在“战地”新组建的护理团队，迅速完成了一系列岗位职责、工作流程、病区环境、物资管理、专业培训和个人防护等的标准化管理工作。

“从实战中出经验。”这是吴欣娟反复说的一句话。无论是病房布局规划、流程设计、消毒隔离，还是患者的病情观察、气道管理、俯卧位通气、床旁血滤、ECMO护理、心理护理，医疗队护理团队从一线实践中总结出一项项协和护理经验：

吴欣娟牵头护理团队制订了《北京协和医院援鄂抗疫国家医疗队集中生活驻地卫生防护管理办法》，优化了驻地安全防护流程，避免人员交叉感染和过度疲劳，该办法发布后在各医疗队中得到广泛应用。

为保障患者安全，护理团队结合新冠肺炎危重症特点和临床实践特殊性，制订《新冠肺炎患者转入及转出重症监护病房护理标准操作流程（SOP）》，以确保重症患者护理的连续性。

协和护理团队起草的《新冠肺炎重型、危重型患者护理规范》已由国家卫生健康委审核通过并印发。其中包括重型、危重型患者病情监测、机械通气、俯卧位通气以及镇静镇痛等护理规范，为全国标准化、规范化、同质化开展重症患者的临床护理工作提供有价值的指导。

“保护好我们的医护人员，就是保护好我们的战友和病人。”在吴欣娟的统筹安排下，护理队伍实施网格化、半军事化管理，所有护士被分成两个大组，一组负责一线临床病人护理，一组负责物资管理和安全监督，持续完善并严格执行防护制度。医疗队根据实际情况制订了病房穿脱隔离衣详细流程，细到“穿脱必须双人核对”“防护镜必须盖住防护帽上沿”“衣领必须立起来再穿防护衣”……

吴欣娟的严管厚爱，温暖着团队成员，而护理团队中的故事，也感动着她。

“即使是混乱不清的言语，也是我们非常期望听到的，这一声声呼喊，代表了生的希望。”护士王汐嬅在“战地”日记中这样记录着。

在最初，由于穿戴厚重的防护装备进行工作，有的护士在工作中会出现恶心、头晕、缺氧等不适症状，但是他们不肯退却，都在咬牙坚持，稍作休息后马上回到患者身边继续奋斗。

看到此情此景，吴欣娟由衷感慨：“作为护理部主任，我也曾有过担心，面对多样的世界，现在的年轻人是否能够耐得住护士职业的平凡和辛苦，经受得住考验和挑战。现在我有了答案：协和的年轻护理人，值得信赖和托付未来！”

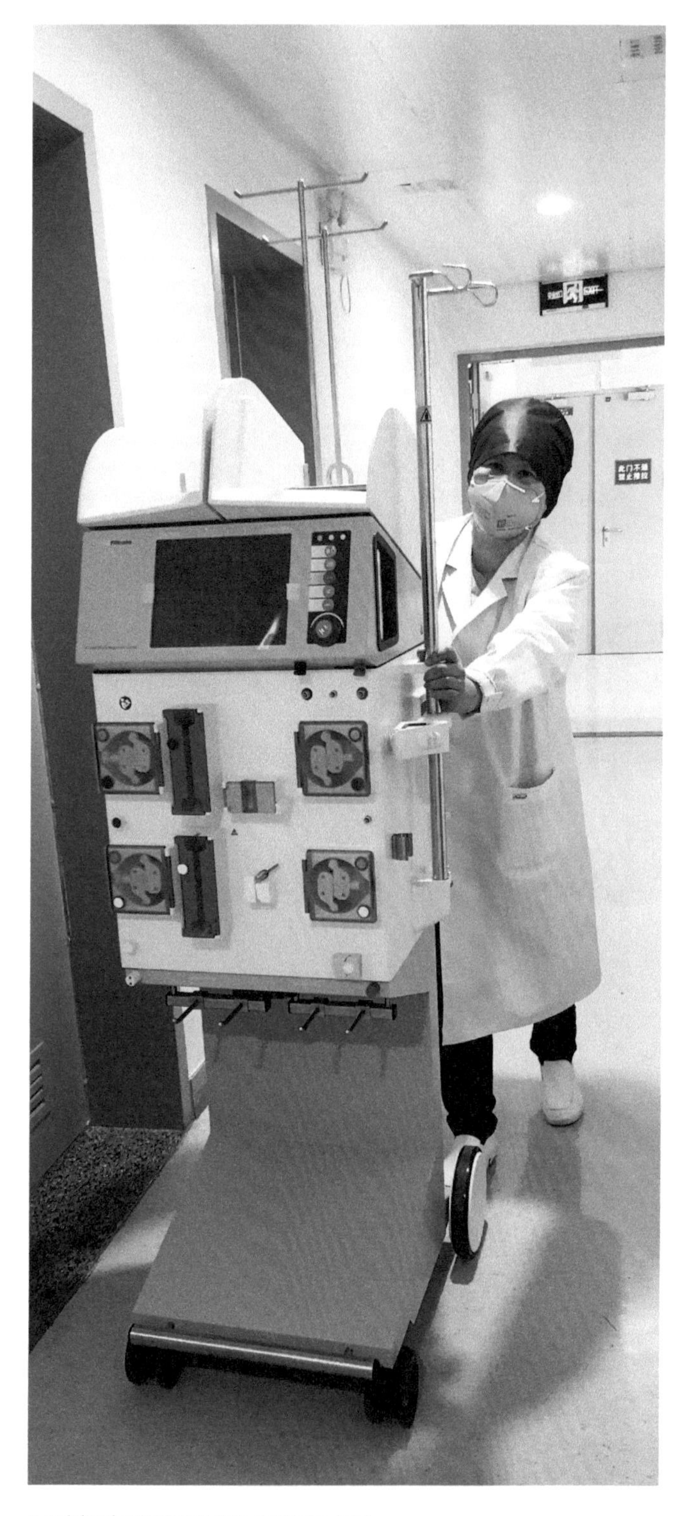

吴欣娟在清洁区运送床旁血滤机

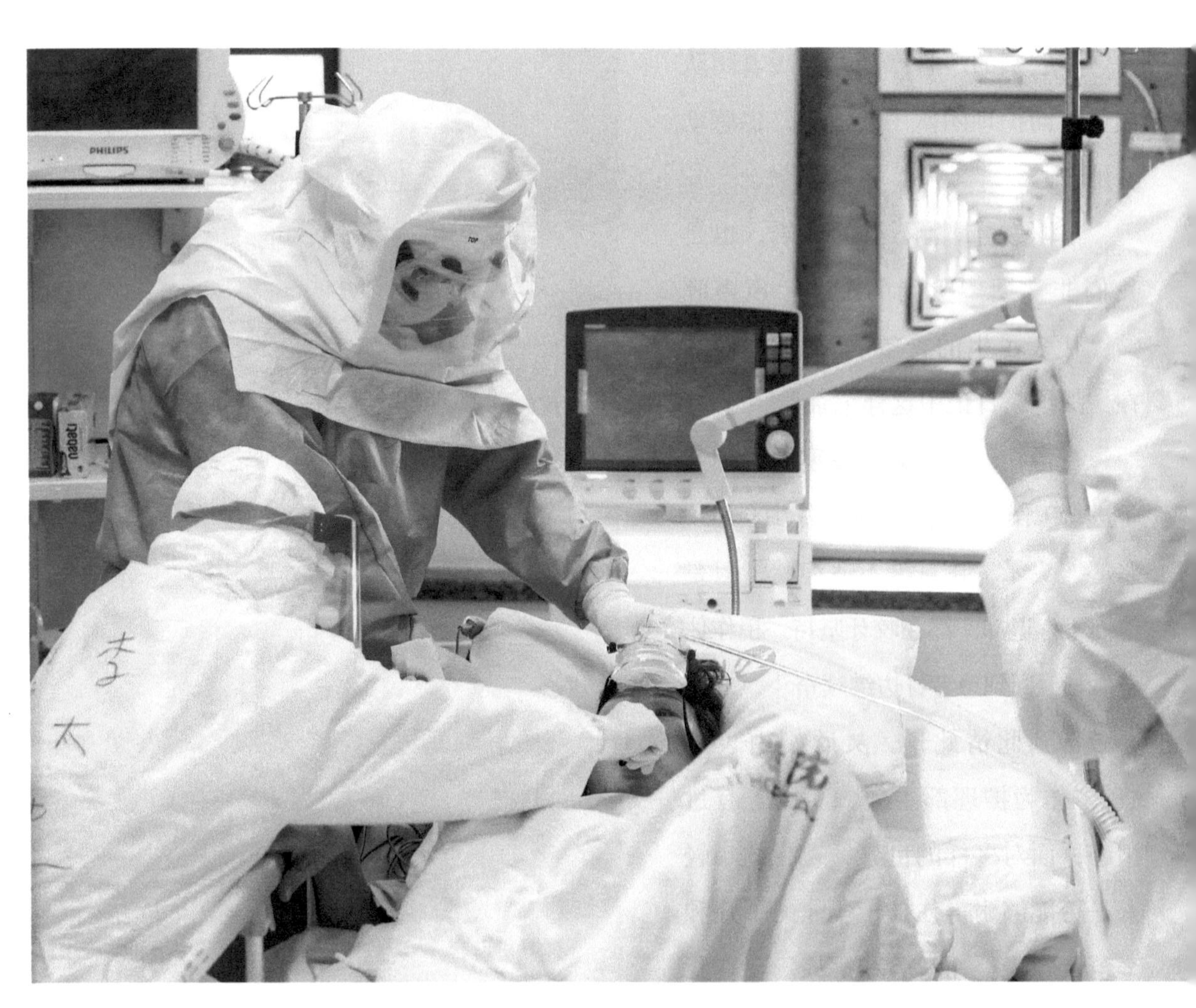

李太生带头进行危险操作，为病人取咽拭子 《环球时报》崔萌摄

李太生的故事：就是要解决别人解决不了的问题

2020年2月7日，李太生作为协和第二批国家援鄂抗疫医疗队队长来到武汉。

连续作战的李太生有一个“怪癖”：经常一进污染区就“舍不得”出来。

要精准、全貌地了解这种未知的冠状病毒，就要到病人的床旁去。面对新冠肺炎，李太生教授坦言自己是“老革命遇到了新问题”。

早在1月25日疫情发生初期，李太生教授就作为主要执笔人，与北京协和医院近30位专家，讨论形成了《北京协和医院关于“新型冠状病毒感染的肺炎”诊疗建议方案》。“协和方案”提出的加强医务人员防护培训、强化早期筛查、规范重症治疗等观点，受到业界高度评价。

来到武汉一线之后，李太生很快发现，武汉同济医院中法新城院区收治患者的关键炎症指标升高之严重，超出之前的想象，确切证明了“炎症风暴”的存在。

与此同时，李太生再次强调应用免疫球蛋白的窗口期，即一定是在患者发病7天左右，刚开始发展至肺炎期的时候。如果等到第三周病人已经插管上机、合并各种细菌、真菌感染，那么就很难起到效果。

2月14日，国家卫生健康委办公厅发布的《新型冠状病毒肺炎重型、危重型病例诊疗方案（试行第二版）》首次推荐使用免疫球蛋白进行治疗，这令他感到欣慰。

3月20日，李太生等在*Emerging Microbes & Infections*杂志发文，首次探讨了新冠病毒的潜在发病机制，并建议对有高风险因素的病人尽早使用免疫球蛋白（IVIG）联合低分子肝素治疗。

与李太生在一线战斗的时间长了，队员们渐渐发现，除了经常一进污染区就“舍不得”出来以外，他还有另外一个“怪癖”：在查房完毕、把各个病床的指标数据做好记录后，他都要对着本子发一会儿呆。

李太生的“发呆”绝不是放空自己，而是定下心来让大脑高速运转。新冠病毒感染者病情加重背后的机制是什么？医生应当通过什么指标预判患者转为重症甚至危重症的风险？怎样的早期干预可以降低新冠肺炎患者的病亡率？这些是从疫情之初就在李太生脑海里萦绕的几个重要问题。

经过每天查房、亲自采样，详细记录下所有病人的指标数据与临床表现，李太生对于自己脑海中反复思索的几个问题有了明确的答案。

“我们发现重症病人的手指、脚趾，甚至整个脚部都出现紫绀的现象，这已经是弥散性血管内凝血的表现了。从外观都能够看到缺血状态，说明脏器一定存在微血栓，甚至可能因此而加速脏器衰竭乃至死亡。”对此，李太生与血液内科等多学科专家讨论后，提出应尽早施行抗凝治疗的策略，给予低分子肝素治疗。

在“红区”的每一天，李太生都坚持到病人床旁去：“医生的战场就在病人床旁。新冠肺炎的数据和症状，不到现场根本就不会了解，所以我必须亲眼去看病人。能够到现

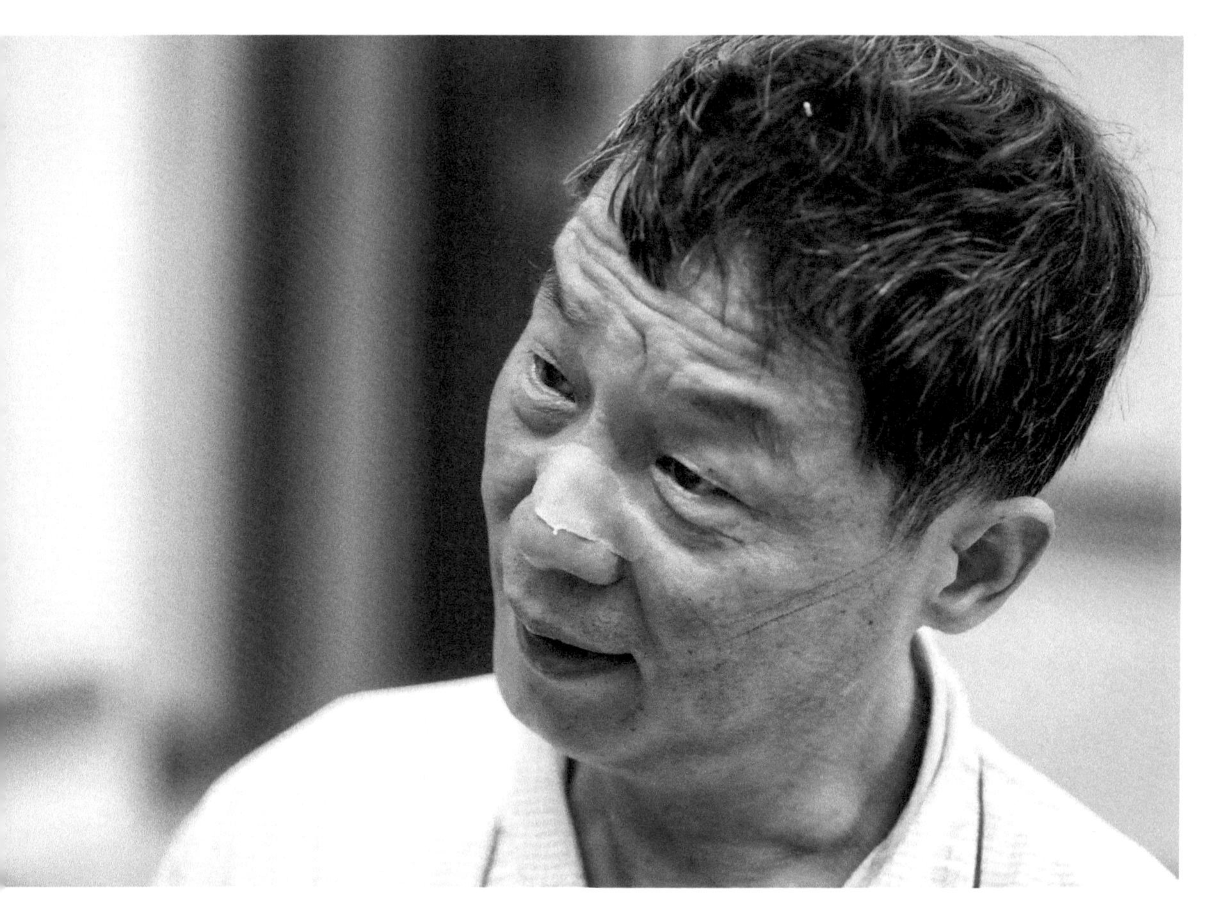

李太生脱下防护装备后脸上勒痕明显 《环球时报》崔萌摄

场，就是来武汉最大的价值。”

即使过去很长时间，医疗队员们还能想起李太生在病房里的样子——由于工作时间太久，有许多次从污染区回到清洁区时，李太生的鼻梁已经被口罩勒得通红。在不戴口罩的时候，取而代之的是鼻梁上的一贴创可贴。

但这样长的时间待在污染区里，他依然充满了干劲，充满了力量。

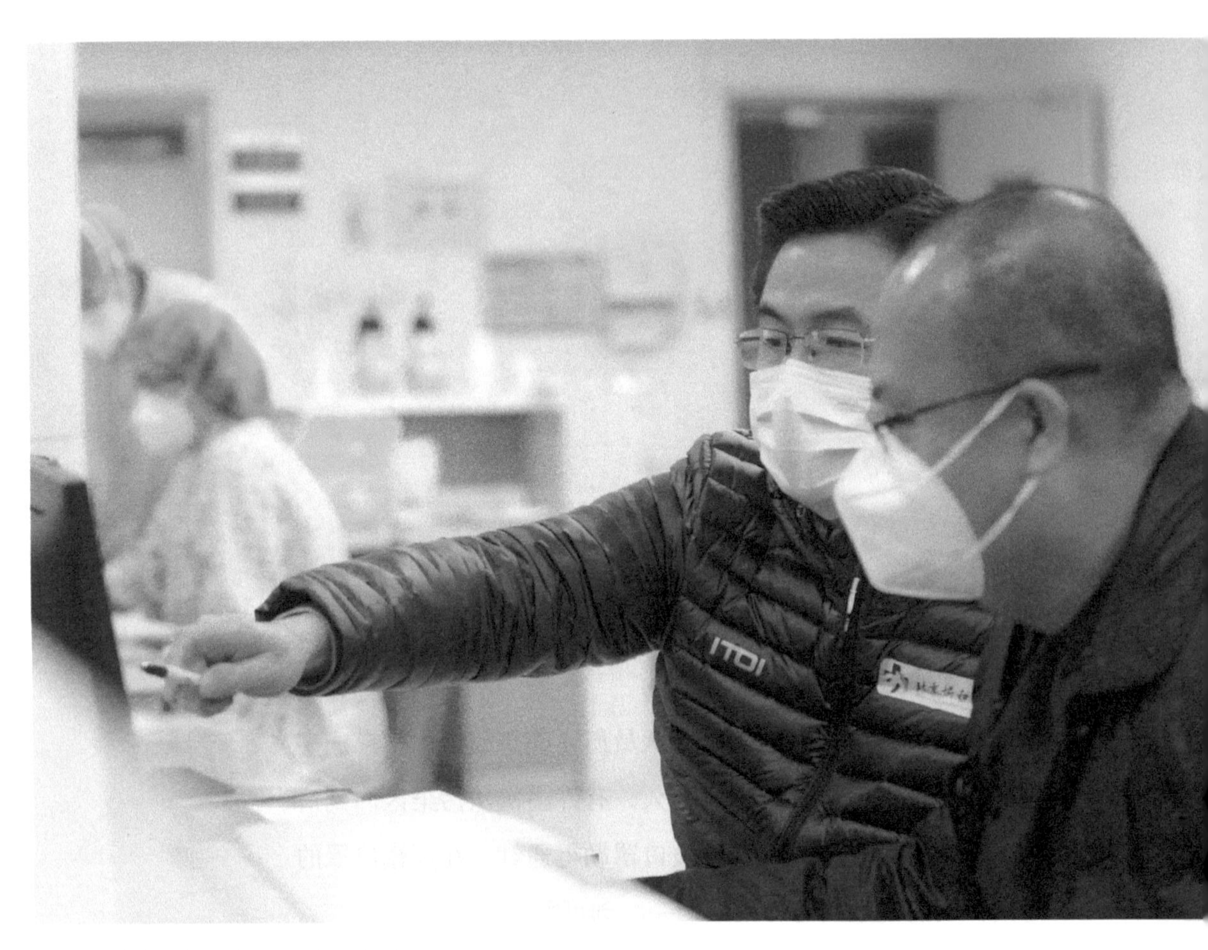

严晓伟（左）与周翔探讨患者病情

严晓伟的故事：困难面前，协和拼的是基本功

说起协和医疗队在前线面临的困难，作为协和第三批医疗队队长的严晓伟有着清醒的理解。

“一是新冠肺炎危重症患者到终末期以后都有难以纠正的呼吸衰竭，很多病人合并有多脏器多系统的功能衰竭；二是医护人员工作强度高，最多一晚上收治18个病人，就是单位时间内同时转入ICU的重症病人要比平时多得多，高峰的时候整个病区的呼吸机都不够用，氧气压力负荷超载；三是队员穿上防护服以后，常规的操作、治疗和抢救难度增加，动作不便。”

如何克服困难，开展救治？严晓伟介绍，在强有力的组织保障下，协和医疗队迅速建立了一系列规章制度。据统计，协和医疗队制订的制度，包括工作流程、诊疗常规、病历书写、三级查房等40多项，形成了一整套科学规范的规章制度体系。

在救治初期，对新冠病毒认识不太清楚和没有特效药物的情况下，协和医疗队拼的就是基本功，拼的就是“三基三严”。医疗队员把所有医护手段全部关口前移，强化整体的医疗、整体的护理，还有医护间的配合以及相互补台，全力支持病人多器官多系统的功能和对症治疗，为病人免疫力的恢复和病情的逆转争取时间和机会。

此外，各级医生包括严晓伟这样的查房教授每天要进病房，每天早上进行早交班和大查房，晚上核心组交班，把病人一个一个拿出来进行讨论，前后方联动、多学科协作，形成每人一策。为确保病人治疗的连续性，执行“包床到人、包床到组”，确保病人的治疗方案体现的是整个团队的水平，而不是值班医生的个人水平。在大家共同努力下，很多病人转危为安，成功拔除气管插管，脱离呼吸机治疗，转入普通病房。

作为心内科医生，针对新冠肺炎重症患者因心脏原因导致死亡的问题，严晓伟和其他专家们进行了全面分析判断。

“病房危重症病人在心血管方面表现是心肌损害、心力衰竭和严重室性心律失常，现在临床上能够做好的是，需要尽快纠正病人严重缺氧脏器功能衰竭后导致的严重酸碱电解质失衡。”严晓伟说。

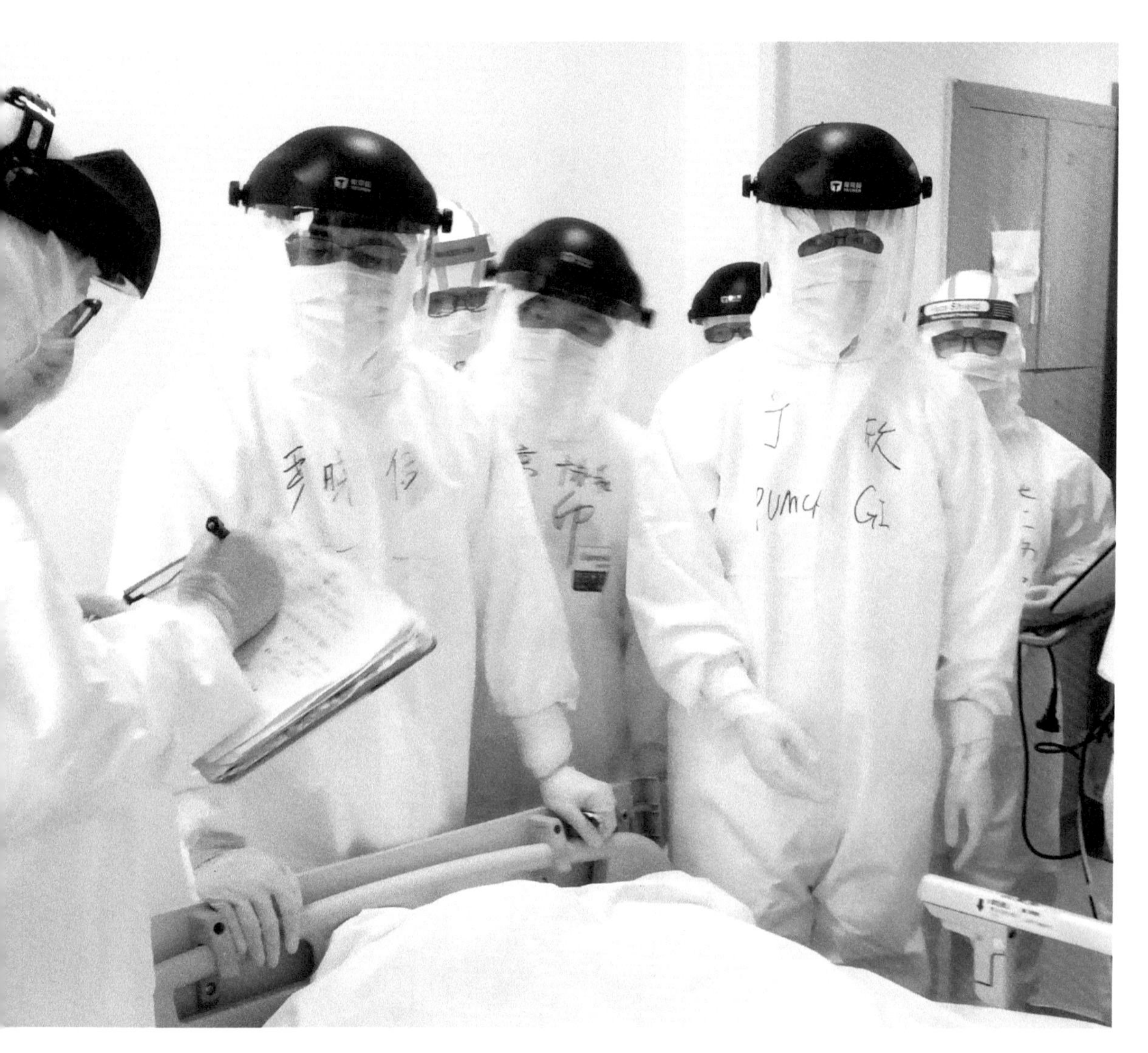

严晓伟（左二）正在查房

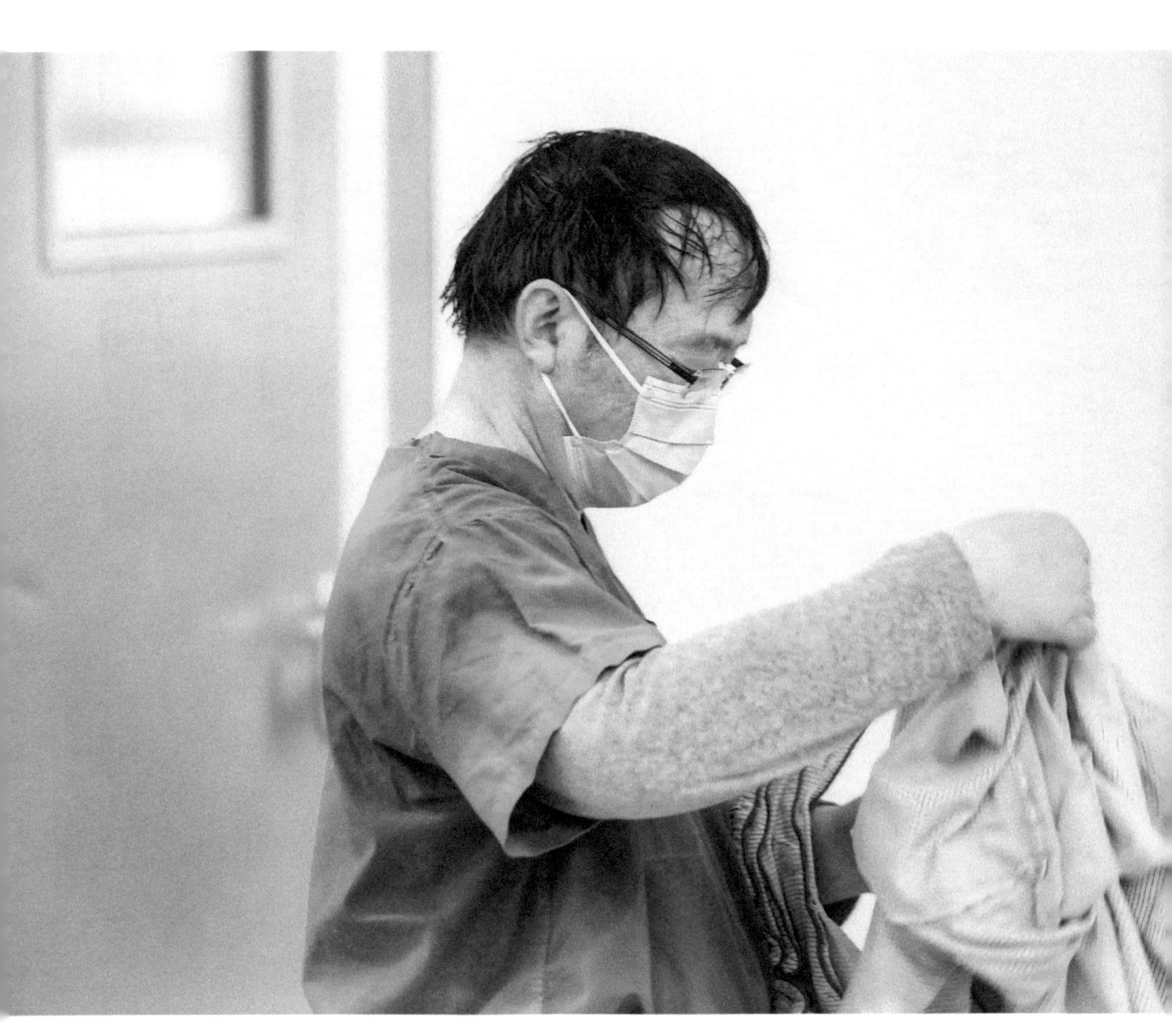

刘正印刚从病房出来，衣服被汗水浸透了

刘正印的故事：向患者张开双臂

作为北京协和医院首批国家援鄂抗疫医疗队的队长，刘正印被队员们亲切地称为“大印”老师。

在刘正印看来，他经历过“非典”疫情，对突发的重大传染病防治有更丰富的经验，专业的人就该在需要的地方去做专业的事。自己冲锋在前，为队员考虑在前，正是他的这份担当，鼓励了队员们迎难而上。

他身先士卒攻关病房改造——在到达武汉同济医院中法新城院区时，面对完全陌生的生活工作环境和看不到摸不透的病毒，刘正印带领全体队员在不到2天的时间内，将一个普通病房改造成一个感染（隔离）重症病房，后来又在不到48小时内再次将C9西病房改造成专门收治危重症患者的ICU病房。小到各种物资的储备，大到病房的区域划分，甚至每一道门怎么开，每个区域的细节设置、物品摆放、工作流程……刘正印事无巨细，方方面面都考虑周到。

他身兼双职——刘正印不但每天在一线全力奋战，而且还肩负院感防控的工作，尽最大努力保证病人医疗安全和全体队员的防护安全。除了要处理各种紧张的医疗工作外，还无时无刻不在关心着每一位队员的工作、生活和心理状况。到达武汉后，刘正印做的第一件事就是叮嘱每一位队员，注意保暖、注意饮食。武汉的空气湿冷，这对习惯暖气的北方人是很大的挑战。“先保护好自己，再尽全力救治病人。”在同事们眼中，他既是领导，又像兄长，在饭点时，还会在群里发：“吃饭啦！队长喊你们吃饭啦！”

他像对待亲人一样对待患者——刘正印乐于积极帮助患者疏解心理压力。在普通病区刚建成时，一位刚入院的女患者没有家人的陪伴，独自一人办理了入院手续，面对陌生的医院环境和未知的疾病风险，她的情绪极度崩溃。正好碰到这个病人的刘正印用温暖而坚定的话语劝慰说：“我们从北京来到这里，带来了优秀的医疗队伍，就是要为你们治好

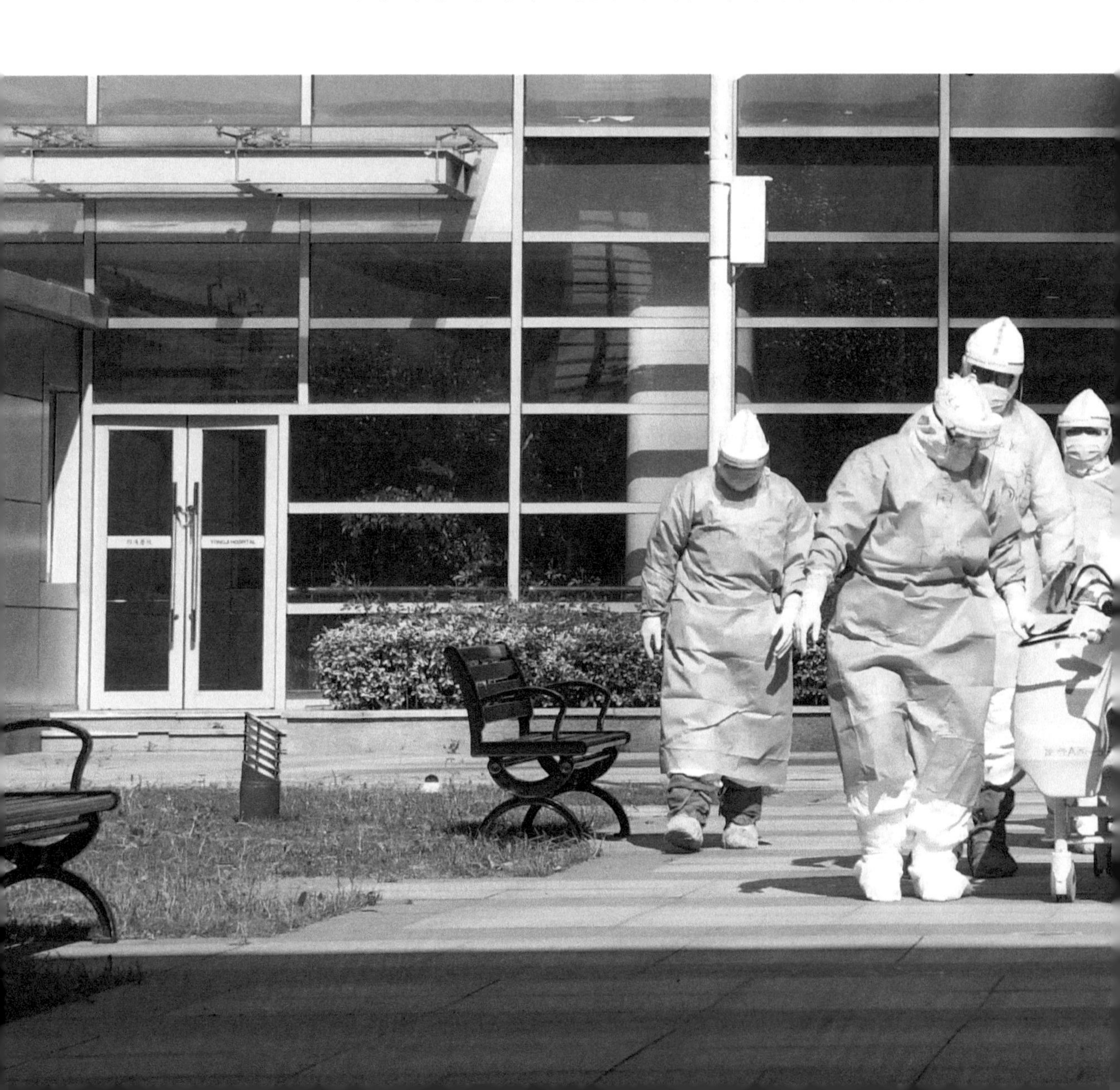

病，让你们能健康回家，请你一定要相信自己，相信我们，我们一起努力，战胜病痛！”经过一番交流，重拾信心的患者激动地说：“有你们在，我一定会好起来的！”

医疗队抵汉之初，队员们对疾病的认识还很有限。在一次会议上，讨论病人死亡原因时，刘正印不禁痛哭，不停反思为什么目前的治疗手段没能有效挽留病人的生命。医疗队员们受到了很大的触动：“我们觉得非常震撼，这么资深的教授如此设身处地为病人着想。他的这个举动深深地触动了大家，尤其是我们年轻的医生护士受到很大的鼓舞。”

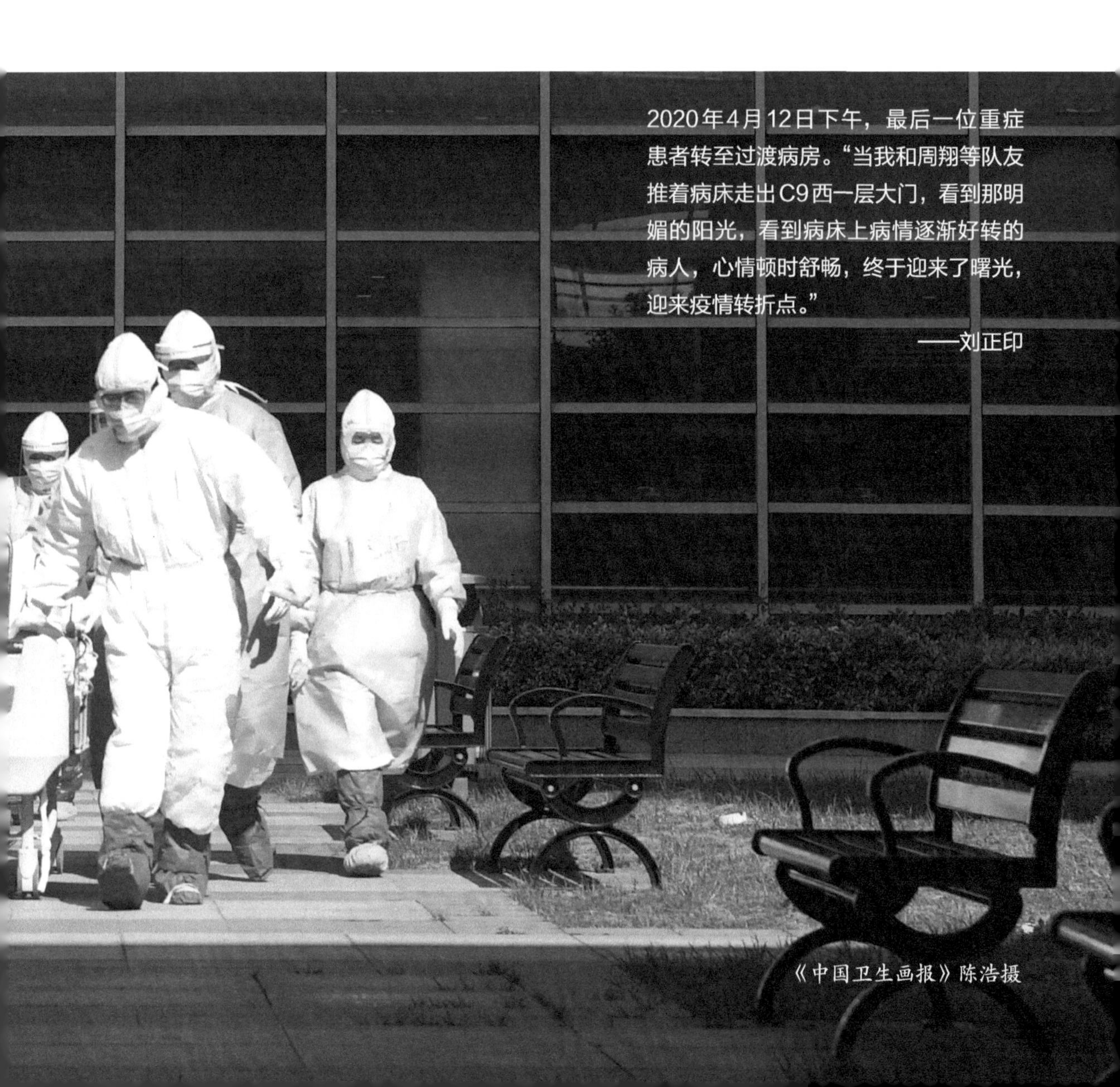

2020年4月12日下午，最后一位重症患者转至过渡病房。“当我和周翔等队友推着病床走出C9西一层大门，看到那明媚的阳光，看到病床上病情逐渐好转的病人，心情顿时舒畅，终于迎来了曙光，迎来疫情转折点。”

——刘正印

《中国卫生画报》陈浩摄

在刚刚抵达武汉展开救治的时候，大部分医疗队员都是第一次直面这种重大突发疫情，对具有高传染性的新冠肺炎也会有天然的恐惧心理。而刘正印作为当时唯一的感控专家，本不需要亲自参加临床一线工作，但他却是队伍中第一批进入ICU病房的医生之一。刘正印和李太生亲自给病人采集标本，这让队员们看到50多岁的专家、主任都没有躲在后面，这些老专家身先士卒，减轻了大家的恐惧心理，也让医疗队的年轻队员充满斗志。

“我们是医生，医生的天职就是救死扶伤，我们可以畏惧疾病，但不会愧对我们的职业，不会畏惧死亡。”刘正印教授温和而坚定，果敢而敏锐，他向患者张开双臂，让每个病床上的患者看得见也能想起来，春天的样子。

周翔的故事：轻伤不下火线

2020年2月4日近24时，由于身着防护服、呼吸不畅、过于疲惫造成意识恍惚，在病区里忙了8个小时的北京协和医院重症医学科副主任周翔刚出污染区，就一头摔倒在地。

这一天，由北京协和医院牵头，北京医院、武汉同济医院及江苏省医疗队共同参与接管的联合ICU刚刚开始运行，就给所有人留下了深刻记忆——联合ICU当夜收治了18名危重症和极危重症患者。一个接一个生命垂危的重症患者接踵而至，血氧饱和度能达到70%的人几乎没有。队员们就像打了鸡血一样，气管插管、建立通路、循环复苏……异常的忙碌、高度的专注使人忘却时间，而周翔也在污染区超负荷持续工作长达8小时。

就在这样的情况下，周翔摔倒在地。队友们赶紧给他做了检查，发现他的眉骨磕破了，缝了3针。

即便意外负伤，周翔仍然一刻不停地坚持工作。既然没法上一线，他就把一线排班的活揽了过来。排班是“技术活”，需要综合考虑，平衡搭班团队们的科室、专长、年资经验等要素。周翔一遍遍修改、调整排班表，直到实现队伍的优化组合；为了保证不同班次的队员上下班都有班车坐，节约通勤时间多休息，周翔与多方协商，确定了班车的具体车次和接送时间。

2月8日，伤口还未痊愈，但周翔早就已经等不及了。他向张抒扬、韩丁反复申请，再三坚持要到“能听见炮声的地方”战斗，张抒扬心疼地答应了周翔的恳求。正是凭借高度的责任心、细心和耐心，周翔全面掌握着各个病房的实时动态，统筹协调着设备供给，确保临床工作有序开展。就连不在“战场”的时候，周翔也兼职做着“笔杆子”，负责相关工作总结和医疗队日志撰写等。

要当尖兵，就要啃最硬的骨头、救最重的患者。周翔是这么想的，也是这么做的。

周翔始终坚信，不到床旁看病人，对治疗没有发言权。尤其重症患者一般无法用语言表达不适，这就要求医生根据患者体格检查、临床检验及床旁监测，来了解病史。换言之，重症患者的监测数据，就是他们的真切、客观的语言表达，读懂这些信息是形成正确临床判断的基础，更是评估诊治疗效的标尺。

于是，周翔坚持每天到“红区”带领大家床旁查房，从未间断。查房过程中，他会仔细倾听主管医生的详细汇报、医疗组长的诊疗规划，再耐心帮助他们分析困难、理清思路；亲手查体，仔细查看监护和呼吸参数，不放过每一个细节；为患者吸痰，了解痰液的性状和量，评估气道是否通畅，气道引流是否满意；和责任护士、护理组长、督导们一起讨论分析护理重点、难点和解决办法；和意识清楚的患者交流，鼓励他们树立信心。

遇到紧急抢救情况，周翔还会亲自操刀，进行中心静脉置管、ECMO置管、二氧化碳清除等操作，和队友们并肩战斗。

对于已无法交流的患者，周翔也绝不轻易“放过”。他认为，在“无声”的沟通中，用心倾听与研读患者的身体语言，感受每一处细微变化是大有裨益的。久而久之，“离病人有多近，就离真相有多近”便成为了每日“红区”里专家的信条。

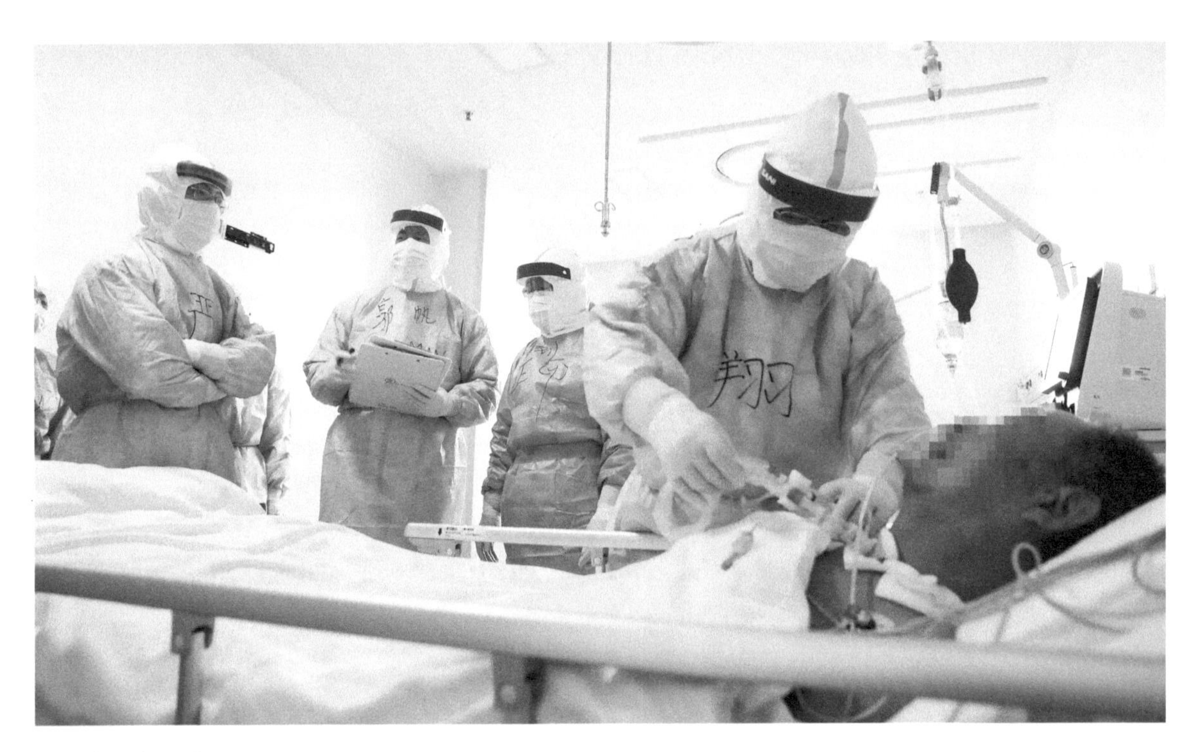

周翔为患者吸痰

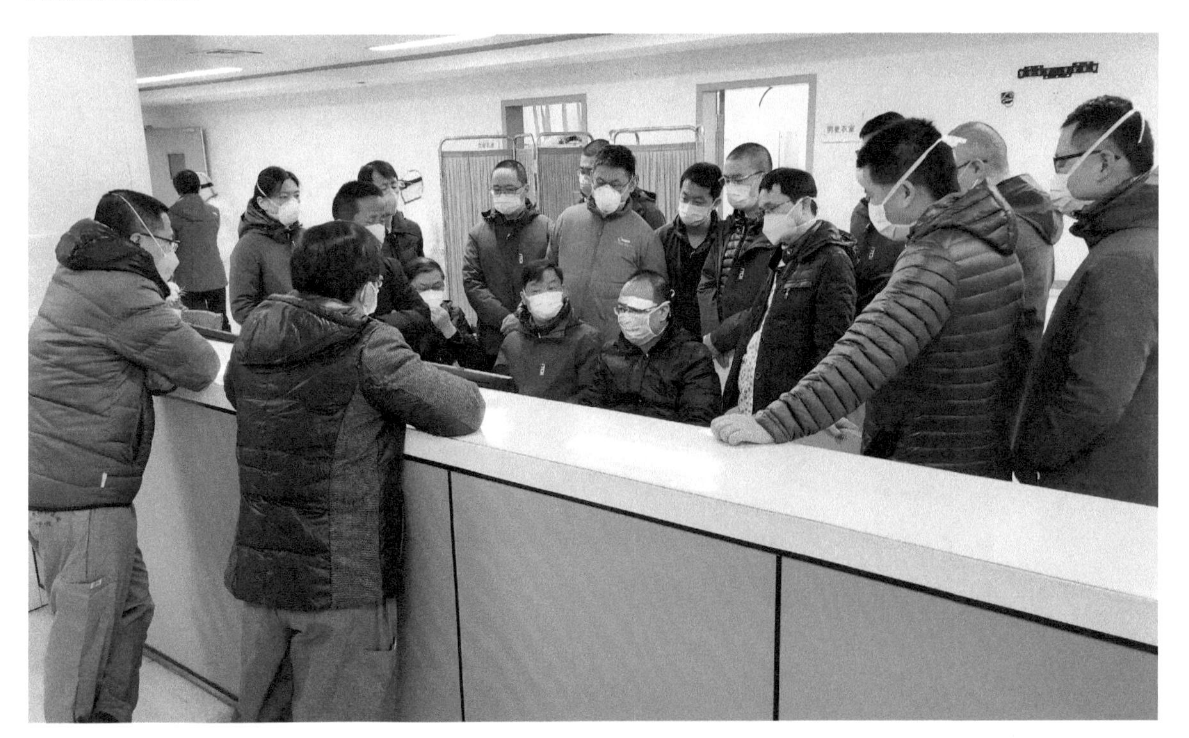

2020年2月9日，坚持到“能听见炮声的地方”工作的周翔出现在病房里，头上还包着纱布

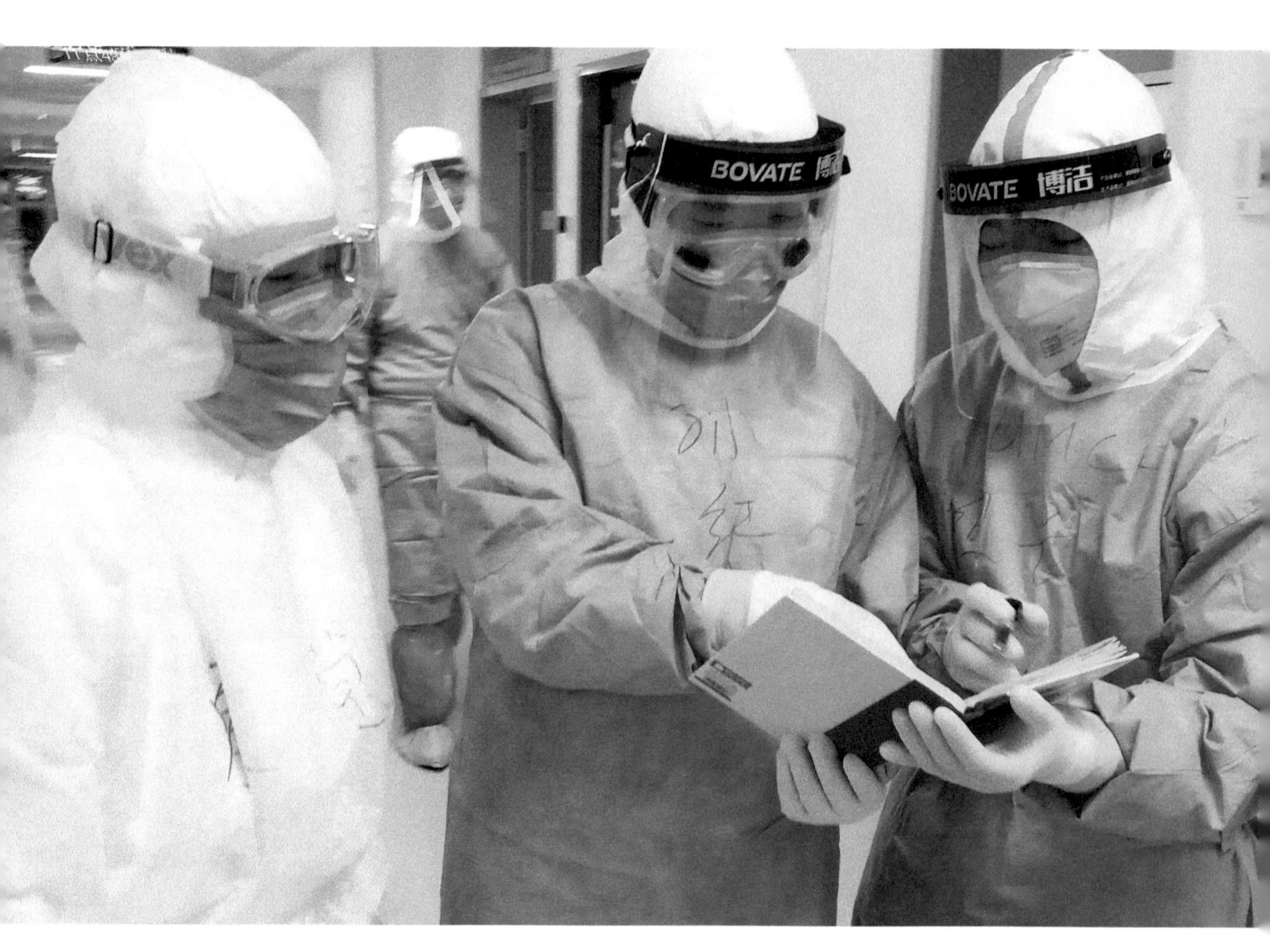

孙红（中）、夏莹（左）、赵明曦（右）讨论病房管理细节

孙红的故事：为生死一线的患者赢得更多生的希望

“在我们的团队当中，有近40位护士具有重症、呼吸、血液净化、营养、老年等专科护士资质，有一部分护士在17年前就经受过抗击‘非典’的洗礼，他们的专业经验起到了很重要的作用。对于新冠肺炎危重症患者来说，脏器功能支持的一些手段、一些方法应用尽用，同时要保证这些技术和方法能够有效落实，其中专科护士起到了主导作用。”时任北京协和医院妇儿党总支书记、中华护理学会重症护理专业委员会主任委员孙红在国务院联防联控机制新闻发布会上的发言，道出了协和医疗队护理团队在前线发挥的主力军作用。

在协和医疗队接管的重症加强病房里，很多患者都有相似的特点：生活完全不能自理、病情变化非常快、患者各个脏器功能可能都要靠仪器或者药物来维持。

孙红还记得，有位患者刚刚转来的时候，缺氧非常严重，喘憋也特别厉害，护士们分工合作，接好心电监护、建好输液通路、给患者戴上通气面罩，开始无创通气治疗，同时取血化验，把血气分析结果报告给医生。这一系列没有间歇的操作，大约在15分钟内就完成了。但是患者的症状仍没有改善，医生决定要进行气管插管，护士们迅速推来呼吸机，准备气管插管，开始了第二轮的抢救工作。

对于这位患者的抢救过程，是孙红和她所在的护理团队

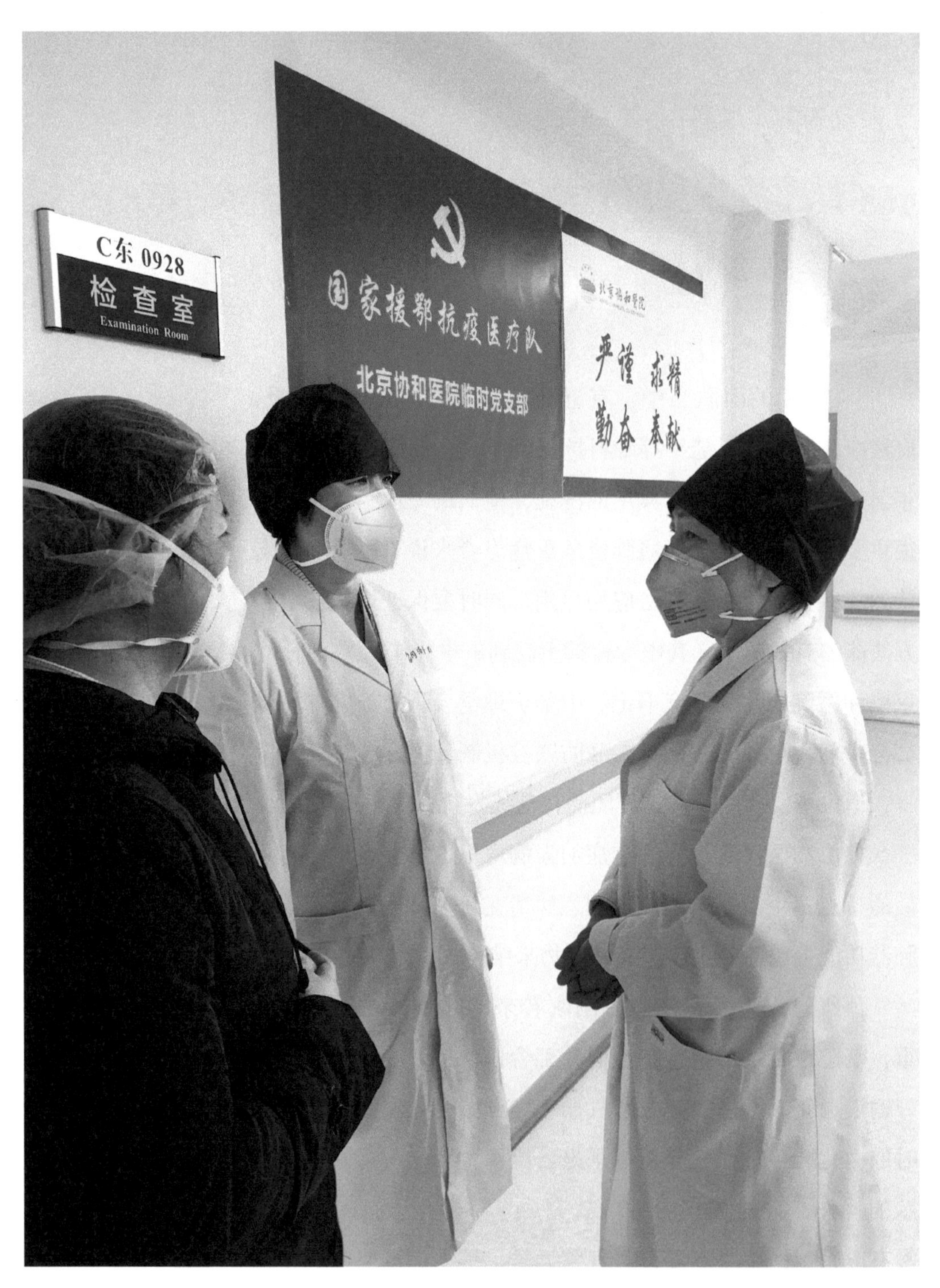

吴欣娟（右）与孙红（中）讨论病房护理工作

在前线日常工作的缩影。

他们，将精细化护理管理做到极致——每一次穿脱防护服都有严格的检查，每一项护理工作都有清晰的核对清单，每一次吸痰操作都有准确的时间记录。

他们，制订严密的工作流程和规范——包括危重症患者交接班流程、中心静脉导管换药流程、气管切开和气管插管固定操作流程、正压通气护理操作流程……

他们，科学管理调配护理团队人员——吴欣娟和孙红对团队人员进行了合理安排，职责分明，以保证各项制度、规范层层落实。在临床工作中，根据传染病病房的清洁区、潜在污染区、污染区分区，团队配置了专属工作人员。清洁区的4位护士长主要负责物资供应和管理、安全保障、协调支持等；污染区的3位护理督导主要负责护理质控、风险预警等；同时设置了7个临床护理小组，每组各1名组长、副组长和配液人员，下设若干组员，每组都有2~3名重症专业护理骨干。

把医生制订的治疗方案有效精准地落实在临床当中，同时为医生提供准确的治疗结果和依据，这些都是患者最终得以抢救成功的有力保障。正如孙红所说，协和护理人把精细化护理深入落实到每一项工作中。他们迎难而上，与医生密切配合，将治疗措施一项项落实到位；他们在实战中迅速成长，用专业为生死一线的患者赢得更多生的希望。

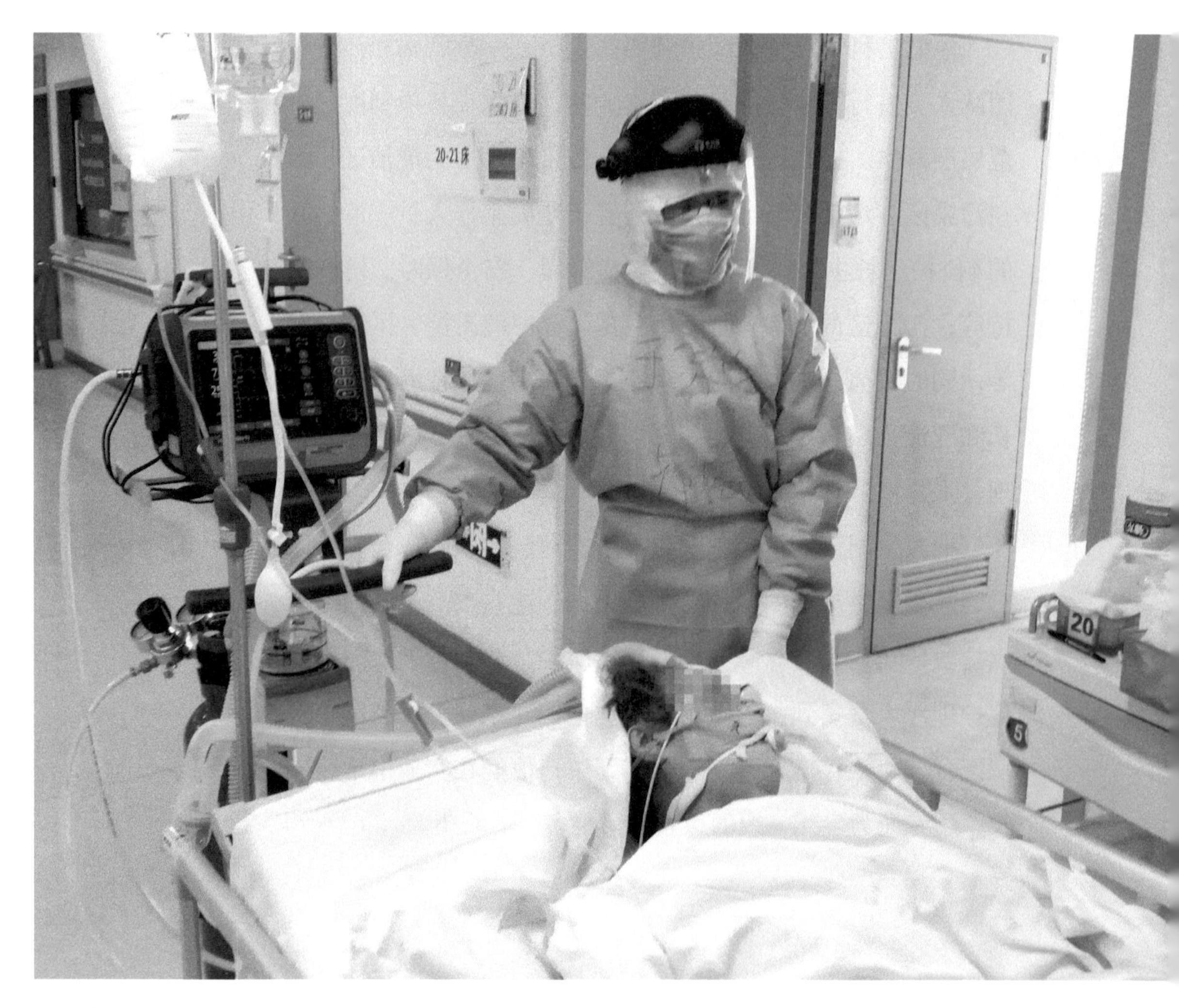

王京岚常常一日内推着数位患者复查CT。重症患者外出做CT十分不易，需要更换为转运呼吸机，携带氧气瓶、监护仪、输液泵等系列设备，为一个病人做一次CT，往往需要3~4名身强力壮的男医护参与

王京岚的故事：与疾病赛跑

年过半百、头发半白的北京协和医院呼吸与危重症医学科教授王京岚按说早已身经百战，然而来到武汉一线以后，他坦言自己仍然经历着一个个惊险的生死时刻。

在王京岚经手的危重症案例中，有一个案例让他印象特别深刻。

患者是一位40多岁的男性，平时只要平躺吸着氧，血氧饱和度大多数时候可以达到96%~98%。但一旦摘下氧气罩，血氧饱和度瞬间就掉到80%左右。

王京岚注意到这位患者精神压力比较大，就给他用了一些镇静药物，希望他能多睡觉、多休息。但有一天，患者情绪非常躁狂，突然就说："我不治了！"伸手就把氧气罩摘了下来。

这是重症加强病房刚建成没两天的事，王京岚对此印象极深。

也许有人会问，会不会有中枢神经系统病变导致的这种躁狂的可能？王京岚说，这个时候临床医生就要更加仔细地观察病人的精神状态。每一个微妙的动作、眼神，交流的语言等等，都得格外小心和注意，稍微有一点苗头就应迅速采取措施救治。

对待轻症患者，王京岚也认为应定期监测其血氧饱和度的变化：平时可以稍微调调氧气，看看血氧饱和度下降得快不快；对迅速下降的人，一定要更加密切地关注。这样一来可以起到监督保护的作用，二来可以筛查出重症患者，一旦有情况马上进行处理。

在武汉救治的过程，也是王京岚不断思考施治方式方法的过程。王京岚也认为，绝不能把新冠肺炎当成单纯的肺炎来看待。新冠肺炎的危重症病人更多出现的是多脏器损伤，它的病理生理过程中究竟发生了什么、规律如何？

带着这一问题，王京岚在重症加强病房里一边救治、一边思考。厚厚的防护服降低了工作效率，同时也对记忆力造成了影响。有一天，王京岚进去了7个小时，根本停不下来。当他查房查到第8个病人时，第一个病人是什么情况，就不记得了。“我只能反复地在那转，以便加深印象。”

就是在这样的缺氧状态下，王京岚提出“绝不能把新冠肺炎当成单纯的肺炎来看待，重症病人更多是多脏器受损”的观点。

在武汉一线，王京岚从未间断地每天进入“红区”，负责病房内所有使用有创呼吸机患者的外出检查和转运工作，甚至在缺少正压头套的情况下，冒着被感染的风险为患者行床旁气管镜操作30余次。王京岚，在身体力行中传递着医者的初心与大爱。

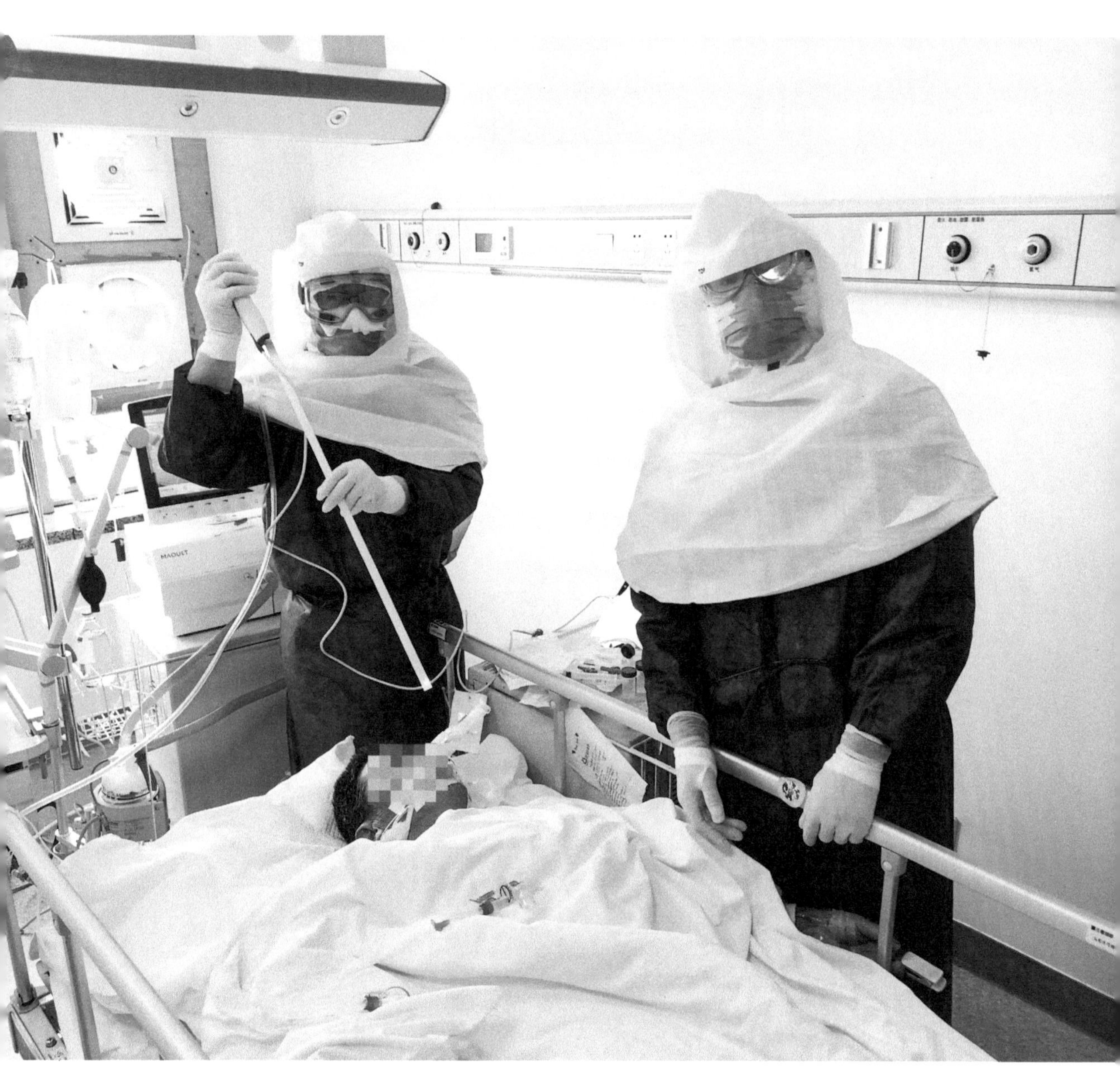

王京岚（左）为患者做床旁气管镜检查

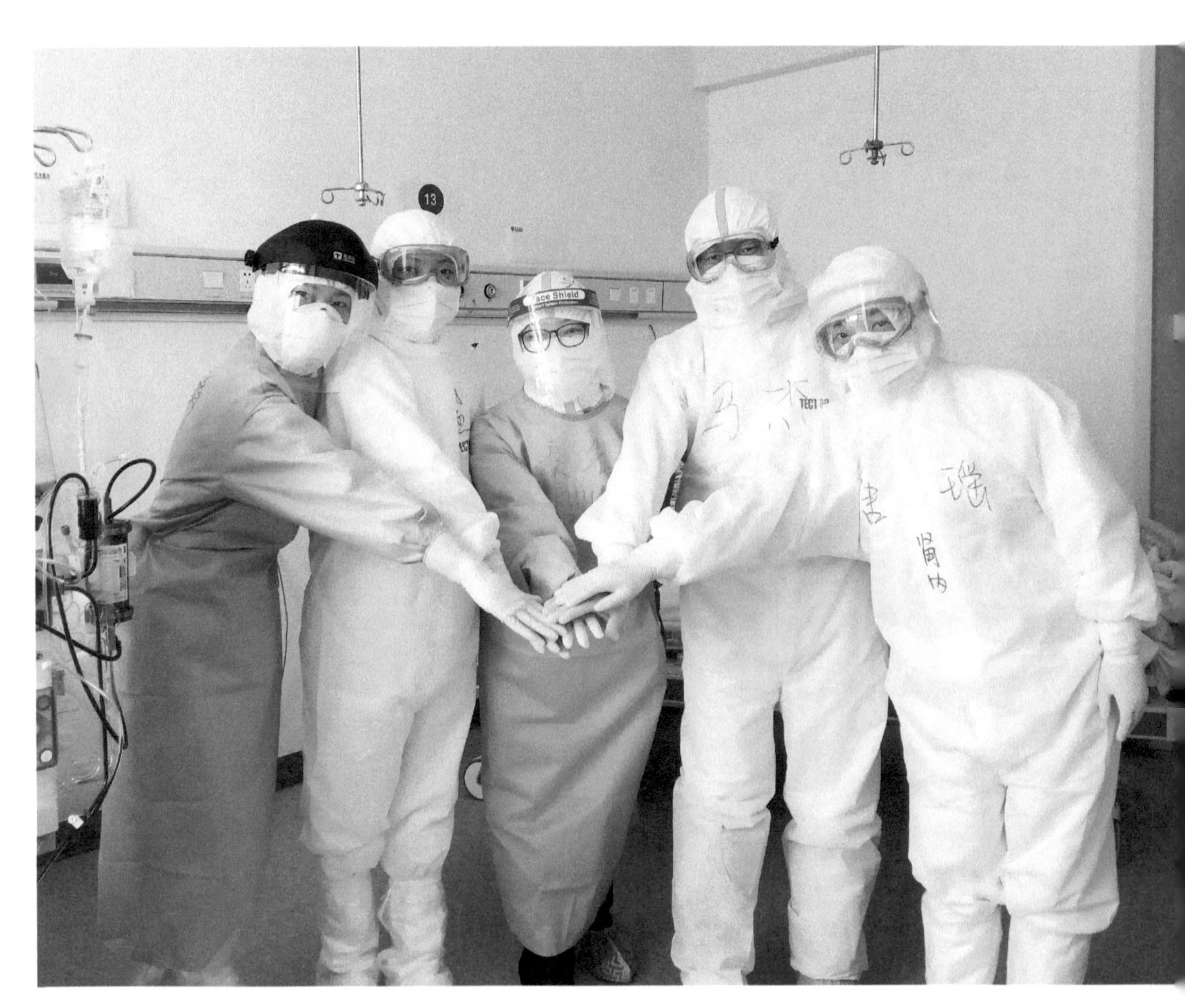

肾内科团队在病房互相加油打气。左起：兰静、胡燕、秦岩、马杰、唐瑶

秦岩和肾内科团队的故事：凛冬铠甲披身，一路向阳前行

2020年2月19日，北京协和医院肾内科副主任秦岩、马杰医师、胡燕护师跟随第三批北京协和医院国家援鄂抗疫医疗队出发。

在协和医疗队接管的重症加强病房，收治的都是新冠肺炎重型或危重型患者。几乎所有患者都需要气管插管、呼吸机辅助呼吸，且呼吸机参数居高难降。而且，这些患者普遍存在全身高炎症状态、微血栓、凝血功能障碍，部分患者出现急性肾功能衰竭和多器官功能衰竭。

协和肾内科在这场战“疫”中马力全开，除了通过持续床旁血液滤过（CRRT）技术，对肾脏和全身多脏器功能进行支持治疗外，还积极迅速开展各种特殊血液净化技术，以清除患者体内炎症因子，协助减轻炎症反应对各组织脏器的损伤，为改善预后争取更多机会。

在投入战斗的第一时间，肾内科团队就针对病房患者普遍存在的全身炎症反应综合征（SIRS）进行了血滤吸附治疗。机器一开，24小时不间断，病房借来的两台血滤机很快就不够用了。

坐镇北京大本营的肾内科主任李雪梅一听说情况，连夜多方协调，两天内两台床旁血滤机被迅速运抵武汉，同时韩丁从武汉同济医院又借来了两台机器。

最忙的时候，6台机器同时开展血滤吸附治疗。所幸，所有经治患者升高的IL-6等细胞因子水平均呈下降趋势。

肾内科团队没有停下探索的脚步。他们争分夺秒查阅文献，发现细胞因子吸附器这一国内还没有的“武器”对炎症因子吸附效果更好。

好刀需有利刃配。李雪梅了解情况后，立即从国内外多渠道联系采购方和捐赠方，并完成伦理申请。突破重重困难，前方终于收到了来自美国的吸附柱和德国的配套管路。3月3日起，“新型武器”被应用于临床治疗中。

此外，肾内科团队还积极在一线实践中总结救治经验。特殊血液净化技术包括血浆置换、吸附、灌流、血液/血浆滤过等治疗均已被纳入《新型冠状病毒肺炎诊疗方案（试行第七版）》。

在武汉驰援期间，医疗队肾内科团队总共完成96例次CRRT，治疗时长1100小时，用有效的生命支持治疗，协助降低了病房患者病亡率；同时，团队克服远途作战的条件限制，进行探索性吸附滤过、全血吸附等治疗，有效清除了炎症因子，协助改善患者病情。另外，还开展血浆置换治疗，协助救治了全球首例新冠肺炎引起的继发性灾难性抗磷脂抗体综合征的患者。

在一线连续作战的秦岩，并非没有过挣扎与彷徨：“平时在医院，病人的情况参差不齐，一般每个病房同期只有两三个危重病人。来到武汉后，面对满病房的危重症病人和相似度极高的病症，虽然我们用尽全身解数，但大多数病人的病情仍僵持不下，我才真切感受到作为一名医生的无助。我们这些历练二三十年的医生尚且如此，这些同行孩子们的心理压力可想而知。但看着年轻的护士妹妹们写在防护服上的各种温情话语和各种加油简笔画，还有他们给每位气管插管患者身旁摆放的苹果……我也释然了。”

“所有人都在历练中成长，我也是！”秦岩的话，是每一位在战斗中淬火、蜕变、成长的协和人的真实写照。

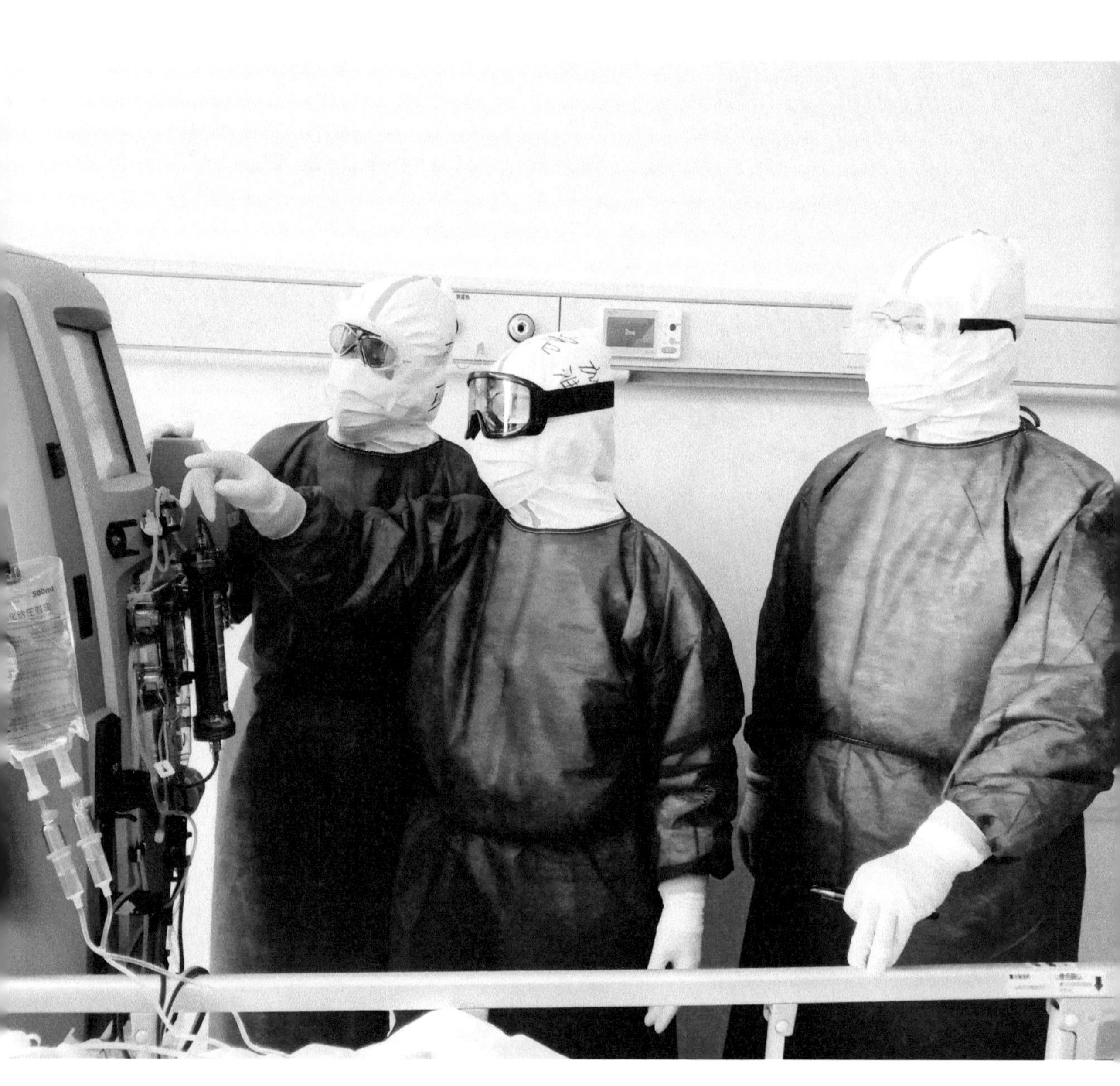

肾内科团队为18位患者提供了96次血液净化治疗

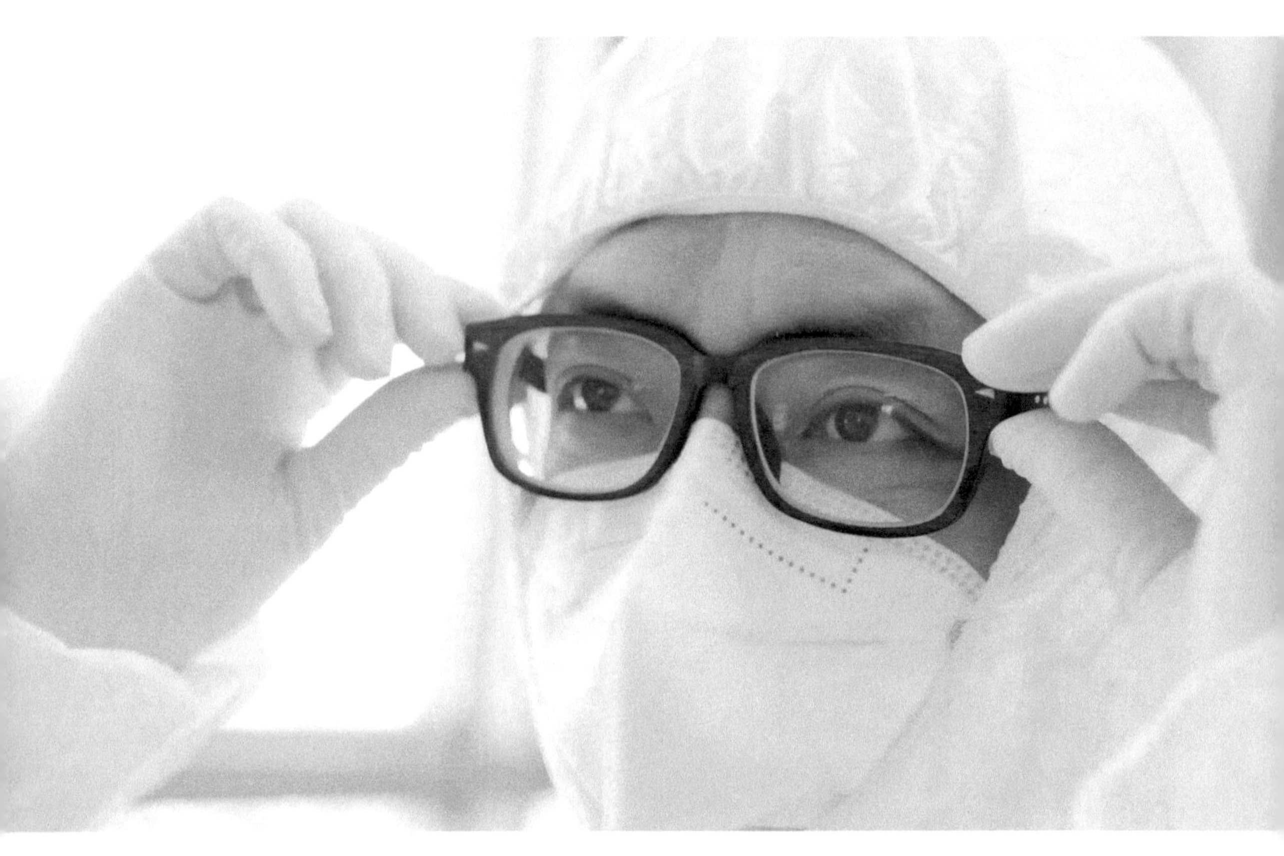

吴东正在穿戴防护装备

吴东的故事：
凡人不能永生，但爱可以

“一天下来全身都湿透了，连鞋垫都是湿的。回到驻地的时候整个人都是飘的。”

这是北京协和医院消化内科副主任医师吴东难忘的武汉记忆。

然而在救治之初，身体上的疲劳只是一部分，由于病人离去所带来的揪心和压力，同样是压在医疗队员们心头沉甸甸的石头。

为了尽一切可能救治病患，吴东和其他队员们一样，时常不能顾及个人安危，冲在可能发生病毒暴露的前线。

有一次，一位患者气管插管出现问题，吴东发现情况后，完全来不及再戴上防护头套，直接几步抢到患者床前就开始紧急重新更换插管。

当时吴东的护目镜上满是水雾，连患者的脸都看不清楚。情急之下，他只好用力上下甩头并且在原地跳啊跳，让镜片上的水雾形成水滴快速流下，露出一条狭窄的缝隙。依靠这缝隙透出的一点微光，吴东给患者进行了气管插管。大家紧急心肺复苏，终于把患者从死亡边缘拉了回来。这一次抢救的成功，犹如生命之光，增强了大家后续工作的信心。

在救治期间，吴东先后完成气管插管5例，中心静脉置管9例，胃镜置入空肠营养管3例，急诊内镜止血1例，参与实施ECMO和CRRT多例。此外，他还准确应用中西药缓解肠麻痹，积极实施肠内营养支持，及时发现并处理肝脏和胰腺损伤，及时挽救了患者的生命。

平日里，吴东就爱好钻研党史、军史，在武汉时，他两次主讲党课："武汉三镇与中国革命""从井冈山革命斗争看武汉抗疫"，鼓舞队员的斗志。他知识结构全面，有重症医学科工作经历，医疗队员们都很喜欢和他搭班。

3月16日，在武汉举行的国务院新闻办公室英文记者会上，吴东说了一个感人的故事。

一个多月前他前往武汉时，8岁的女儿问他为什么要去武汉？当时他无法回答。后来他所在的重症加强病房里有位57岁的女患者病情恶化，决定给她插管。在插管之前，她用武汉方言不停地对吴东说话，很难听懂，最后吴东明白了，这位病人是在说："医生，我不想死，这个月底是我女儿的婚礼。"

"那一刻，我意识到，这些患者也是父母，像我们一样有挚爱的子女。"吴东说，这让他想起诺贝尔文学奖获得者马尔克斯的小说《霍乱时期的爱情》："凡人不能永生，但爱可以。"

从那一刻起，吴东知道怎样回答女儿的问题：他来武汉不仅仅出于职业责任感，更出于爱。对女儿的爱，对患者的爱，对祖国的爱，对人类大家庭的爱。"这是人类的共同战争，我们一定会取得最终胜利！"吴东说。

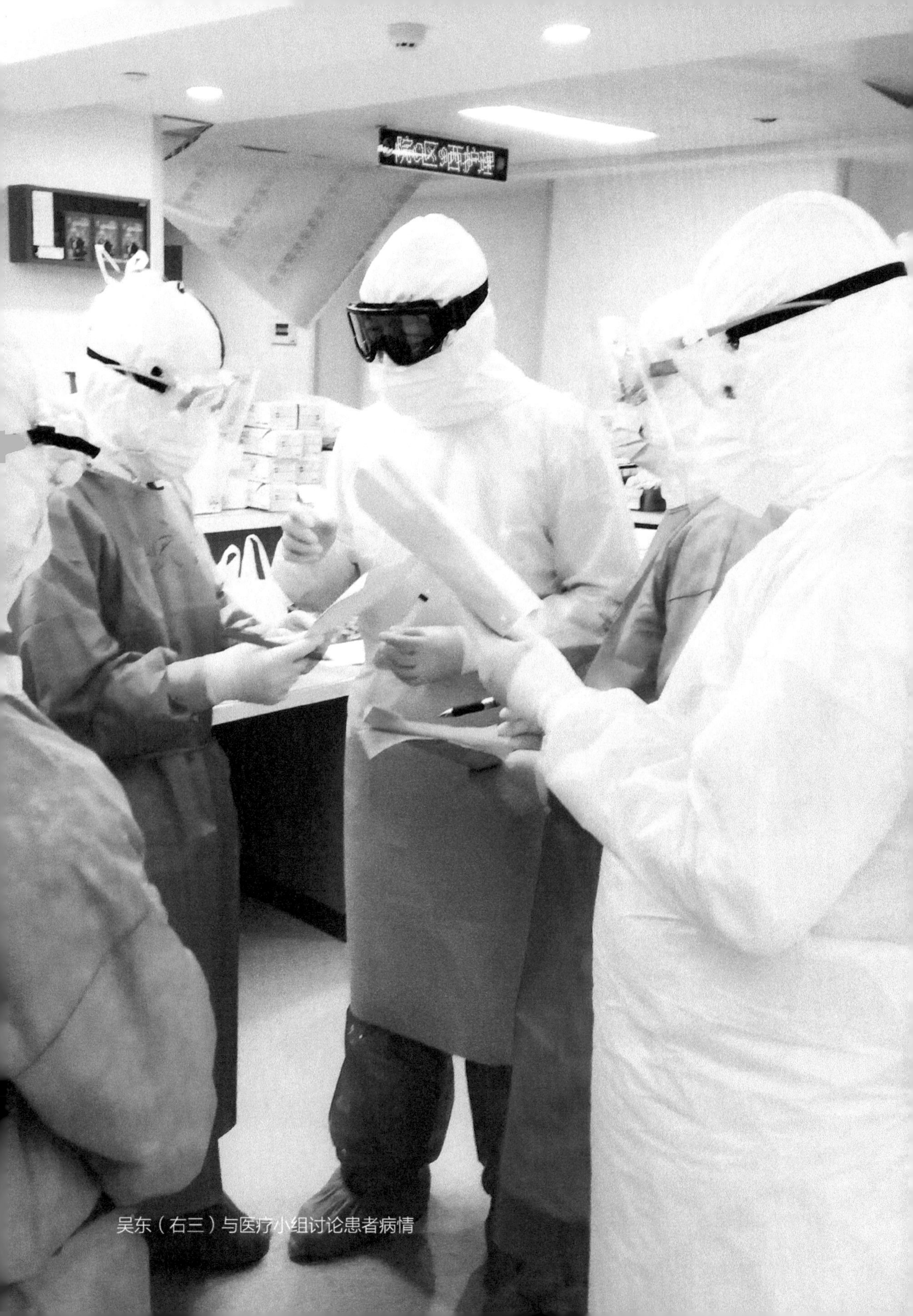

吴东（右三）与医疗小组讨论患者病情

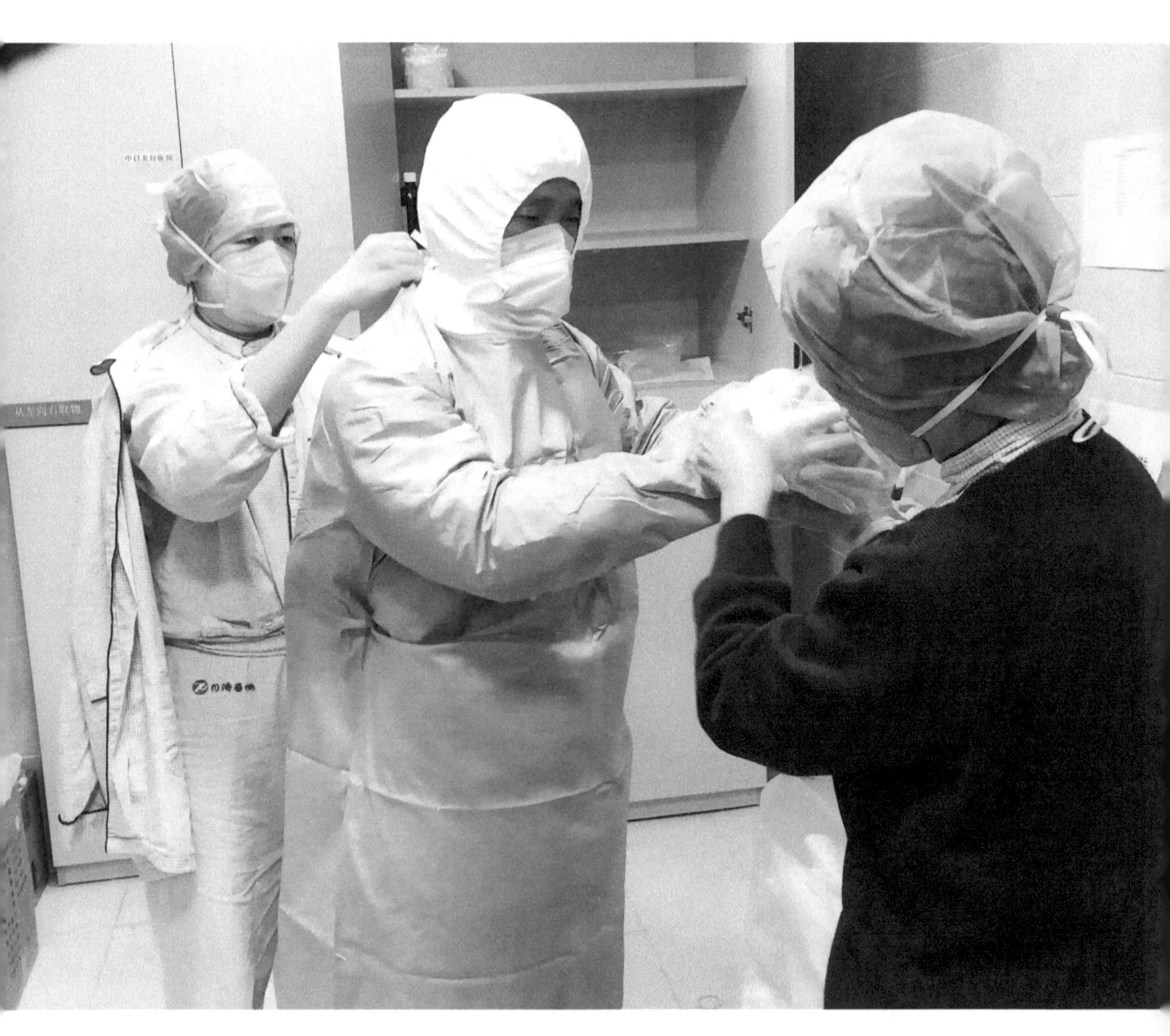

李奇（左）为孙雪峰（中）穿戴防护装备

李奇的故事：一滴眼泪、一份情怀

在驰援武汉的几十个日日夜夜里，李奇时常想起张抒扬对医疗队员们说过的一句话：“要多想想我们还能为病人再做些什么。不要等我们离开之后，因为没有为病人做到而感到后悔。”

北京协和医院重症医学科护士长李奇随队抵达武汉的时候，是2020年1月26日的晚上。

抵达之后，首要的任务就是改造病房、接收危重症患者。由于协和医疗队所负责的患者病情危重且多变，常合并多器官功能衰竭和多种并发症，不仅治疗手段复杂，而且对护理质量要求高，工作量也随之增加。

在抗疫一线，需要克服的问题很多：满是雾气的护目镜带给护士的“视而不见”、多层橡胶手套带给护士的“毫无感觉”、各种型号的注射泵带给护士的“素不相识”……

为了严把质控关，她加强细节管理，不断提高护理质量，最大限度保证医护和患者安全。

一次，一位不能说话的病人带给李奇很深的触动。那天，李奇正在为一位高龄患者进行护理，患者轻轻地皱了皱眉头，李奇随口问了一句：“是疼了吗？”

然后，李奇看到一滴泪从患者的眼角流了下来。那一刻，她的内心被击中了：虽然他们昏睡着，不能和我们互动，可是他们还是能感觉到我们所做的一切。

从那以后，李奇每天都会和患者说说话，虽然他们无法回应，但李奇知道他们能听到，她希望她的话能给他们力量、给他们希望。

在协和医疗队首批队员赵静的记忆中，“护士长到处奔忙，经常顾不上吃一口热乎饭；她先后为全国各地的队员们示教穿脱防护服流程，其动作标准娴熟、干脆利落，令大家啧啧称赞；她把当年抗击‘非典’的经验倾囊相授，费尽心思让年轻的医护加快成长。”

深夜两点，下了夜班，李奇还没有停下忙碌的脚步：她要再去看看改造中的重症加强病房。这一天，工人们在连夜赶工，病室内的排风扇已经安装好了。

李奇不放心，让在场的工作人员试试效果，结果一试发现：不太行，风力太小！

李奇连夜与武汉同济医院基建部门联系，每个屋子再加装一个排风扇。

在那一时刻，无论是同济医院还是援鄂医疗队，无论是领导还是员工，无论是医学专家还是装修工人，每个人都在为着同一个目标努力着，不分昼夜、不辞辛苦、不计报酬。所有人都明白，大家是一个团队，所有人的目的只是快点、再快点，建好病房，让重症患者尽早得到妥善医治，给他们带来生的希望。

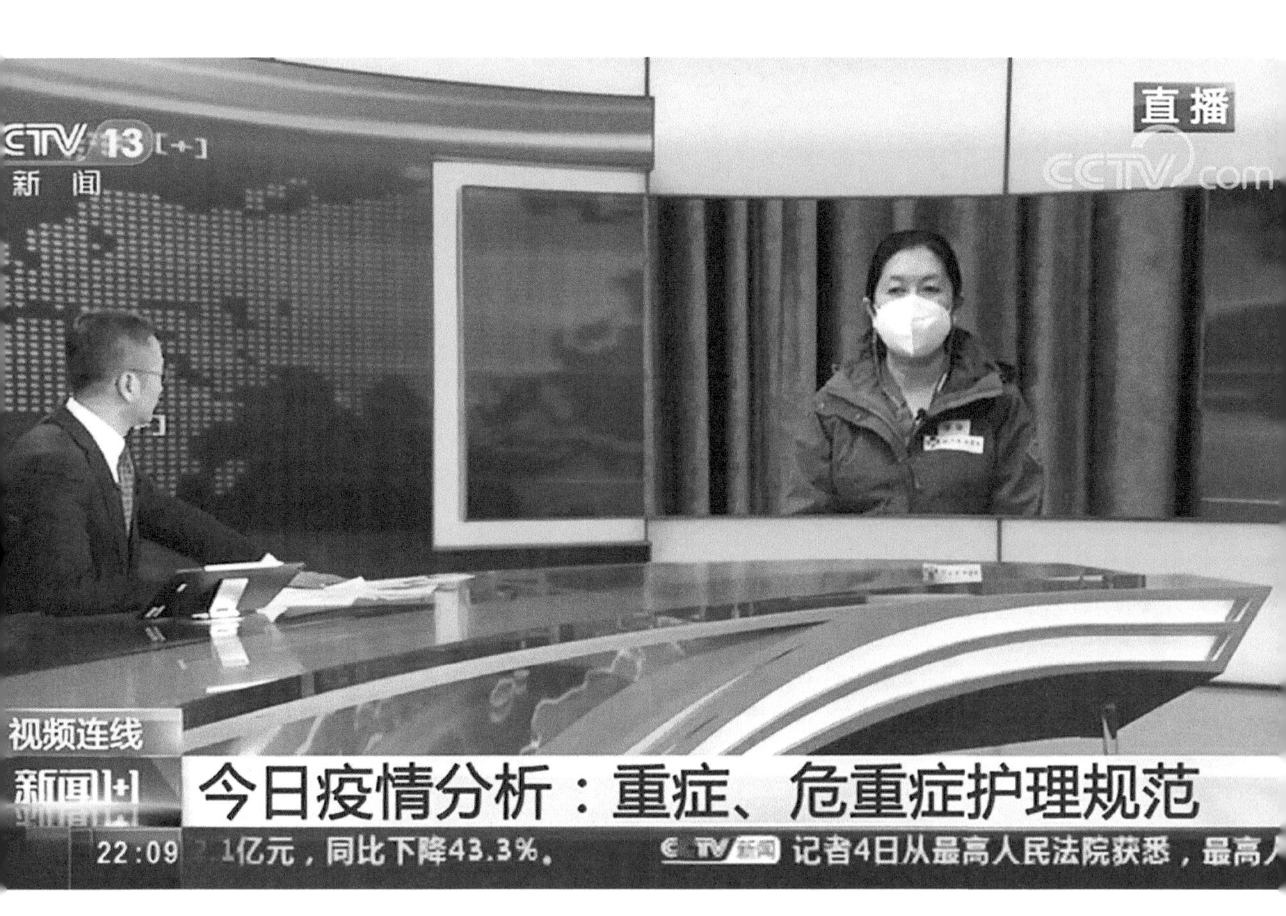

李奇与白岩松连线，介绍协和重症、危重症护理规范

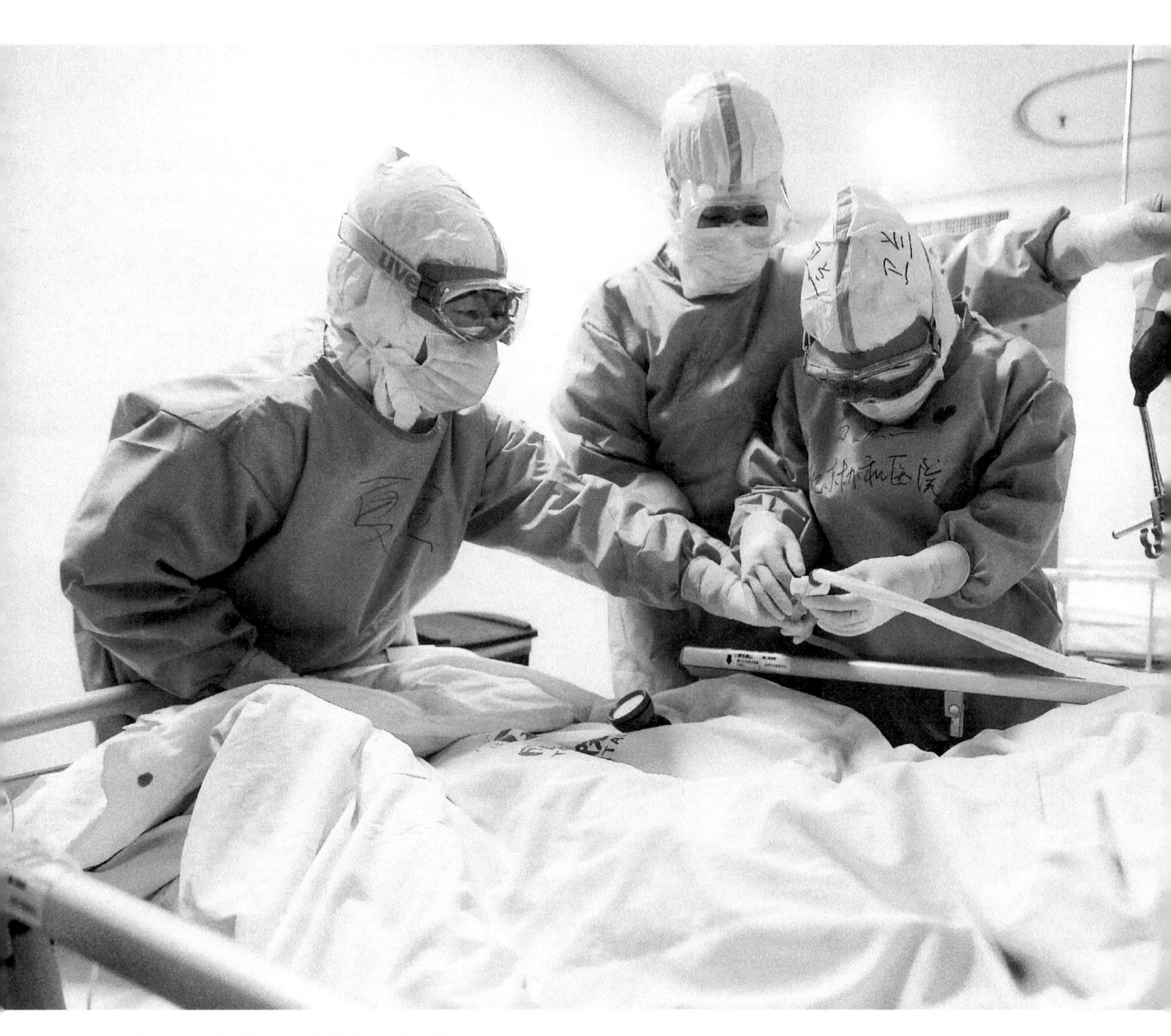

夏莹（左一）指导护士进行气道冲洗

夏莹的故事：他们，在前线唱响生命之歌

2020年1月25日。

短短的5分钟时间。

这有些出乎夏莹的预料。

这一年年初，万家灯火、阖家团圆的日子被一场突如其来的疫情打乱，所有人的生活注定深深地被这场疫情影响着、改变着。

在接到医院关于组建医疗队驰援湖北武汉前线的通知后，北京协和医院内科ICU护士长、主管护师夏莹把这一通知传达给科室里的同事。没想到，仅仅5分钟，全科医生、护士无一例外、主动请缨。大家纷纷表示要前往危险的一线奉献自己的一份力量。

身为护士长，夏莹决定代表内科ICU奔赴战场："这场无声的战斗刚刚拉开帷幕，谁也不知道前方战况如何，必须自己亲赴前线。"

1月26日，北京协和医院第一批援鄂医疗队抵达疫情"风暴眼"武汉。

刚刚抵达医院，夏莹就马不停蹄地忙碌起来：从物资管理到护理防护，从明确护理职责和流程到精细化管理，夏莹都反复思考，与同事细致商讨。

夏莹并不是一个人在战斗。李婧、王晶晶两位护士身为

科室资深组长，关键时刻挺身而出，分别接任两个护理组组长职位。面对近20名陌生的队员，她们团结同事，根据患者和护士情况精准分班，主动包揽风险最高的护理工作。

每次进入重症病房的那一刻起，战斗就打响了：厚厚的防护服，雾气蒙蒙的护目镜……各种困难给护理工作造成了巨大的阻碍，然而夏莹和其他护士们克服重重困难，尽职尽责工作到最后。

护理工作量极大，在这里生死只是一瞬间。队员们每时每刻都在与时间赛跑，努力挽救每一个生命。随着疫情进入攻坚阶段，夏莹和同事们心中铭记着“严谨、求精、勤奋、奉献”的协和精神，因人施治，对病人“个性化”“全方位”治疗，在生理和心理上实现整体护理，翻身、吸痰、测气囊压、更换气管插管胶布、俯卧位通气治疗、ECMO及血液净化治疗，以及各种引流液的标本留取与倾倒、物表及环境的消毒、垃圾的处理……所有人忘我地忙碌着，一个班次下来，汗水早已浸湿了衣服，甚至有的人出现憋气不适、头晕等症状，但作为协和人，没有一个人退缩。

作为医疗队中年资最长的护理人员，她带领大家制订物资管理细则、组织医护人员防护培训，是年轻人的“主心骨”。从新病房规划布局到重症患者护理物资的筹备，她废寝忘食，仅用48小时就将一个普通病房改造成专门收治新冠肺炎重症患者的加强病房。同时将协和标准全面融入精细化管理中，明确职责和流程，制定各类工作核查表，建立病室管理规范，严抓细管、精益求精，全面保障了重症病区的护理质量。

刚来武汉第二天，一位病人在使用无创呼吸机过程中不能很好地人机配合，产生烦躁的情绪。

夏莹见状，便不停地安慰他，告诉他现在所打的点滴是最新研制的“特效药”，让他从内心深处看到生的希望。此后，患者心情平静，对护理工作积极配合，最后痊愈出院。

从驰援抗疫到收官凯旋，协和人的精神使命在点点滴滴的小事中展现无遗。每天下班后，脱掉防护服，看着脸上被口罩压出的深深印痕，夏莹的身体是疲惫的，但她的内心却是自豪的。

“防护服裹满全身，汗水湿透衣背。我不知道，你是谁，我却知道，你为了谁……”81天的日日夜夜，协和人的精神汇成了一首歌。

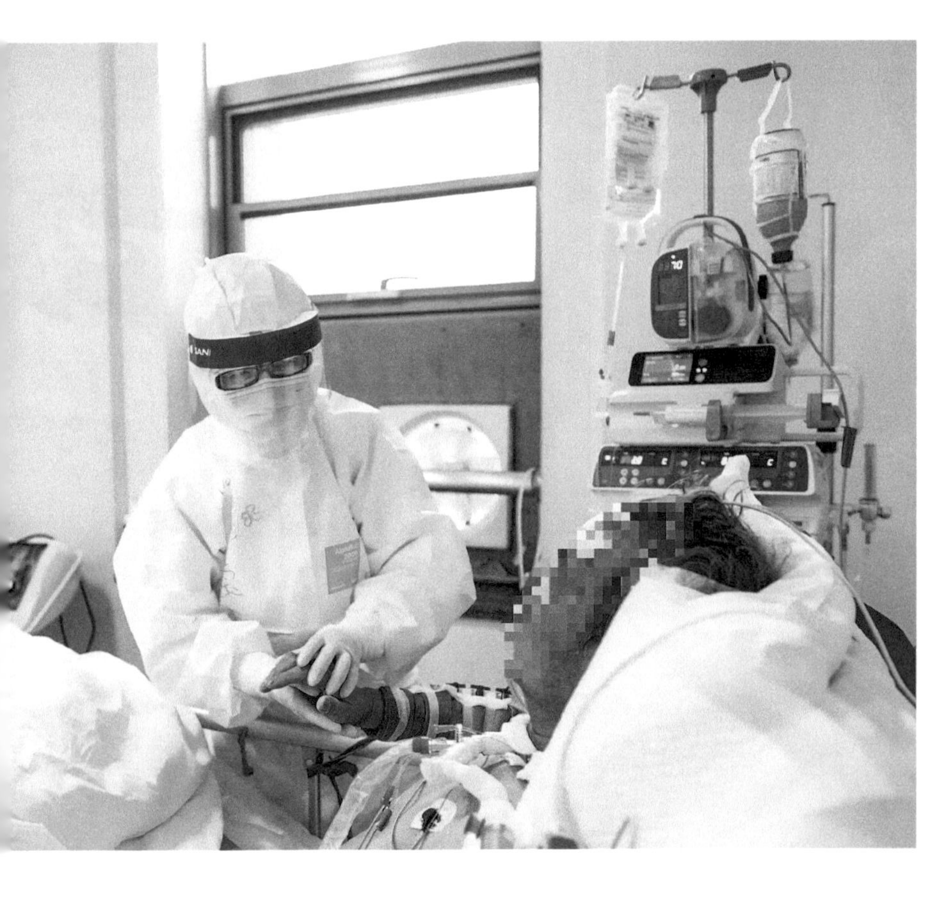

夏莹握着患者的手给予安慰和鼓励

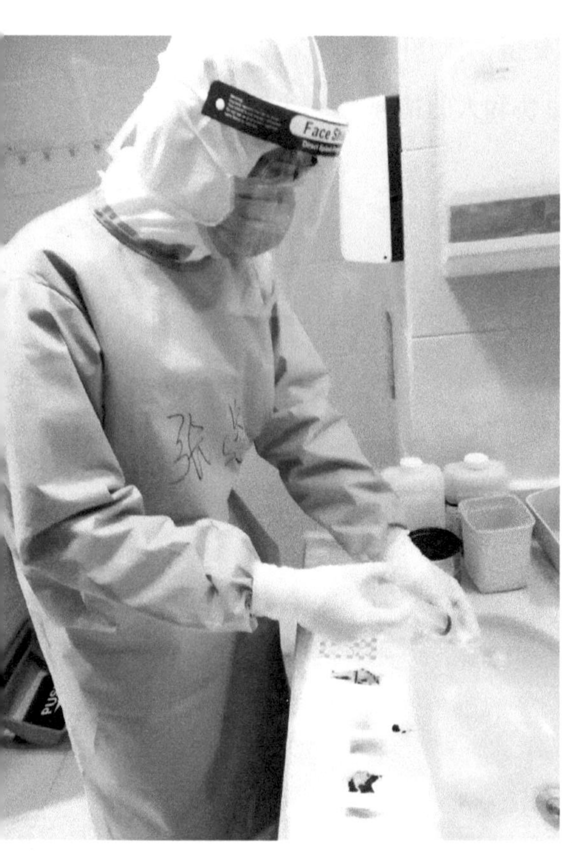

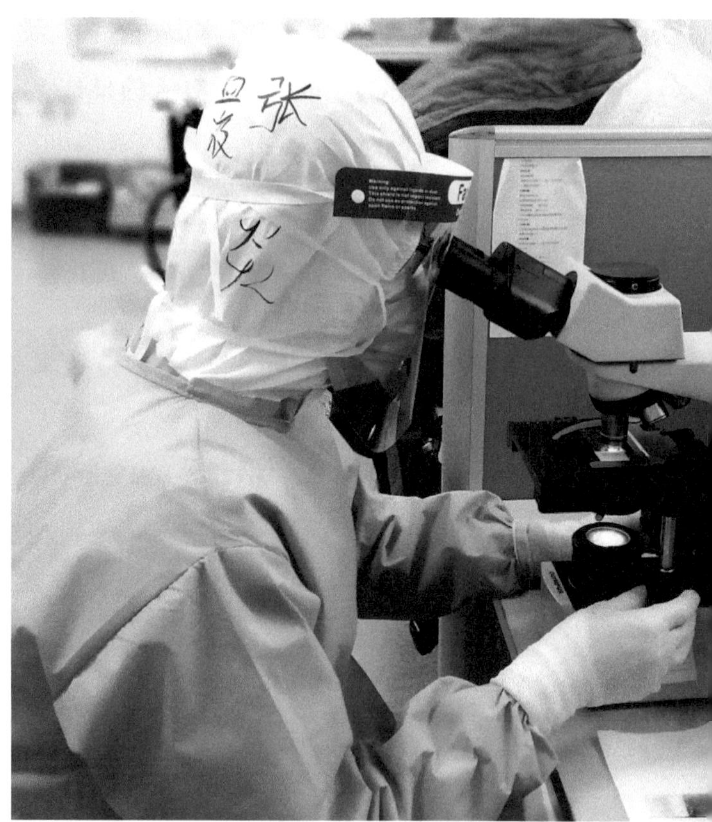

张炎在做骨髓涂片检查

“战地”骨髓检查室诞生记

“20床病情加重，血小板降到90，肢端缺血再次出现，应该做个骨髓穿刺明确一下血细胞下降的原因。”

2020年3月19日，刚上夜班的北京协和医院血液内科主治医师张炎看到了交接记录里对于20床病人的查房意见。

接到查房意见，张炎不敢耽搁，随即进病房给这位患者做了骨髓穿刺。

做穿刺只是第一步，接下来推片、晾干、染色、冲洗、阅片、出报告各个步骤，张炎有条不紊地在临时改造的骨髓检查室里操作完成，并在第二天早上交班时向上级医生汇报了结果：患者的骨髓增生不良，是造血抑制导致的血小板减少，没有看到噬血现象。这为下一步的治疗提供了重要线索。

其实在两周之前，医疗队就遇到了重症患者因血细胞减少需要做骨髓穿刺进行鉴别的情况。但当时的问题是，武汉同济医院中法新城院区没有骨髓检查室，以前的骨髓片都是送到武汉同济医院本部检查，而疫情期间同济医院本部不再接收外送的标本，这让张炎和同事们有些不知所措。

在新冠肺炎救治过程中，骨髓穿刺对鉴别诊断至关重要。新冠病毒本来就狡猾，重症患者又常常出现多系统多个器官功能异常。而患者血细胞减少的原因有很多，是病毒感染还是其他感染？是弥散性血管内凝血还是噬血细胞综合征？在“战地”病房，平时看似常规的骨髓活组织检查却无法开展，这给对症施治造成了不小的影响。

思来想去，唯一的办法就是就地改造，新建一个骨髓检查室。然而，骨髓涂片检查需要特殊染液、实验台、水池、显微镜，以及专业人员阅片出报告。张炎虽是专业人员，但设备和试剂他根本不知道该去哪儿找。

在焦灼地四处询问多天之后，经过多方协调，医疗队终于从武汉同济医院本部借来了显微镜、瑞氏染液。可在哪儿染片子呢？最后，张炎和同事们把目光锁定在了病房的一个洗手间——就地改造为染片室！

就这样，武汉同济医院中法新城院区北京协和重症病区的临时骨髓检查室建成了！

当张炎独自完成从骨髓穿刺到出报告“一条龙”的工作之后，他高兴得都要跳起来了。

“协和血液内科能做的，这儿基本上都有了。”按捺不住兴奋的张炎在北京协和医院的科室工作群里向同事们报告。同事们纷纷在群里给他点赞，有的同事还建议他查查骨髓中有没有新冠病毒核酸，这给了他极大鼓舞。

通过骨髓检查，张炎和同事们得出结论：之后几位做骨髓穿刺的患者骨髓改变基本一致，骨髓增生偏低下，没有噬血现象。这为重症患者血液系统异常提供了重要的鉴别诊断思路。

故事还没有讲完。听说协和医疗队重症病区可以做骨髓检查了，其他病区的同道们像找到救星一样，一份份骨髓标本被送了过来，这让张炎的工作强度增加了不少，但他转念一想，这个临时骨髓检查室能够发挥这么大的作用、服务更多患者，再苦再累都是值得。

“我庆幸自己在协和得到了全面而严苛的基本功训练，任何时候都能‘用之则行’，这才是终身受益的法宝。”张炎说，这次医疗队援鄂作战，大家在经历了重建病房、重组队伍、探索方案、适应环境之后，不仅积累了丰富的疫情防控经验，更重要的是，不管疾病多么严酷，不管条件如何艰苦，协和精神都能激励我们绽放温暖、迎来曙光。

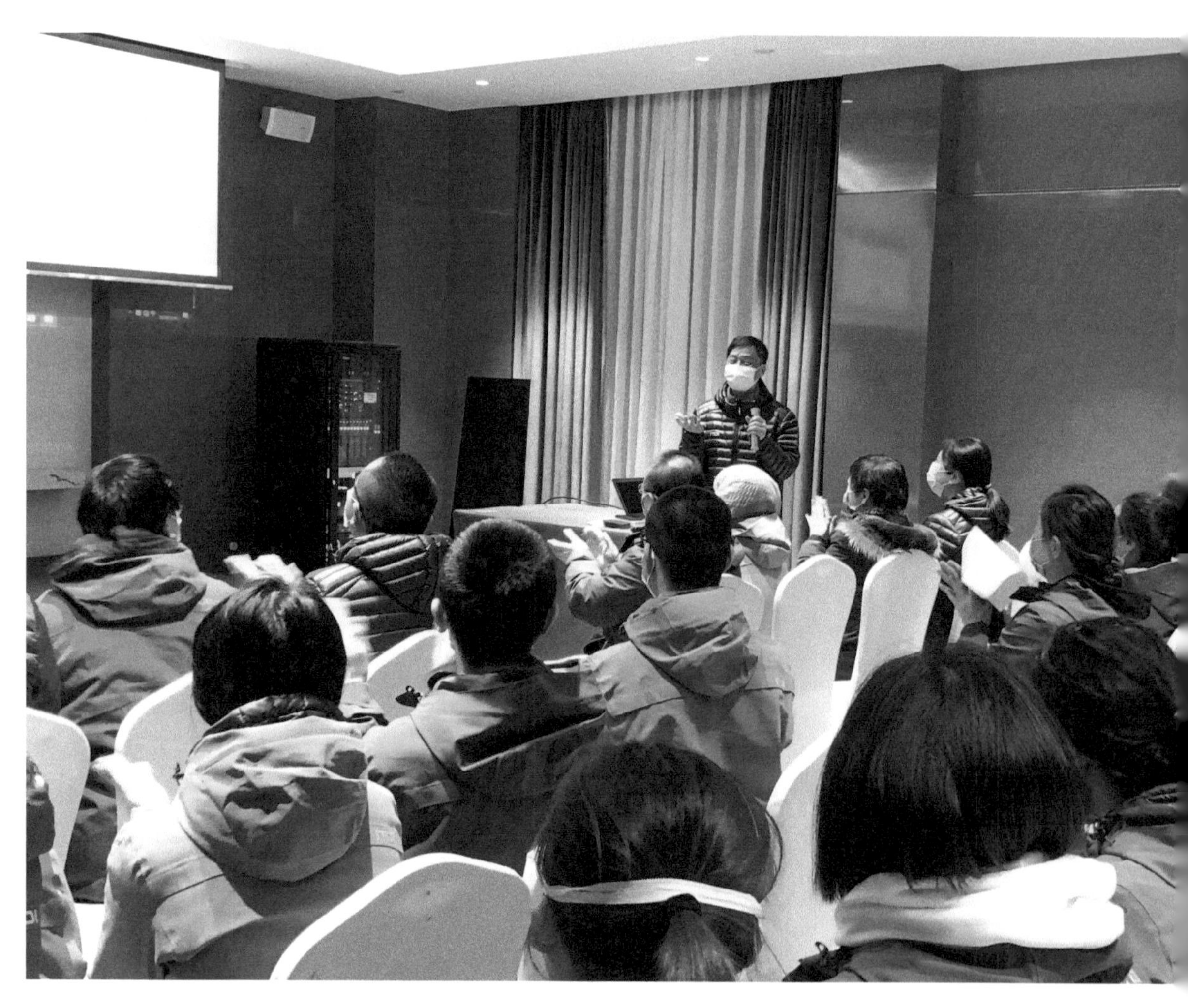

李太生在“疫”线课堂为队员讲课

协和经验在前线

新冠肺炎疫情发生以来，北京协和医院先后派出四批医疗队共186人驰援武汉。这支涵盖多个专业的“特种兵”在精心救治危重症患者的同时，也把多学科协作的协和经验与“严谨、求精、勤奋、奉献”的协和精神带到了武汉。

协和医疗队每晚都要在驻地开展“疫”线课堂，受到了队员们的广泛欢迎。

为加强对新冠肺炎疾病的认知，提升医疗队员的综合能力，提高医疗队的整体战斗力，在张抒扬的倡议下，协和医疗队推出了“疫”线课堂。

这个课堂讲什么？“临床需要什么，及时培训什么”是“疫”线课堂的出发点；补充新知识、掌握新技能，争当多面手、一岗胜多责，是“疫”线课堂想要达到的目的。

“疫”线课堂每天一期，晚9点钟准时开讲，时长为30分钟。除病房值班人员外，其余队员全员参加。2月16日，“疫”线课堂正式开讲，李太生带来首讲“新型冠状病毒肺炎重症、危重症病例诊疗方案”。

“疫”线课堂的主题前沿而实用，既涵盖医生诊疗规范，也有护理操作指南，队员们自己担任讲师，总结临床中遇到的问题，分享前沿理念和工作经验。尽管平时工作繁重，但每位“讲师”都认真准备，利用休息时间精心制作课件，以直观、易懂的形式向战友们讲解。队友们为了掌握本领，忙碌一整天后仍坚持学习。一位队员说“知识就是武器”！他们为的是在穿上战袍后能够多救几个病患，为的是回报全体协和人寄予的厚望。

此外，共举办了37讲的“疫”线课堂也为来自不同专科的队员对重症医学、呼吸与危重症医学、感染内科学等的诊疗知识掌握不足补上了短板。这种形式的学习切磋，能够迅速提升队员们应对临床问题的水平，提高团队的协同作战能力。

远程会诊，是集前后方协和顶尖专家于一体的另一场“隔空把脉”。

“这位病人的情况符合AIP（急性间质性肺炎）的诊断，有机化。激素应该用，而且要早、剂量要够。”

“这是感染，以及感染引起的多器官损伤，应该是重症医学为主导的治疗方案，而不要去做重症感染以外的考虑；激素治疗有非常大的争议，她的氧合指数的好转，主要是因为俯卧位。氧合指数和呼吸机条件都在改善，为什么要加强治疗？我的意见是激素一定要停掉。”

“它哪怕不是感染性损伤，哪怕是一个AIN（急性间质性肾炎），我们也需要一定量的激素。”

“在21世纪以前，这样的病人我们都用激素，而且量很大，早期肯定有好处，但是后期难以控制的感染是病人死亡的重要原因。”

“我觉得这些用激素的病人，本来就是重病人才会用，轻症是不用的。这批病人用了激素也许不好，但是如果不用激素或许更不好。”

……

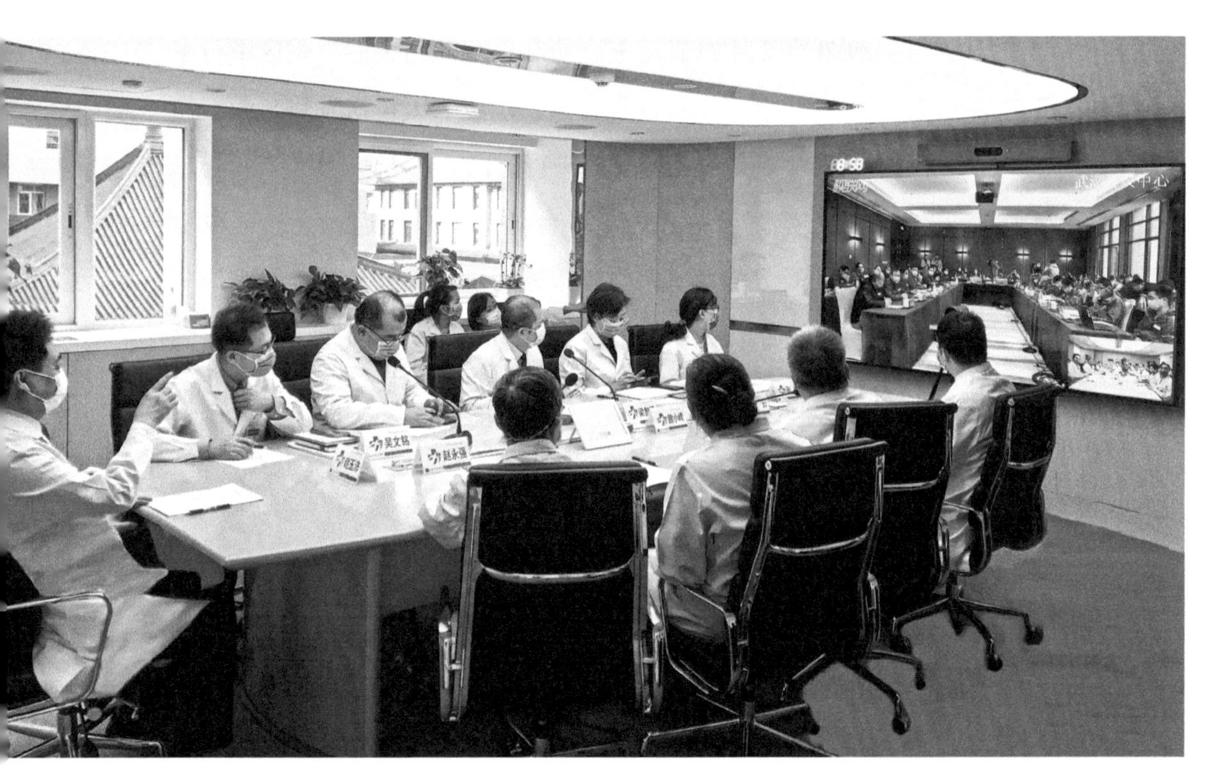

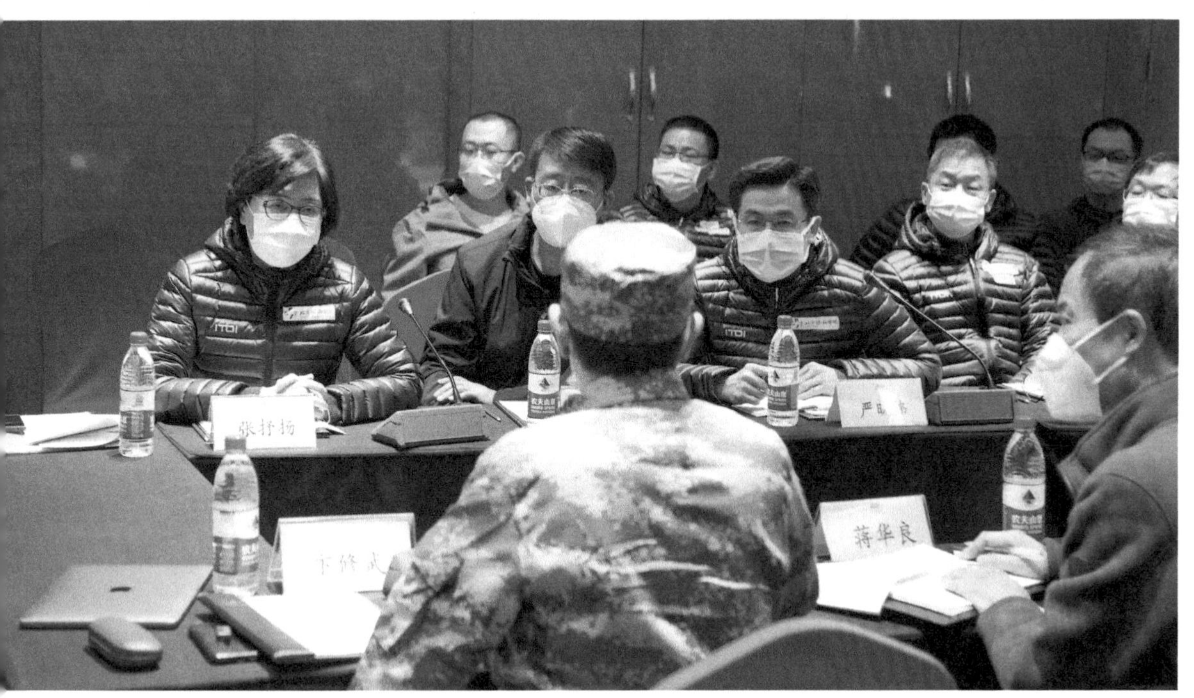

3月12日，北京协和医院、陆军军医大学第一附属医院（西南医院）等共同举行远程临床病理讨论会（CPC）。疫情期间，前后方共举行远程会诊24次，包括5次CPC

2020年2月28日下午，协和医疗队与大后方院区举行了第三次高级别多学科远程会诊，围绕病人再次发热与激素使用问题、免疫与炎症问题等进行讨论。

在远程医学中心这个平台上，这样的远程会诊已成常态，让前后方的专家团队可以随时随地展开交流。赵玉沛院长在会诊中感慨道："这是一场高水平的'内科大查房'，是协和优良传统的延续。"

参加这样一个高级别会诊的专家都是相关领域的重量级人物。北京方面由赵玉沛院长领衔，专家团队包括吴文铭副院长，医务处潘慧处长，远程医学中心秦明伟处长，呼吸与危重症医学科的许文兵教授与施举红教授，风湿免疫科张奉春教授、曾小峰教授、赵岩教授和张文教授，血液内科赵永强教授，肾内科李雪梅教授，重症医学科隆云教授。武汉方面是由张抒扬书记领队的协和医疗队，包括韩丁副院长、孙红副主任护师、内科ICU杜斌教授、感染内科李太生教授和刘正印教授、呼吸与危重症医学科王京岚教授、心内科严晓伟教授、重症医学科周翔副教授、肾内科秦岩副教授等。

近10个顶尖学科的20余位专家不断进行推演讨论，所期望的不仅仅只是解决一个患者的个性化问题，更希望从实践经验中总结凝练出针对重症与危重症患者的治疗建议方案，体现医疗国家队的担当，让更多患者受益。

在一个半小时的激烈讨论中，专家们基于经验做法、文献支持、临床验证、实验室数据、影像学诊断、尸检报告等各出建议，最终达成共识：一是要好好总结病房此前的死亡病例与激素的相关性；二是针对每个患者不同阶段的个性化问题采取个性化的治疗方案；三是要解放思想，大胆尝试，给病人更多生的希望。

一场激烈的学术交锋，也是一场求真的共同探索。正如同赵玉沛在总结中指出，对于新冠肺炎及其危重症患者的治疗，大家都没有经验，要解放思想、大胆尝试，以开放包容的态度共同探索。这种“尊重科学、学术争鸣”的态度不仅仅出现在这一场远程会诊中，而是贯穿于协和百年的发展历程中，积淀在“百年协和内涵”的文化传承里。

参与这场会诊的专家们，全都秉承着“人民至上、生命至上”的理念，怀揣着“一切为民”的初心与使命，向着提高治愈率、降低病亡率的目标艰苦奋进。

在高级别会诊之外，还有更多的学术交流与探讨在武汉与北京两地通过电话、微信群等各种方式随时展开，前后方拧成一股绳，殚精竭虑地寻求新冠肺炎重症及危重症患者并发症的解决方案。

协和人不仅为人民负重，为国家担当，也对世界尽责。在一线救治之外，他们把在一线所积累的丰富而宝贵的经验，通过各种方式积极分享，用协和智慧助力全球抗疫，展现了命运与共的情怀。

他们将临床实践形成了指南与共识——全院多学科专家多次讨论，反复修改形成的新冠肺炎诊疗建议方案，曾被国家指南引用，也为世界各国医护人员提供了重要参考。

他们探索有效药物治疗方案——张抒扬课题组联合多家研究机构，分别在《科学》和《自然·结构与分子生物学》杂志在线发表论著，为瑞德西韦、苏拉明两种药物在抗击新冠病毒中研发和应用提供了理论机制和结构基础。

他们对临床现象背后的机制进行了深入探究——协和感染内科团队在《新发现病原体与感染》杂志发表文章，提出静脉输注人免疫球蛋白联合低分子肝素抗凝治疗，可能改善重症患者的预后；在国际上首次报道新冠肺炎患者出现多种高滴度抗磷脂抗体的临床现象，提示患者自身免疫紊乱与凝血异常血栓事件发生密切相关。

他们还总结分享了临床治疗经验——2020年3月，协和心内科团队在《欧洲心脏杂志》发表文章，为新冠肺炎疫情期间的急性心梗救治提供了可操作性强的临床实践指导；5月，协和护理团队在《英国医学杂志》上介绍了中国护士在抗击新冠肺炎疫情中所扮演的重要角色；8月，急诊科发热门诊团队在《英国医学杂志·开放获取期刊》上，回顾分析了疫情期间发热门诊升级及流程优化对疫情防控和危重患者救治的积极作用。

在一场场面向全球的发布会上，也有协和人的身影——

2020年3月16日，国务院新闻办公室召开协和专场英文记者会，向全世界介绍新冠肺炎重症患者救治的协和经验；

2020年5月5日，协和医疗队员们走进国务院联防联控机制新闻发布会第100场的现场，介绍协和医疗队援鄂抗疫情况；

协和团队及个人共10次登上国家级和省部级新闻发布会，与10多个国家开展了20余次国际远程连线，协和参与的中国国际电视台（CGTN）全球疫情会诊室特别节目收看人数超过1亿人次……

始简今巨。协和人通过“疫”线课堂、远程会诊、国内外交流，把协和的经验广泛传播，把中国的经验与世界分享，为国内外抗疫提供了智慧和力量。

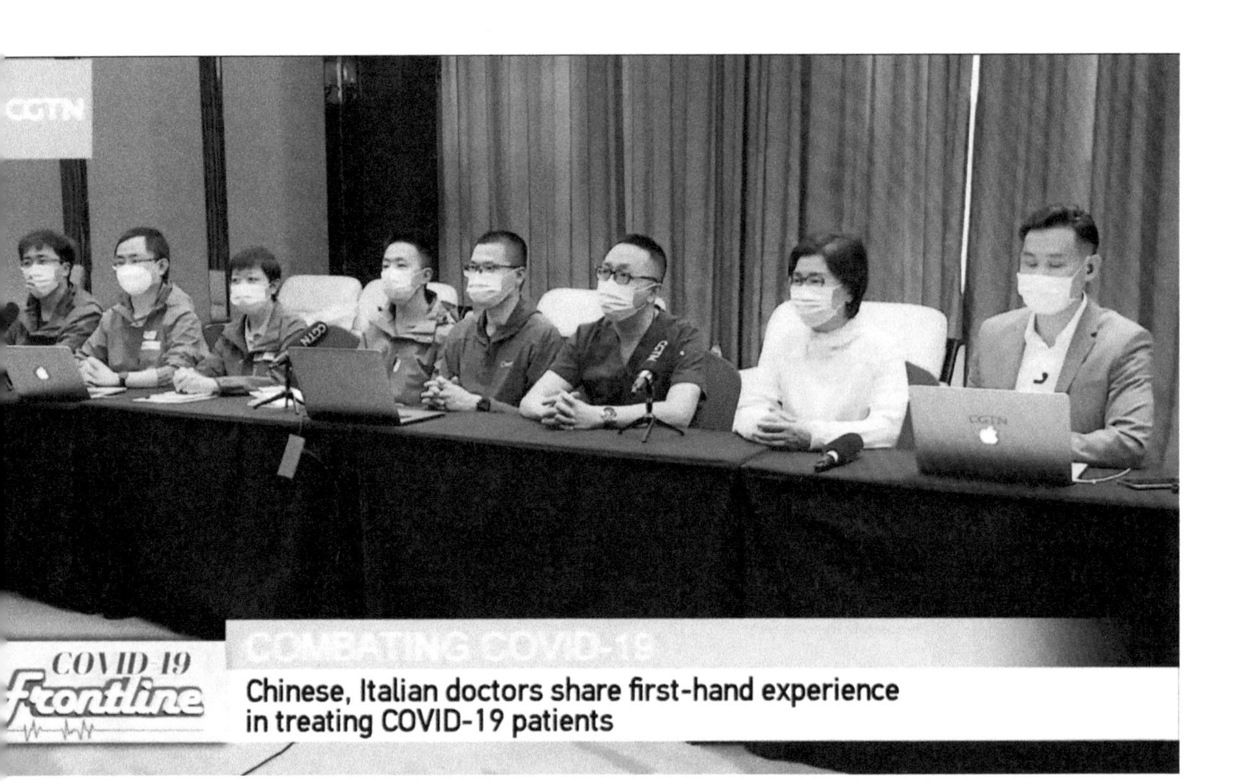

2020年4月6日，张抒扬带领吴东、谢静、丁欣、范俊平、谭骁和肖盟，与意大利疫情最严重的伦巴第大区的多家医院进行视频会议，意大利驻中国使馆和中国驻意大利使馆的外交官也同时参加

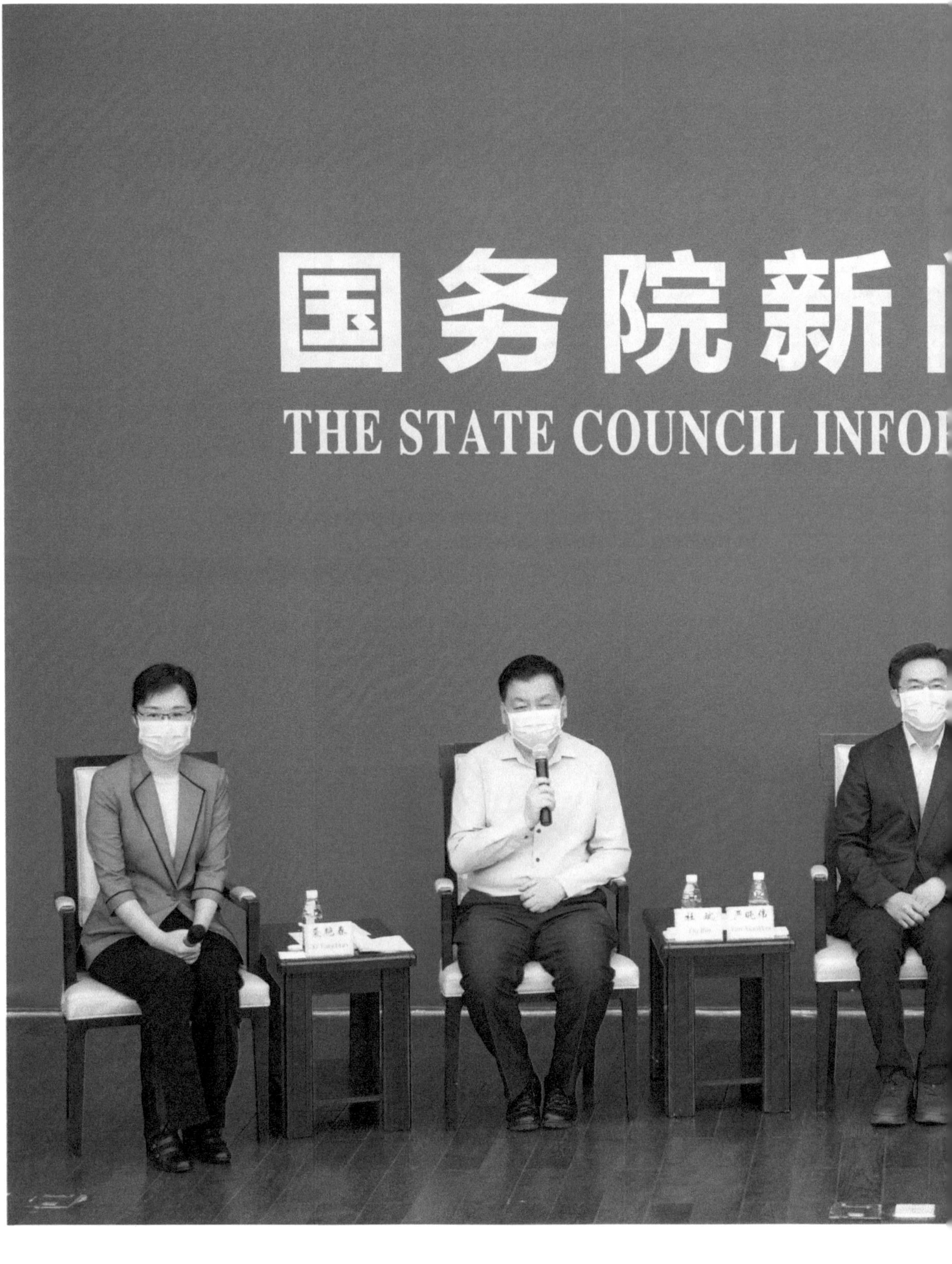

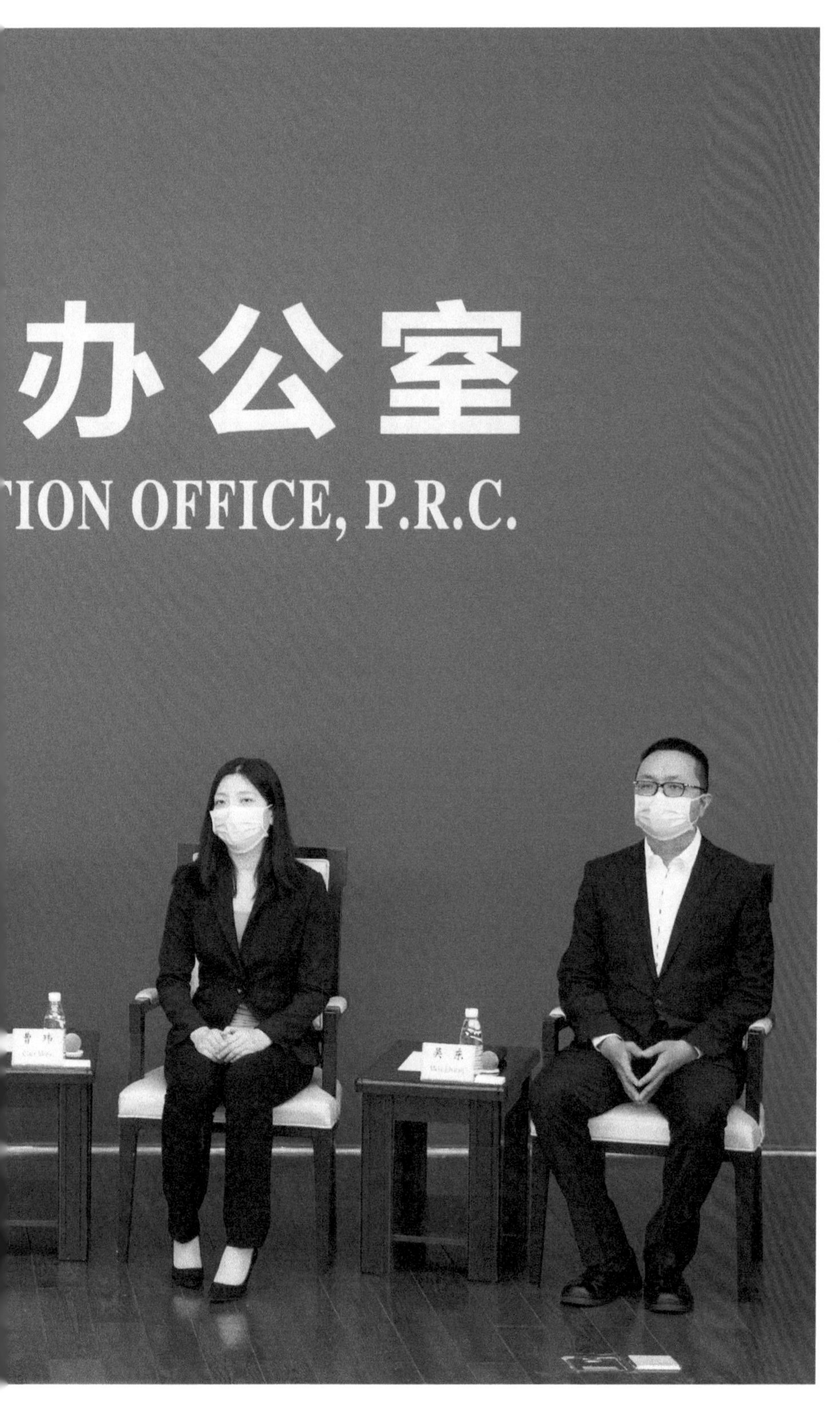

2020年3月16日，协和团队登上国务院新闻办公室在北京和湖北同时举行的中外记者见面会，向世界介绍新冠肺炎重症的科学救治，左二至左五依次为杜斌、严晓伟、曹玮、吴东
《湖北日报》蔡俊摄

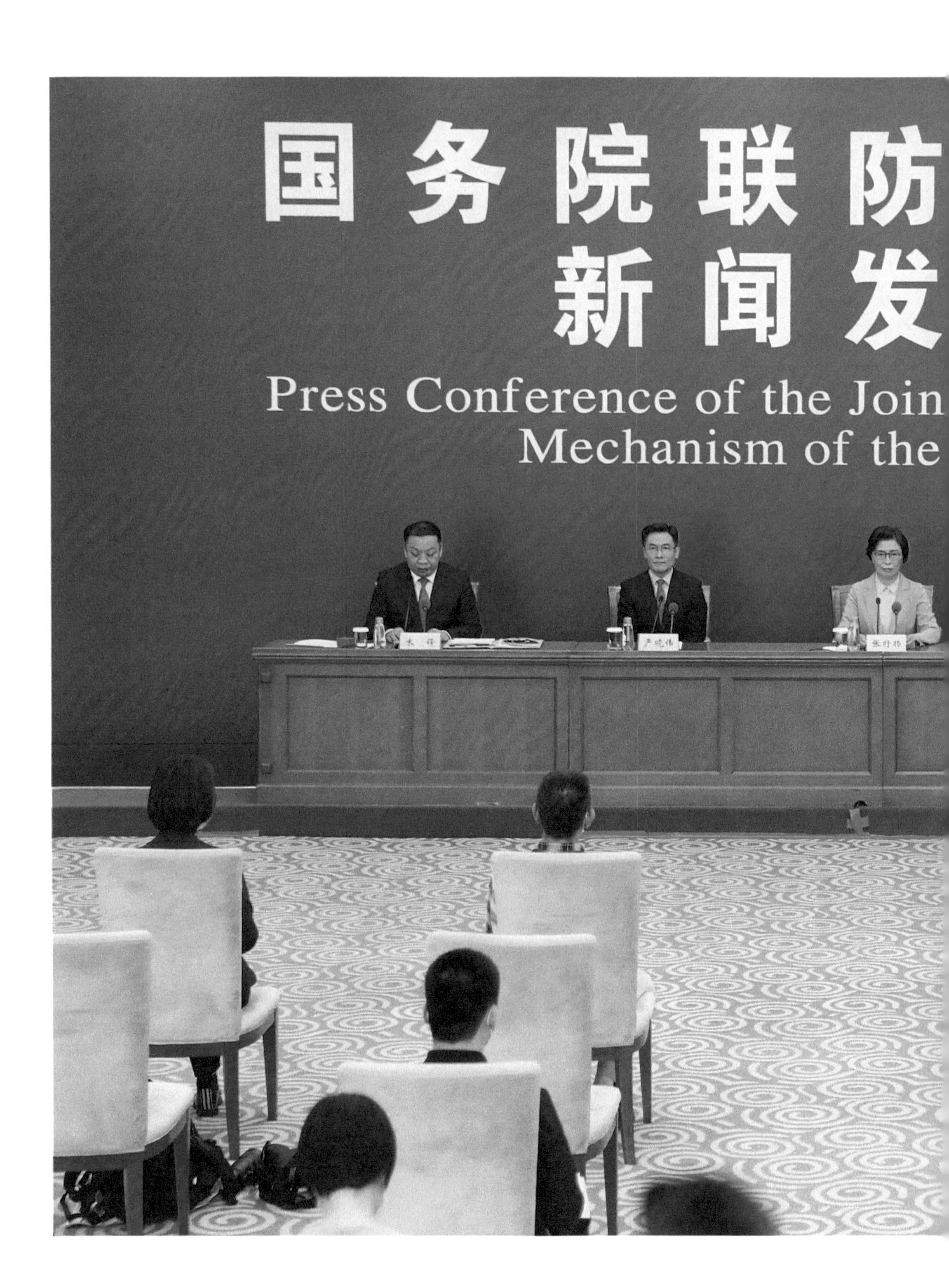
国务院联防
新闻发
Press Conference of the Join
Mechanism of the

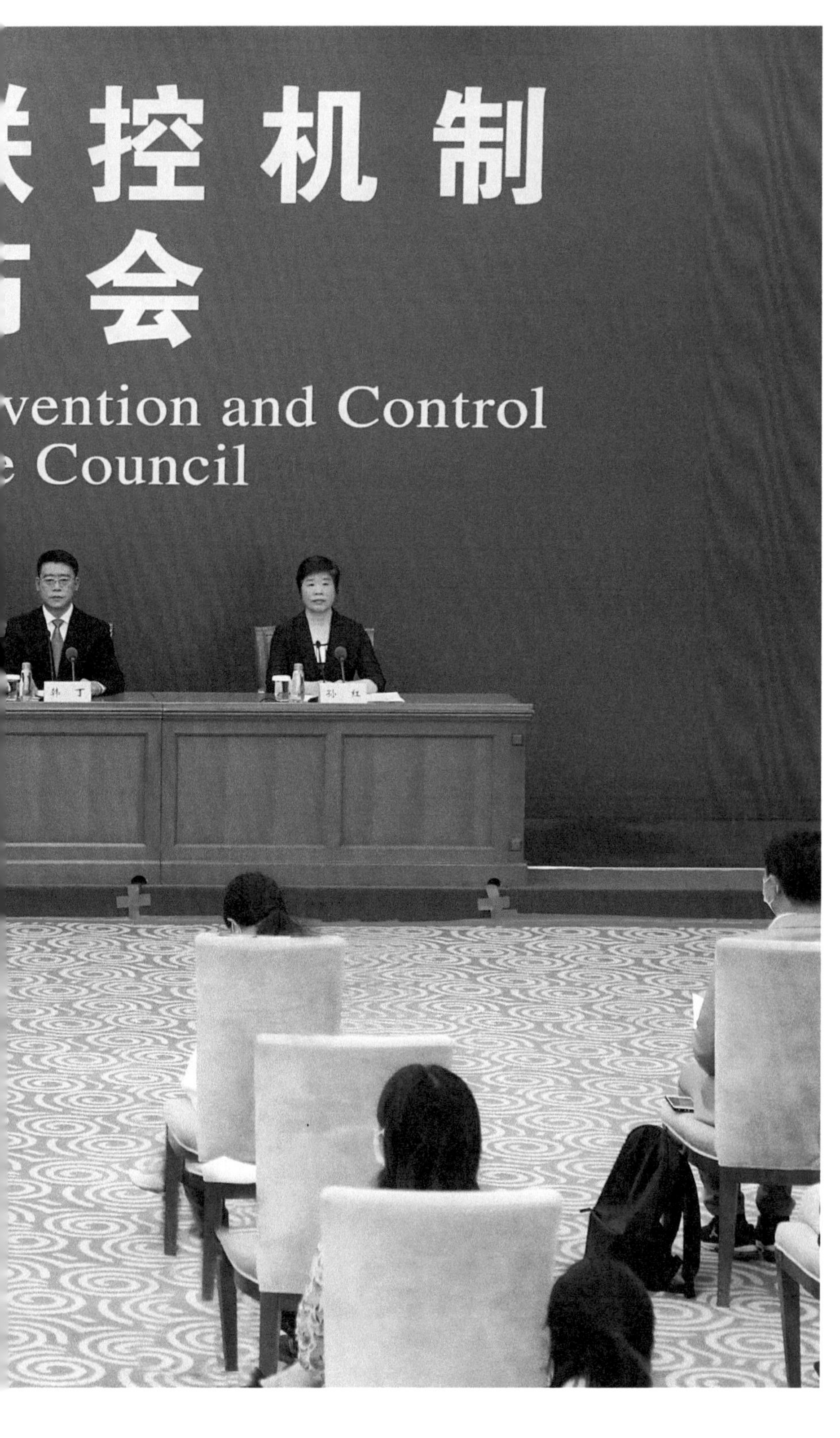

2020年5月5日，为提高救治率、降低病亡率作出突出贡献的协和团队登上了国务院联防联控机制新闻发布会第一百场，介绍援鄂抗疫情况及科学救治经验

中国网 董宁摄

第三章

因为有爱，这光芒永不熄灭

在这里，每位队员只有一个信念：

生命至上，不辱使命，全力拼搏，

全力打赢这场没有硝烟的战争。

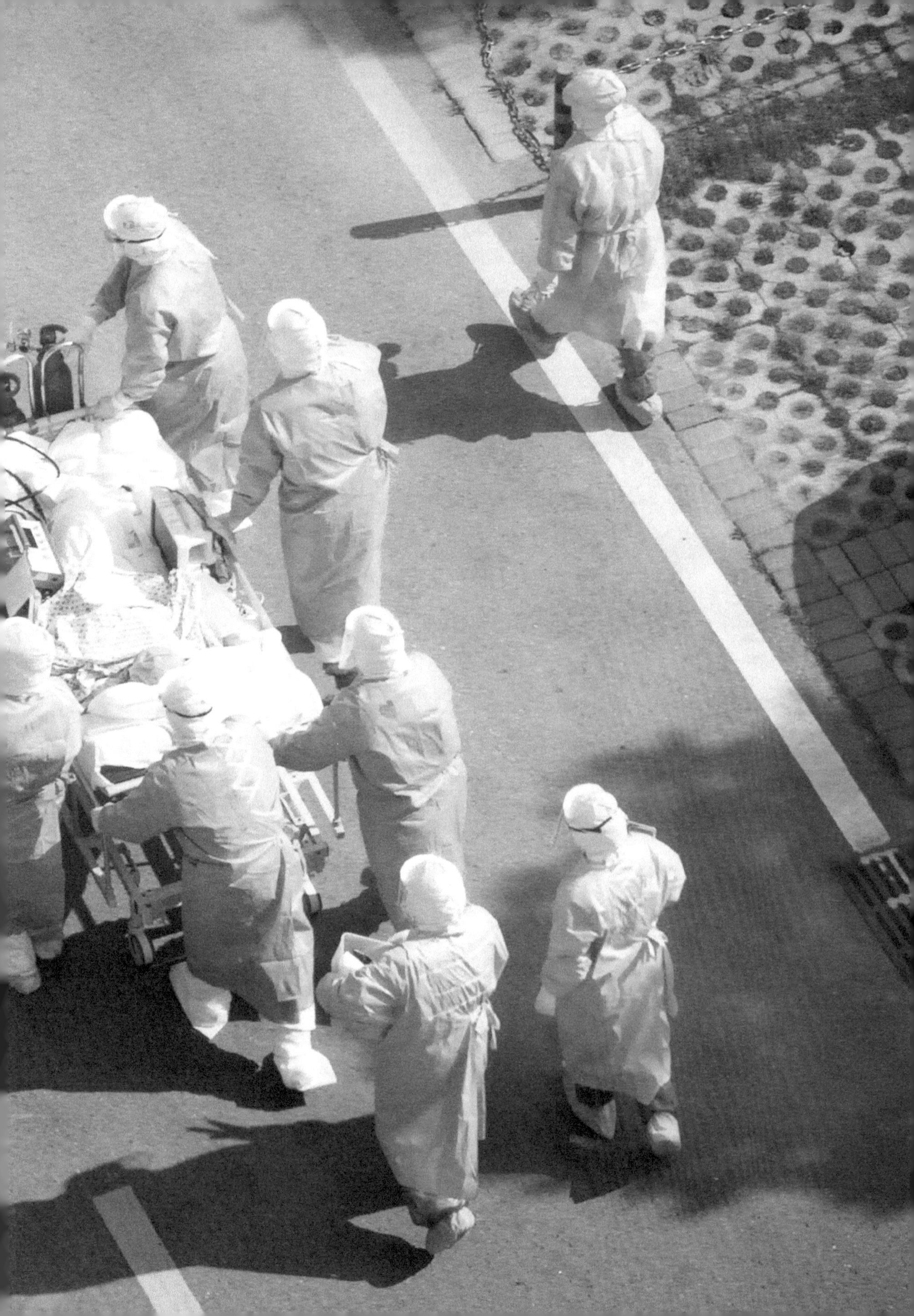

重症救治是抗疫斗争必须啃下的“硬骨头”，是湖北保卫战、武汉保卫战必须攻下的堡垒。

2020年1月27日，中央指导组进驻武汉。此时疫情正在蔓延，重症患者救治面临着严峻挑战。

——重症比例高。早期病例数多、病毒毒力强，导致重症病例多、病亡率高；约20%的患者肺部及全身病变进行性加重。

——多器官受累。新冠病毒不仅侵害肺部，还侵害人体多个重要器官。有的患者出现类似“炎症风暴”的免疫反应，极大损伤正常组织。

——病情进展隐匿。很多患者往往在能够行动、自主进食、语言清楚的状态下，血氧饱和度已处于较低水平，在出现明显症状和体征时已经发展成危重型病例。

——多伴有基础疾病。感染病毒后，机体发生应激反应，各脏器功能进一步恶化。

更让人揪心的是，疫情导致医疗资源紧张，日发热门诊接诊量最多超过1.4万人次，而1月份武汉全市能够收治重症患者的床位仅有1000张左右。

缺床位、缺医护、缺设备……重压如山，刻不容缓。

1月26日，北京协和医院第一批国家援鄂抗疫医疗队就是在这样的环境下抵达的，协和人随即开始了81天与死神的较量。

在这里，北京协和医院的白衣战士们把专业、及时、温暖的医疗救治和护理带给每一个病人，与时间赛跑；

在这里，各位队员只有一个信念：生命至上，不辱使命，全力打赢这场没有硝烟的战争。

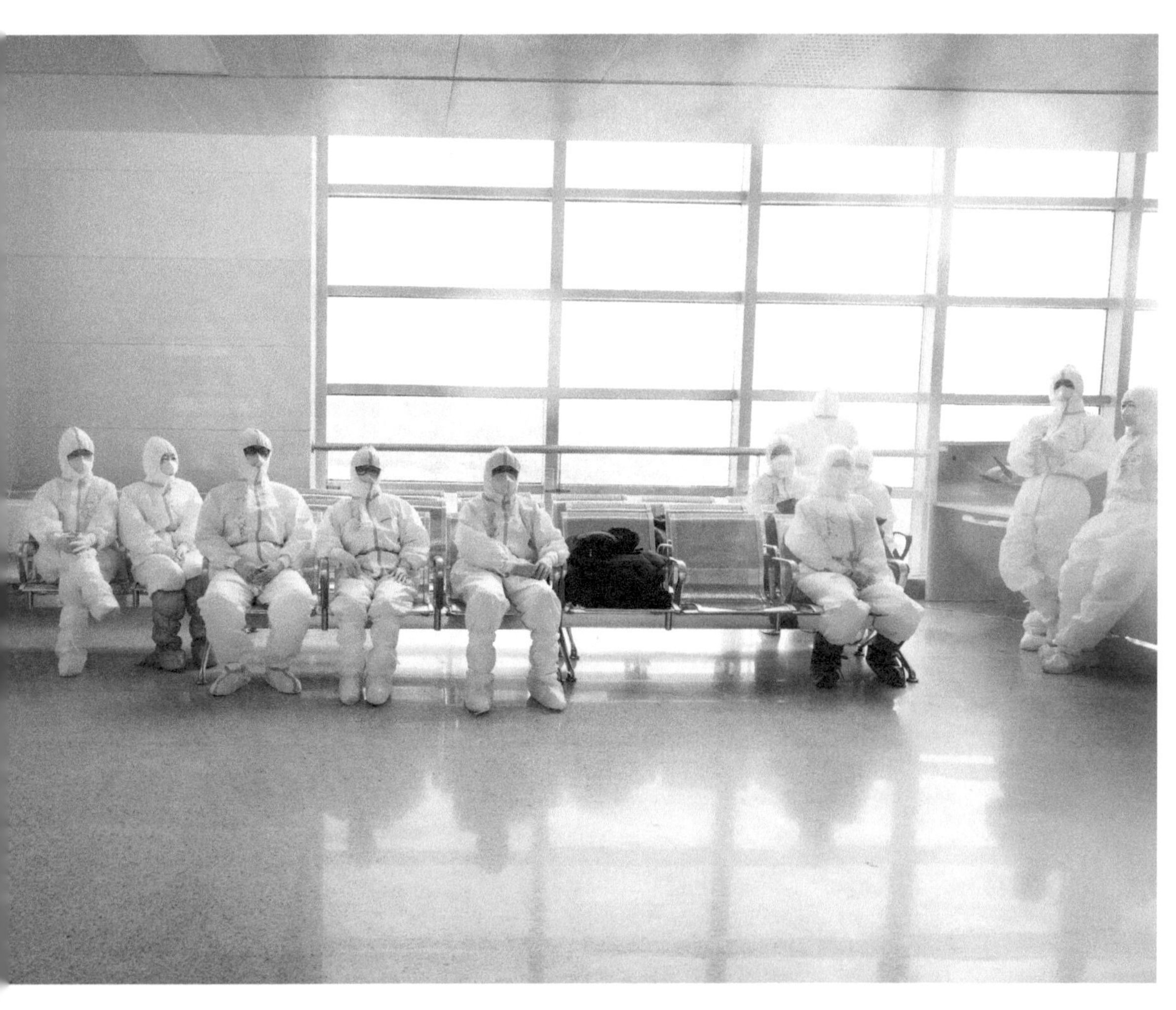

一天的战斗结束后，医疗队员在半污染区短暂休息

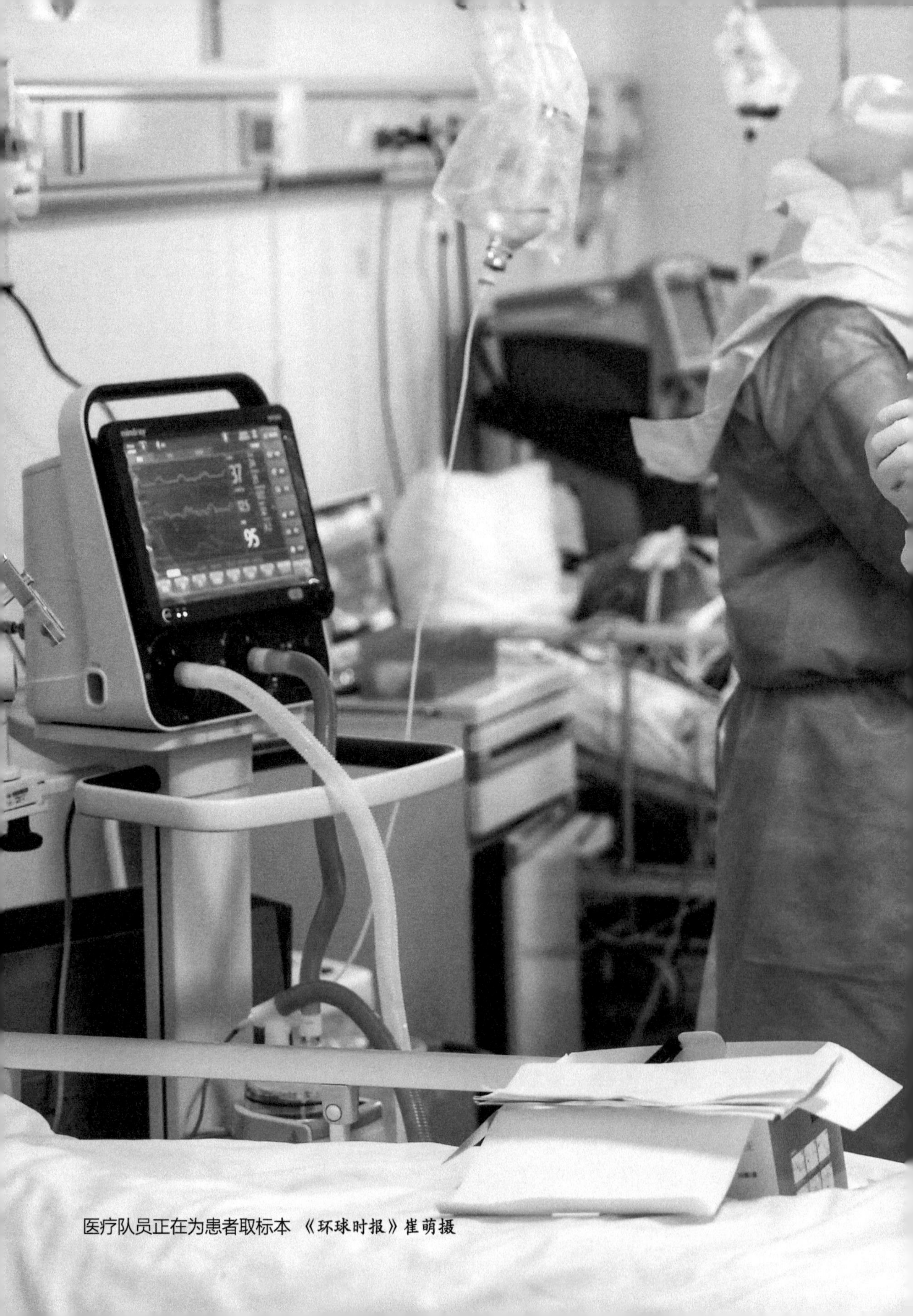

医疗队员正在为患者取标本 《环球时报》崔萌摄

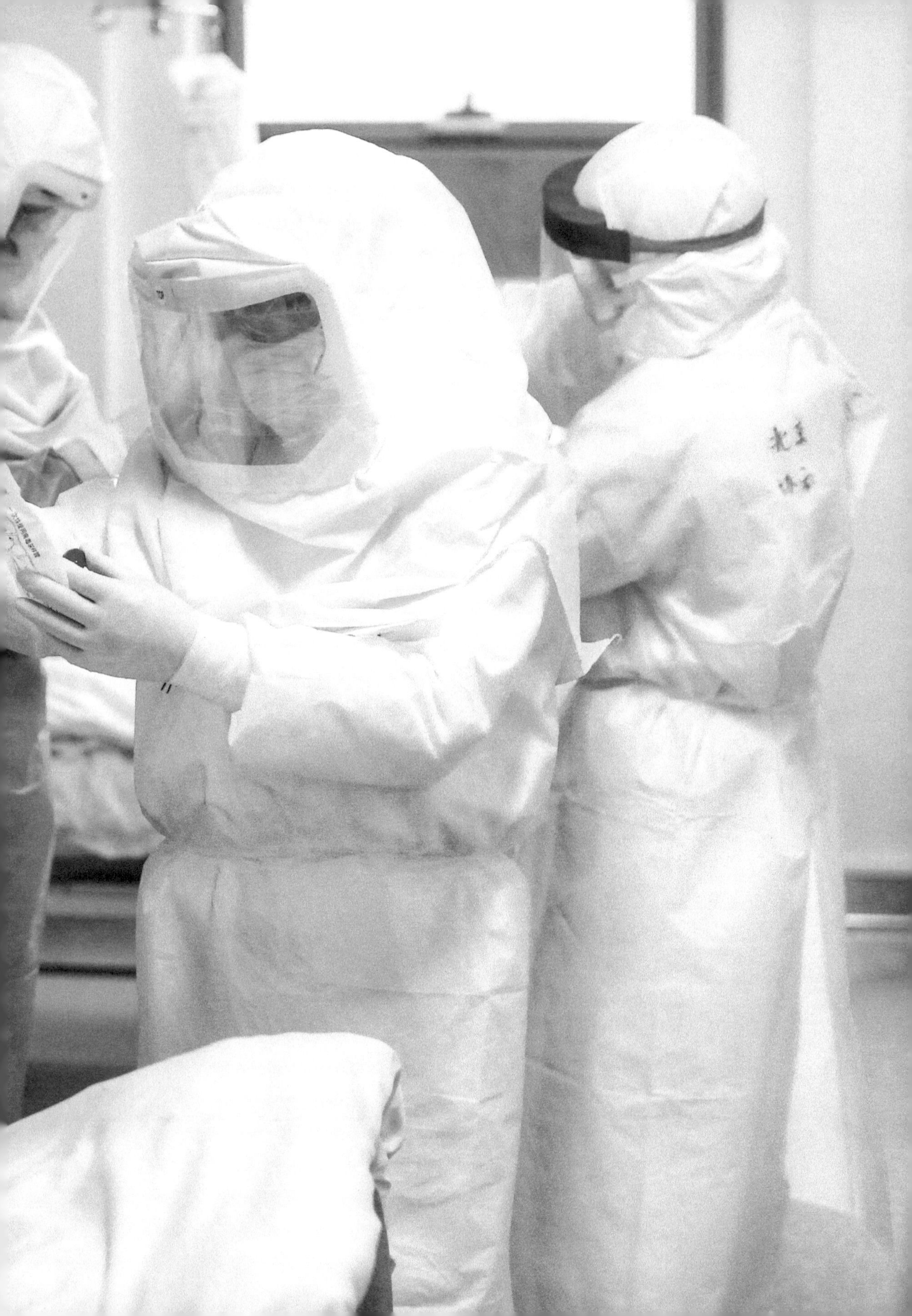

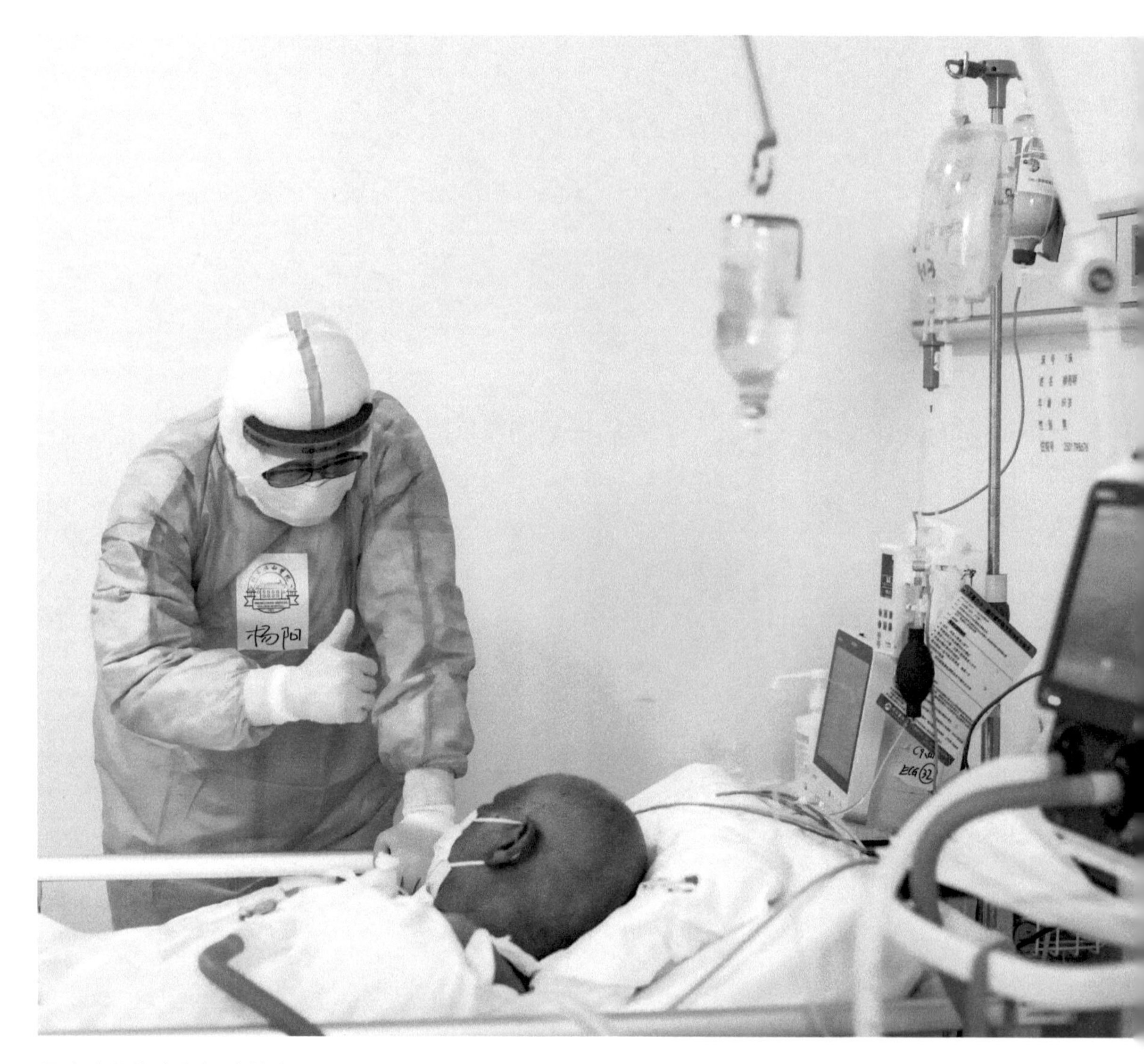

医疗队员为患者加油鼓劲

他们的脑海中没有“放弃”

在协和医疗队接管的重症加强病房里，有时会发生一些戏剧化的场景：患者刚刚打了一半电话，结果在场的医生一把抢过电话，提醒患者注意情绪。

原来，当重症加强病房里的患者意识清醒的时候，他们会给家里打个电话报个平安，在电话里，他们常常会兴奋地反复强调一句话：“这里的医生是从北京协和医院来的！”在场的医生见状，便赶紧把手机抢过来——再激动，氧分压就要降下来了！

协和医疗队所接管的重症病区，患者多、病情重、环境新、防护厚，但从始至终，整个医疗队唯有一条铁律不改：协和标准不能降。

新冠肺炎患者人均医疗费用为1.7万元，但这对很多危重症患者来说，只够他们维持1天花销。国家医保局医药服务管理司司长熊先军介绍，我国重症患者人均治疗费用超过15万元，少数危重症患者治疗费用更高，医保均按规定予以报销。在同病魔抗争的关键时刻，我国“生命至上”的郑重承诺显得尤为铿锵有力。

对于协和医疗队来说，他们理解的“生命至上”，就是穷尽所有的救治方法，永不降低协和标准。因为“放弃”二字，从来就没有出现在他们的脑海中。

面对垂危患者，哪怕只有一丝医学奇迹的可能，医疗队都不计代价地去抢救和治疗。

每一位转危为安的患者，每一个争取而来的生的希望，都离不开协和人精湛的医疗技术、紧密的团队配合，更离不开协和人“待病人如亲人”的医者仁心。

危重症患者大多数都在进行机械通气治疗、持续药物镇静，无法进行语言交流。但是，队员们会把每位患者都当成轻症患者来对待，在进行每项操作前，他们都会与患者进行沟通——

“叔叔，现在给您吸痰，会不太舒服，咱们要坚持一下！”

“阿姨，我给您擦擦脸、梳梳头发，躺在这里好多天了，咱们也要保持干净，美美地出院！”

……

虽然护目镜和口罩遮住了每位队员的脸庞，但大家坚信：每一个眼神、每一句鼓励，都会传递给患者信心和力量，帮助他们重拾生的希望。

医疗队员们除了密切监测病情、落实治疗措施以外，还会帮助患者清洁皮肤、修剪指甲、擦去眼角的泪水……竭尽全力拯救生命、精心护理慰藉心灵。每一项操作，协和人都倾注了关怀与爱心。

为了方便与清醒的患者进行交流，细心的队员还在病房里特意准备了一个小小的写字板，这成了大家和患者交流信息的爱心平台。

有一段时间，护士们每天为一位无创通气的清醒患者进行精心护理，还帮助她与家人视频。一天，这位患者在交流板上用歪歪扭扭的字写道：“工作中的你们都好美丽！”原来，每一句亲切的话语，每一个轻柔的操作，患者都能感受到，都能记在心里。

在重症加强病房，患者常听到查房医生说的一句话是：“我们还能为这个患者做点什么？”国家卫生健康委高级别专家组的杜斌教授在查房时，都亲自为患者吸痰拍背，尽量在床旁多待一会儿，在寻找任何一丝生的可能时，也尽力去安慰患者，年轻的医生更是不敢有丝毫怠慢，因为大家都强烈感受到了国家和人民对于“协和”的信赖，感受到肩上的千斤重担。

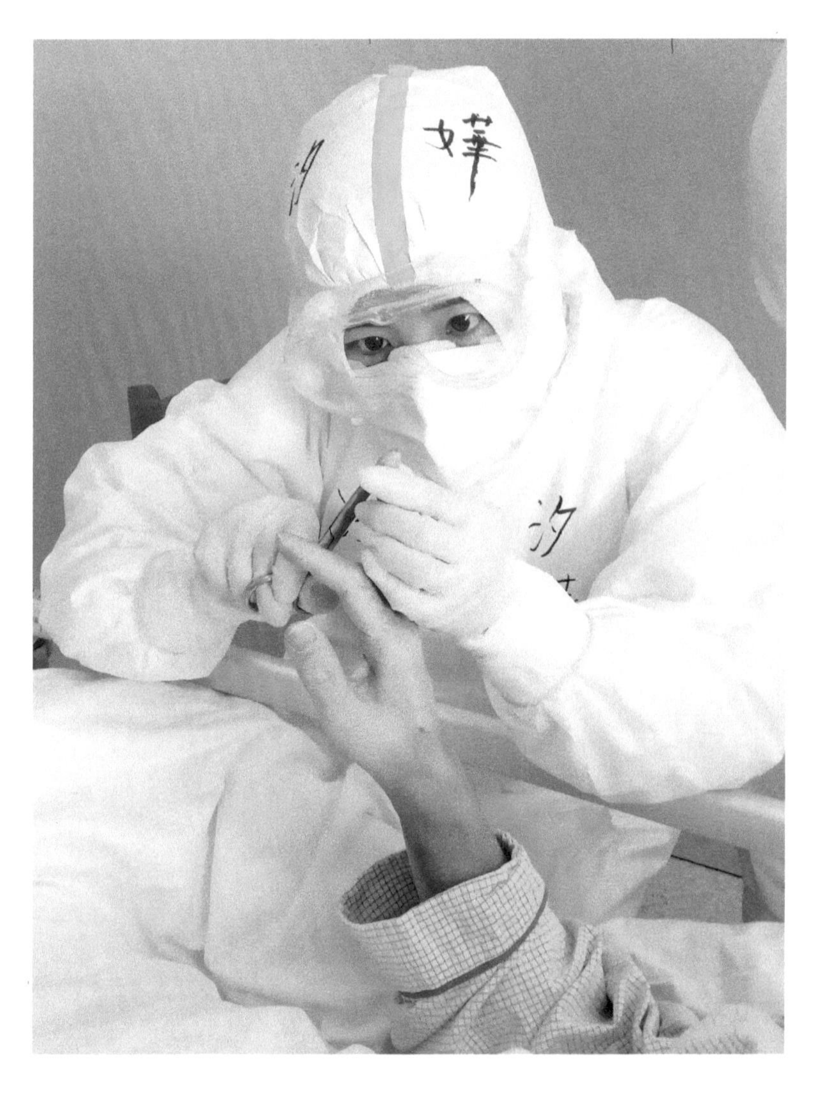

医疗队员为患者修剪指甲

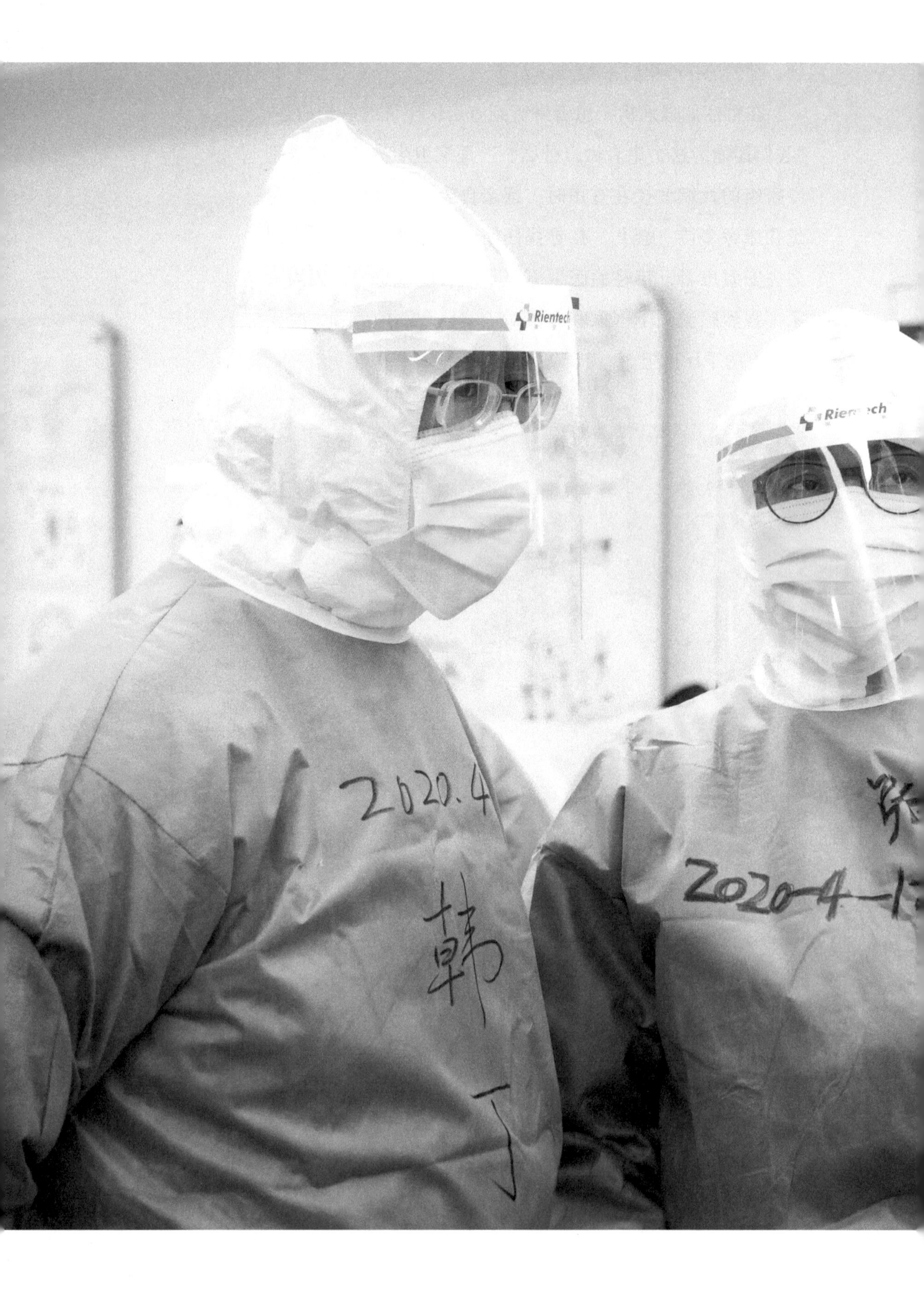
Rientech
2020.4
韩丁

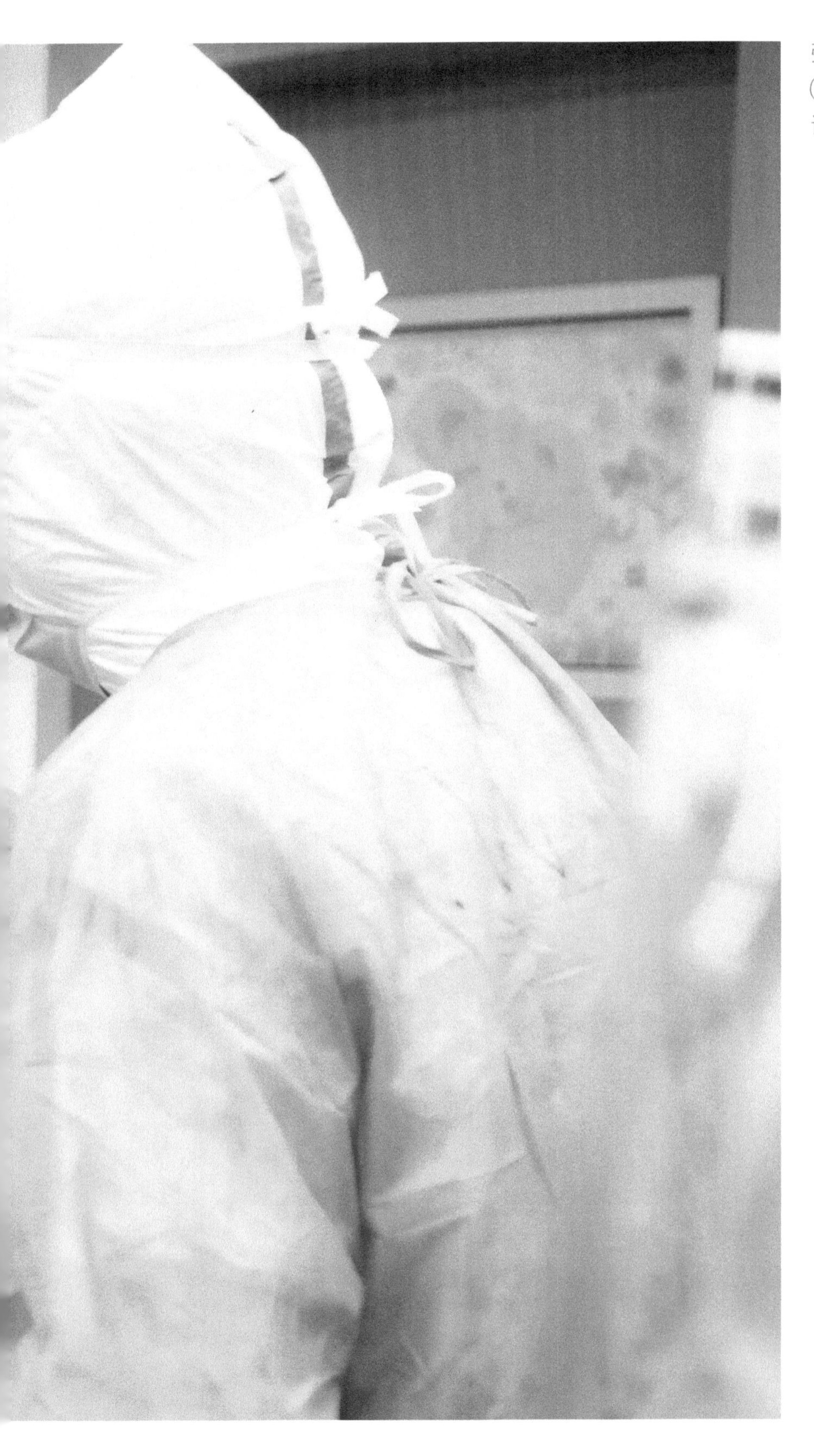

张抒扬（中）、韩丁（左）与值班医生讨论患者治疗情况

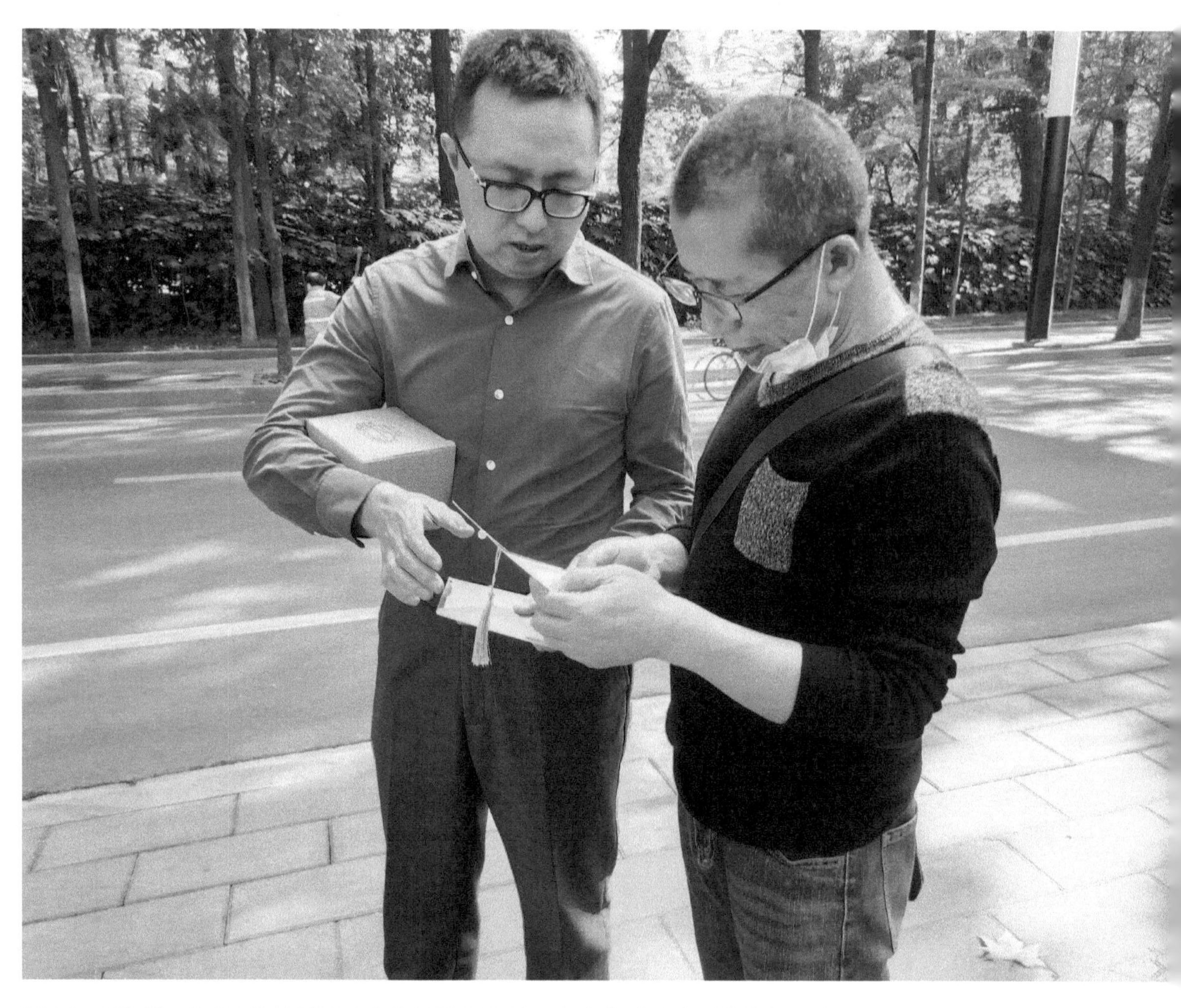

2020年10月，协和医疗队重回武汉看望曾经的患者老朱（右），送给他一个小纪念品，还有队员们签名的一张贺卡

无名指上的戒指

重症加强病房里的老朱，是病区里接受有创呼吸治疗后，第一个成功脱离呼吸机、拔掉气管插管的病人。

在他接受治疗的日子里，护士们的印象除了他在镇静药物的作用下静静地躺在病床上，随着呼吸机的频率呼吸以外，就是他肿胀得像馒头一样的左手无名指上，戴着的一枚布满岁月痕迹的戒指。

医疗队里的宁祎，是北京协和医院重症医学科护士，一位1992年出生的姑娘。

在老朱成功拔管的当天晚上，恰逢宁祎值夜班。接班前，她得知老朱要顺利拔管了，不禁由衷地为老朱的“重生”感到高兴。

一接班，宁祎就先去查看了老朱的情况。他的状态不错，很平静，只是不停地抚摸着他手上的戒指。

“你想不想家人？”宁祎问他。

霎时，老朱的眼睛里面透出丝丝光亮，他点了点头。

“想不想给家里打个电话？”

这时，老朱眼睛里闪烁着泪光，又点了点头。宁祎一问才知，白天值班时医护人员已经拨打过老朱预留的电话号码，可尝试了几次，一直都提示“关机”，没有联系上。

新冠肺炎患者住院期间，家属无法探视。考虑到家属们的心情，协和医疗队医护人员每天定时和每一位患者的家属通一次电话，沟通病情变化情况。

此时，医护人员又来到老朱床边，再一次试着拨打预留的电话号码，但依然提示“关机”。

宁祎的心里“咯噔”了一下：是不是他的家人发生了什么事情？

眼下，武汉的疫情仍在肆虐，说不定哪一个人就被病毒感染了……他们不敢再想下去，回望老朱，老朱也正望着他们，眼里满是期待和询问的目光。

不愿看到他眼睛里刚闪烁起的光亮黯淡下去，大家又问他：“你还有家里其他人的联系方式吗？”

此时的老朱缓慢地报出了一串数字。

这一次拨打，等到的不再是“关机”，电话中响起了一个中年妇女沙哑的声音——“喂？”

打通了！

医护人员们透过防护服，仿佛都看到了彼此的笑容。

“我们是在同济医院中法新城院区支援的北京协和医院的医护人员，老朱现在就住在我们这里，目前已经脱机拔管，病情逐渐好转了。”他们急切地告诉她。

“谢谢，谢谢，谢谢你们！”电话那边的声音明显很激动，甚至有些哽咽，一直不停地说着感谢。

他们问她是老朱家里什么人，她说是他的妻子，留的号码是他儿子的。因为疫情关系，她和儿子分别隔离在各自家中，只能靠电话联系。老朱和他的妻子也已经一个多月没有见过面了。

在把手机交给老朱以后，夫妻二人用医护人员听不太懂的方言交流着，他们之间朴实无华的、家长里短的对话像极了医疗队里年轻队员的父母。老朱的妻子在挂断电话前的最后一刻，大声地对着电话说："谢谢你们，谢谢你们来到武汉帮助我们，有你们在我就放心了。"

那一刻，宁祎从内心深处感到自己从事护理这一职业以来从未有过的自我价值感——他们是如此地不可或缺，是如此地被人们所需要！

挂断电话的那一刻，老朱松了口气，欣慰地点了点头。

"这回总算是放心了吧？"

老朱脸上露出了满意的笑容。

当宁祎准备走出病房的时候，他突然间问道："护士，我什么时候可以回家啊，我老伴儿不识字，就一个人在家呢！"

听到这个问题，宁祎不由得愣住了。这是个难以回答的问题，新冠肺炎治愈转阴后患者彻底达到出院的标准是一个很漫长的过程，但宁祎转念一想，老朱想的是早点和家人团聚，所以他现在需要的是"希望"。

于是，宁祎走回他的床边，握着他的手说："你已经很棒了，你今天刚刚拔掉了插管，这是非常难的事儿，但是你做到啦，你已经离成功越来越近啦！等到你的体力恢复了，我们就可以把你送到你妻子身边了。"

之后几天，老朱恢复的速度惊人，在他拔管的第二天，就开始了床旁早期活动，坐轮椅一坐一两个小时不成问题，这是一个好的讯号。

早期活动的开展对于老朱来说，是恢复心肺功能的康复训练。接下来的几天，老朱试着站立，即便每天只多站一分钟，对老朱来说就能早一天离开重症加强病房、早一天见到家人。没过几天，老朱就已经可以在医护人员的陪伴下在病房内独立行走了。

在老朱早期活动的时候，医护人员们总是会让老朱和他妻子视频，那大概是老朱一天中精神最饱满、最神采奕奕的时候了。也许正是因为妻子每天的视频交流和鼓励，他才能有如此惊人的恢复速度。

后来，大家从老朱口中得知，他戴着的是他的婚戒，从结婚到现在，从来未曾摘下过。

也许，这一枚小小的婚戒，就是帮助老朱身体恢复的最大力量。

在武汉最艰难的日子里，宁祎和同事们每天奔波在安静的逝者和周围监护设备嘀嘀作响的生者之间，如同穿梭在生死的两端，患者每一项生命体征的变化都牵动着他们的心。

每当在治疗方案难以抉择时，他们总能想起张抒扬坚定的话——“拼尽全力去救治每一个病人，能用的办法都上！”

他们渐渐明白了：在与死神较量的日日夜夜中，医护人员是病人唯一的依靠。

在生与死之间的穿梭中，在队员们互相鼓励和互相支撑中，他们拼尽了全力，欣喜地看到了生命的“重生”，越来越多像老朱一样的气管插管患者成功拔管、脱机、转出重症病房。

身为重症医学护士，世人以为他们早已看惯生死，但他们只是看“惯”而不是看“淡”。人的寿命虽然有限，医疗救治也不可能解决所有问题，但“希望”却能赋予人无形的力量，使人不再是一个生命体，更是一个有感情、有温度、跨越时空、一直延续的生命！

这一次的援鄂经历，也让宁祎和同事们深刻地领悟到了“偶尔去治愈，常常去帮助，总是去安慰”的真正意义。

正如宁祎在日记中所写：“当你的人生不再那么风平浪静的时候，你会发现支撑一个家庭、一个人最重要的是‘爱’。”

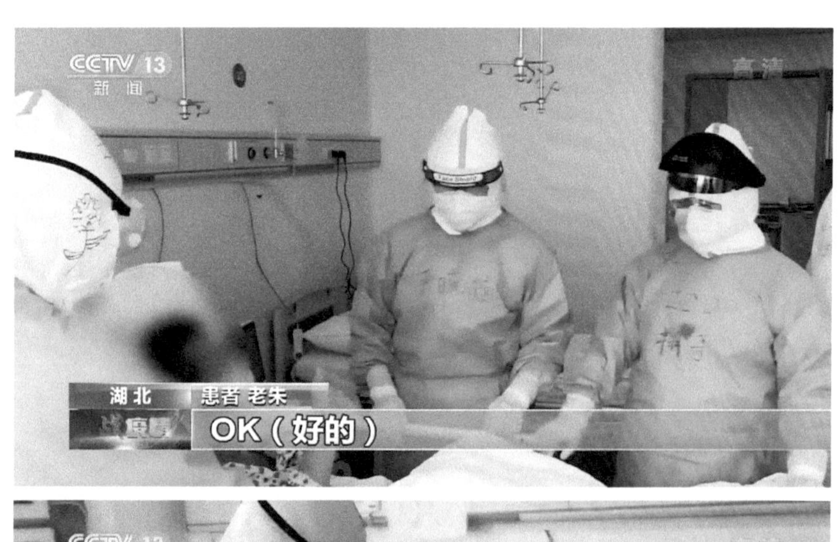

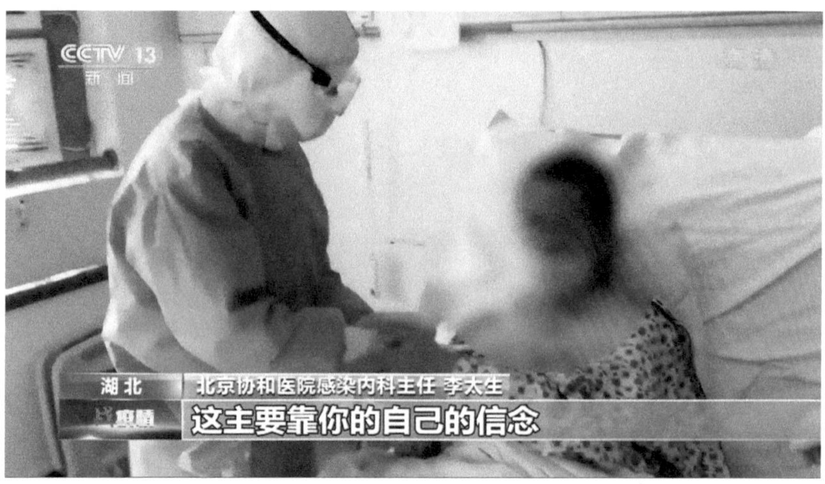

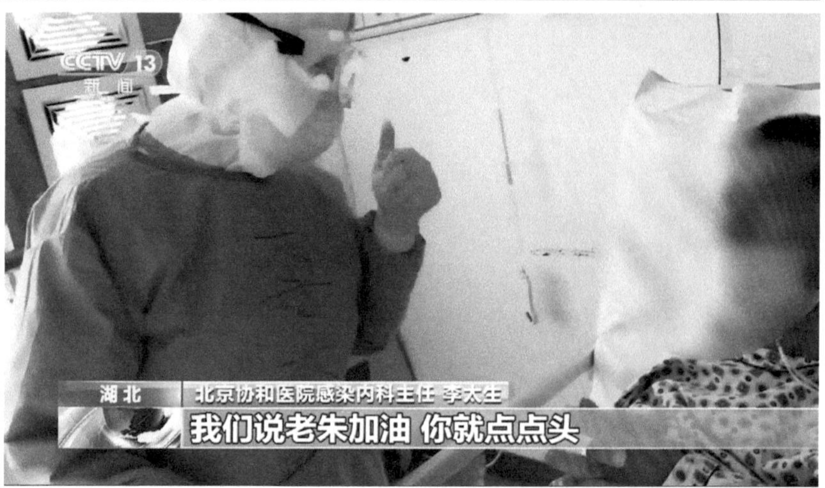

2020年3月9日，老朱经过20余天的精心治疗，终于从重症加强病房转移到普通病房

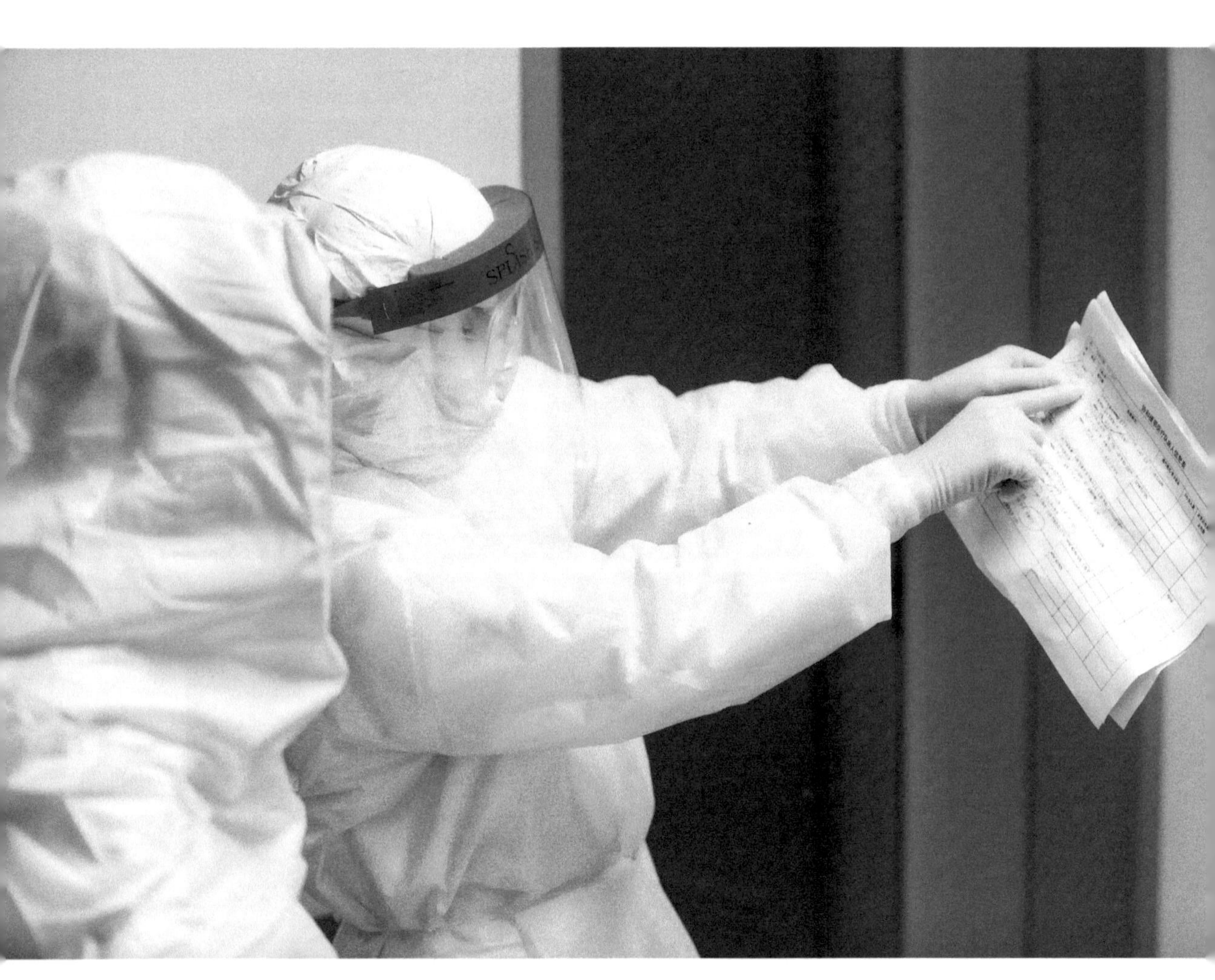

医疗队员正在交接班 《环球时报》崔萌摄

一张交接班表的背后

负压排风扇呜响着，整个重症加强病房笼罩在“硝烟”之中，值班护士拿着对讲机大声喊：“再配3支去甲泵，2支丙泊酚，3支芬太尼，1支艾可松！”

二线医师大声说：“马上要新转入两位危重患者，做好气管插管准备，测试呼吸机！”

负压排风扇的噪音加上防护服对声音的阻隔，队员们之间的交流必须高喊。这样才能保证声音穿透“隆隆的炮火”：

“A组全体到1床，准备开始抢救！”“4床抢救成功,生命体征暂时稳定，向三线汇报，请示进一步治疗方案……对了，再给他家属打个电话吧，他的家属还在等消息，肯定很焦急！”

每一句真切的话语背后，都有一颗拳拳赤子心。

协和医疗队是一支具备超强战斗力的精锐之师，大家为每一位病人殚精竭虑，全力付出。

在交接班信息表上密密麻麻地写着患者的各种生命体征信息。从字迹当中，可以看出写字的人的工作节奏是多么紧张，而这正是协和医疗队护理团队的真实写照。

协和医疗队的护理团队是被重症病房的工作推着走的：静脉注射、翻身拍背、吸痰、大小便护理、晨晚护理、为卧床患者更换床单……此外，有一部分患者需要血滤及ECMO

治疗，一半以上患者需要俯卧位通气或早期活动。

他们深知，重症患者的生命是按秒计算的，为了挽救患者，不论是护理操作还是自身防护，不容有一点松懈。护士们不但要严密监测患者生命体征、进行各种治疗及繁重的生活护理，同时也要注重患者的心理护理。工作之余，他们还会抽出时间和清醒的患者聊聊天。

与高强度的日常工作相伴的，是非常有限的“战地”医院资源，“没有条件也要创造条件”——鞋套不够，就套塑料袋；没有胃肠营养泵，就用注射器手动推入鼻饲液；没有避光泵针、泵管，利用现有材料进行改造；为了让危重症患者达到更满意的排痰效果，在没有震动排痰仪的情况下，定时帮患者翻身，亲手为他们拍背，经常翻完几个患者，腰几乎直不起来；由于是重症加强病房，所以常有患者入院时便伴随着压疮、肢端坏疽等各种并发症，他们也会想办法解决，减轻患者的痛苦。

很多护士忘不了第一次进入病房的情景。有一位护士做动脉血气分析，戴着双层手套完全摸不出来血管，终于摸到了股动脉在手指下咚咚的跳动，可就是扎不中，其他护士立即赶来帮助。

有些护士一开始把防护服穿得太高，导致头晕缺氧，坐在走廊挨着大氧气瓶吸氧，半个多小时才缓过来。有些护士戴着防护头罩倒冷凝水，一蹲一起，走了4个房间就大汗淋漓、呼吸困难。

穿着厚厚的防护服进行数小时的连续高强度工作也是前所未有的挑战——每个人的移动和操作都变得笨拙；勒得紧紧的护目镜，让太阳穴的每一次血管搏动都分外清晰；厚厚的防护服传递着紧紧的束缚感，一时间觉得难以呼吸，连站

北京协和医院国家援鄂医疗队交接班信息一览

交接班日期 3-27　　组别 A+B组

极重要事项

床位号		I/O	T(异常)	BP	HR	RR	SpO2	呼吸机	PEEP	Pinsp	Tv	FiO2	NE	多巴胺	丙泊酚	力月西	芬太尼	速尿	其他泵	今晨ABG	其他重要异常化验	关注/新治疗
1				110/59	84	30	100	PS	4	14												
2																						
3																						
4																						
5																						
6																						
7				158/96	83	30	100	PC	4	26												
8																						
9																						
10				167/98	74	20	100															
11																						
12																						
13						16	100	HFNC														
14																						
15				140/62	75		100															
16								HFNC														

交接班信息表

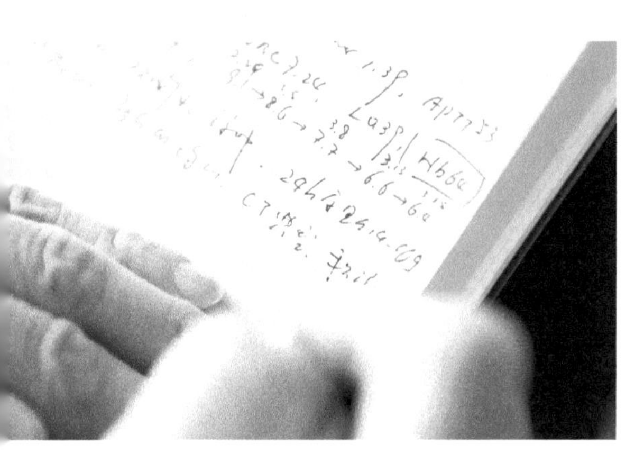

医疗队员详细记录患者病情

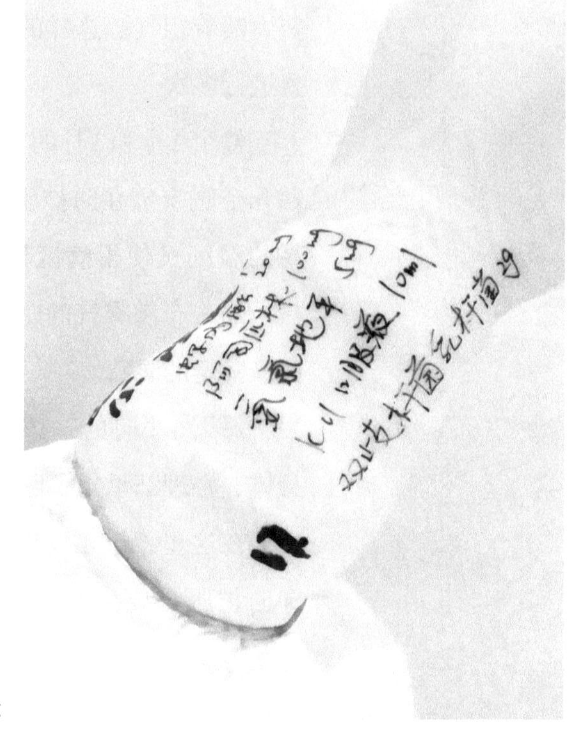

写在手套上的提示

起来走两步都要喘好一会儿……

有护士形容，在感到窒息憋气的瞬间，有一种冲动，想撕掉身上的防护服、摘掉N95口罩，张大嘴使劲呼吸几口空气。但随着对防护服穿脱流程的熟悉，护理团队的成员们很快就可以熟练地穿脱防护服，虽然穿着不合身也可以在病房里自由穿梭，护目镜也不再起雾。

他们把每天下班摘掉口罩后脸上的压痕当作当天完工的奖章，宣告着一天的胜利。

护士们大多身兼数职，每个人都要化身“超人”。每日为患者喂食物，担负起保洁、清运、消杀等任务。

护理中有一项艰巨的工作是将深度镇静中的患者从平躺翻身到俯卧位，以帮助他们改善呼吸条件。要知道，其中一些患者是肥胖体型，看上去体重要顶两到三个体型娇小的护士的体重。况且他们身上插着各种管路，在翻身中还要不断细心地整理，避免管路堵塞或者脱落。每一次操作都需要多名医护配合才能完成，每一次操作完，大家都隔着 N95口罩费力喘着粗气。这样的翻身操作，对于不同的患者，每天需要进行多次。

整个2月和3月的上中旬都是阴冷异常，护士们常常要贴几个暖宝宝在防护服里保证体温；进入3月下旬，突然升高的温度又使得病区像个蒸笼。但无论病区是寒冷还是炎热，隔着布满雾气的防护镜，永远能看到的，是一双双灵秀而又坚定的眼睛。

每天6小时的工作时间，听起来不长，但是医护人员的身体、心理都承担了巨大的压力。

在这里，进了ICU，着实像进了战场。平均每一位队员穿防护服需要大约半小时，刚刚穿戴好，就会感觉透不过

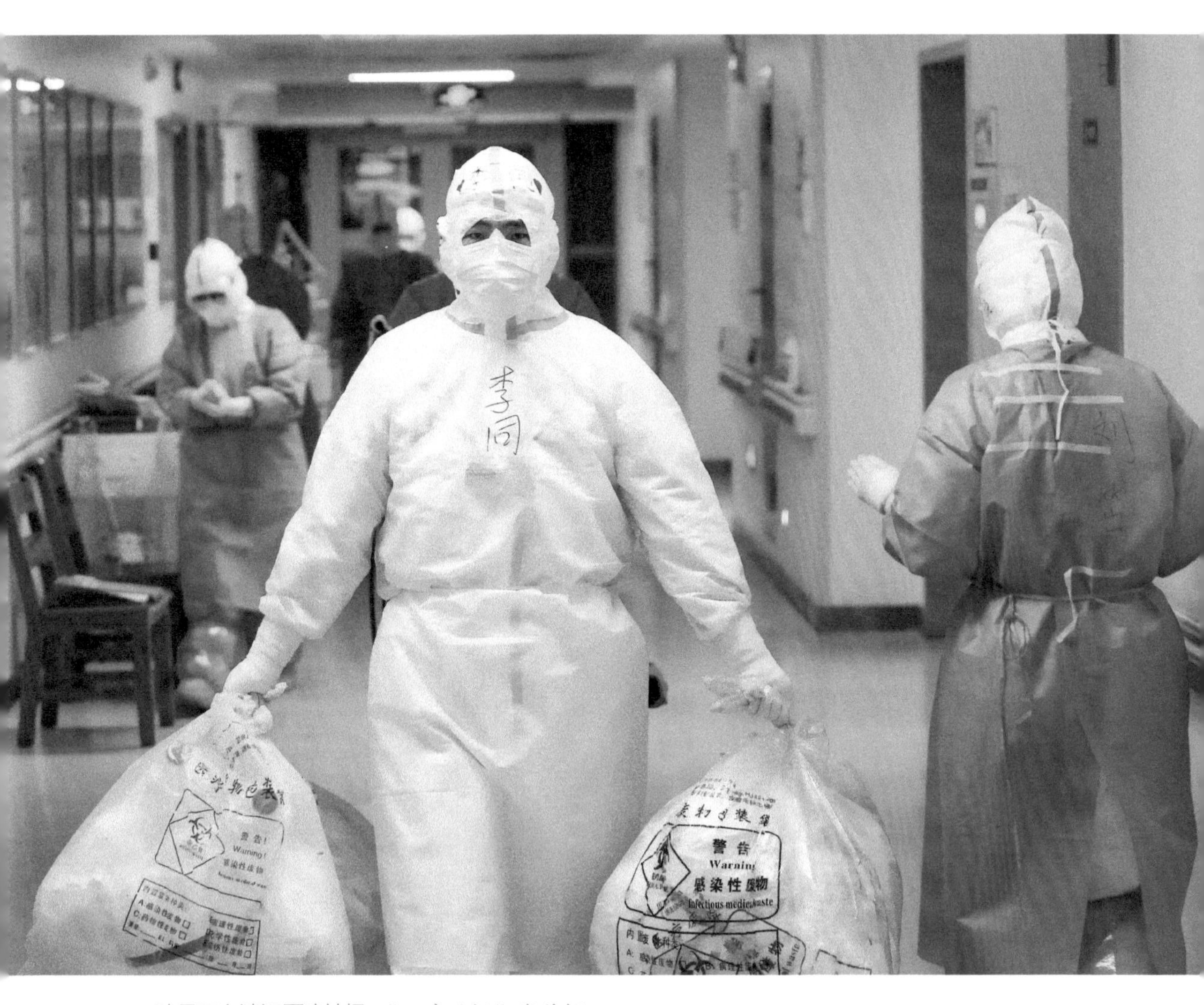

队员正在清运医疗垃圾 《环球时报》崔萌摄

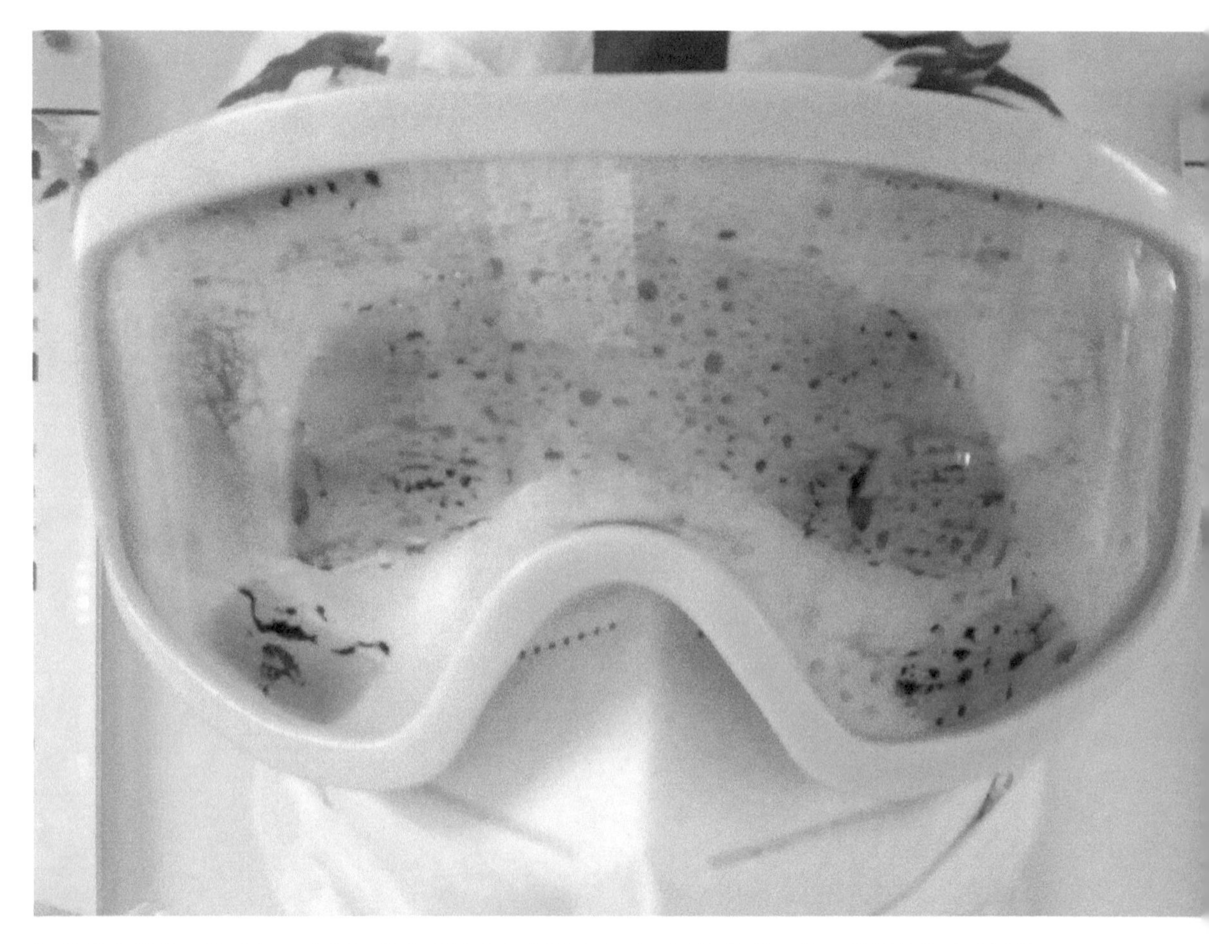

防护镜上常常布满雾气，队员们往往借助雾气凝结成水珠划过镜子留下的一道缝隙为患者诊治，这道缝隙被队员们称为“生命的微光”

气、浑身冒汗，甚至头晕头痛。而汗水正不断将衣服浸透，只有保持忙碌状态，才能分散些许注意力，减轻不适感。穿上防护服后，需要不间断地完成医疗照护工作，不能吃喝、不能上厕所，直到脱下防护服。

每次脱掉防护服，都感觉像获得了新生，衣服被全部打湿。因为护目镜充满了雾气，严重影响临床操作，有些人在进入病房的第三天，便摘掉了护目镜，仅仅戴着一个面屏，只是希望能够更加精准地为患者服务。腰疼戴上护腰，头疼吃点止疼药，手破了贴上创可贴，肚子疼贴上暖宝宝……大家都在坚持，坚持工作在第一线，没有退缩，没有怨言，协和人永远践行“待患者如亲人”的办院理念。

一位做血滤的病人几天没有大便，护士遵医嘱给患者从胃管使用助排泄的药物，用药后患者的大便弄了一床。大家并没有觉得恶心，反倒是很高兴，因为患者避免了肠梗阻的风险。

在呼吸机不断的报警声、鼓风机巨大的噪声、自己慢而沉重的呼吸声中，抬头瞥见窗外弯刀般的月亮，感觉生命就在身边静静地流淌。

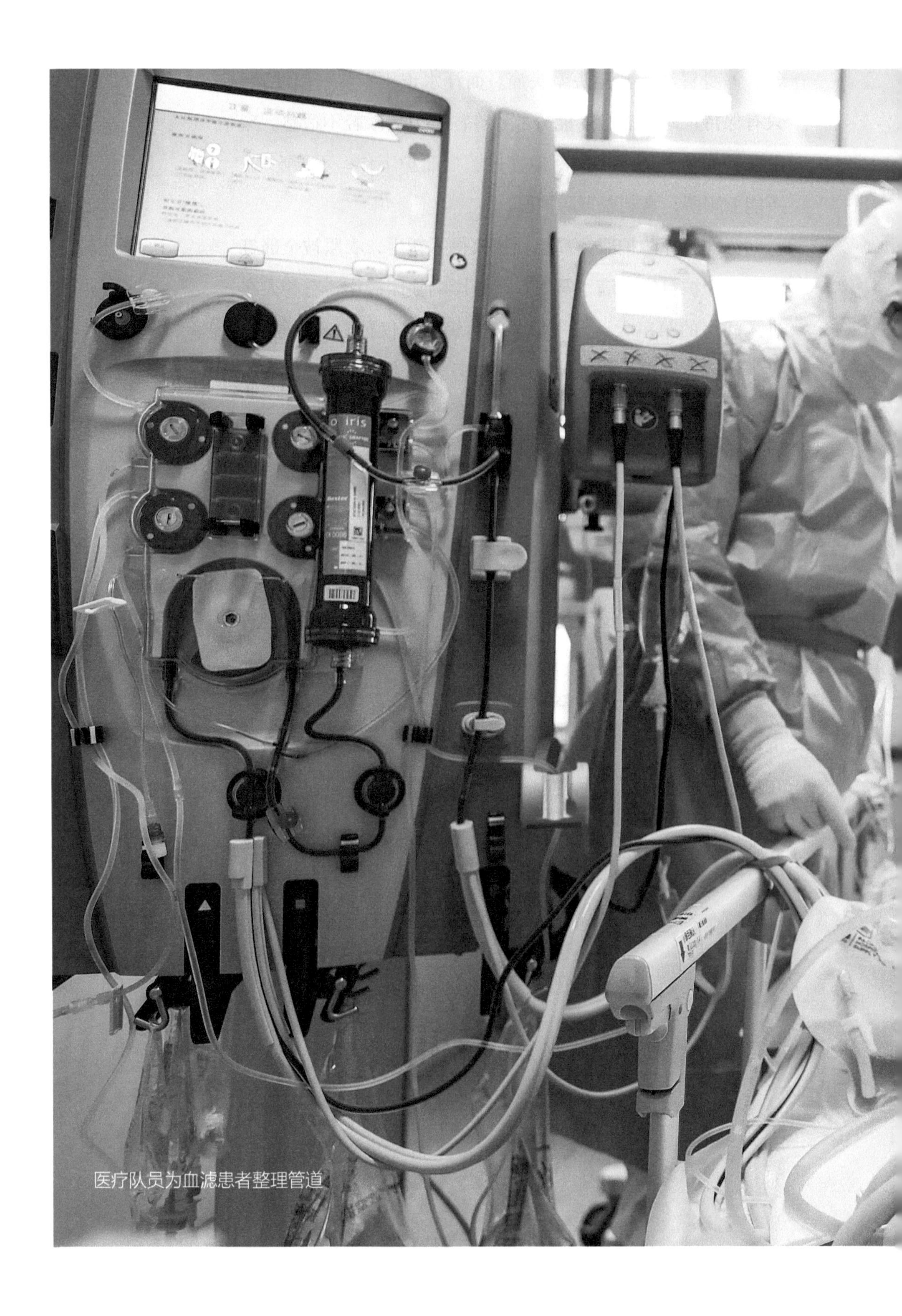

医疗队员为血滤患者整理管道

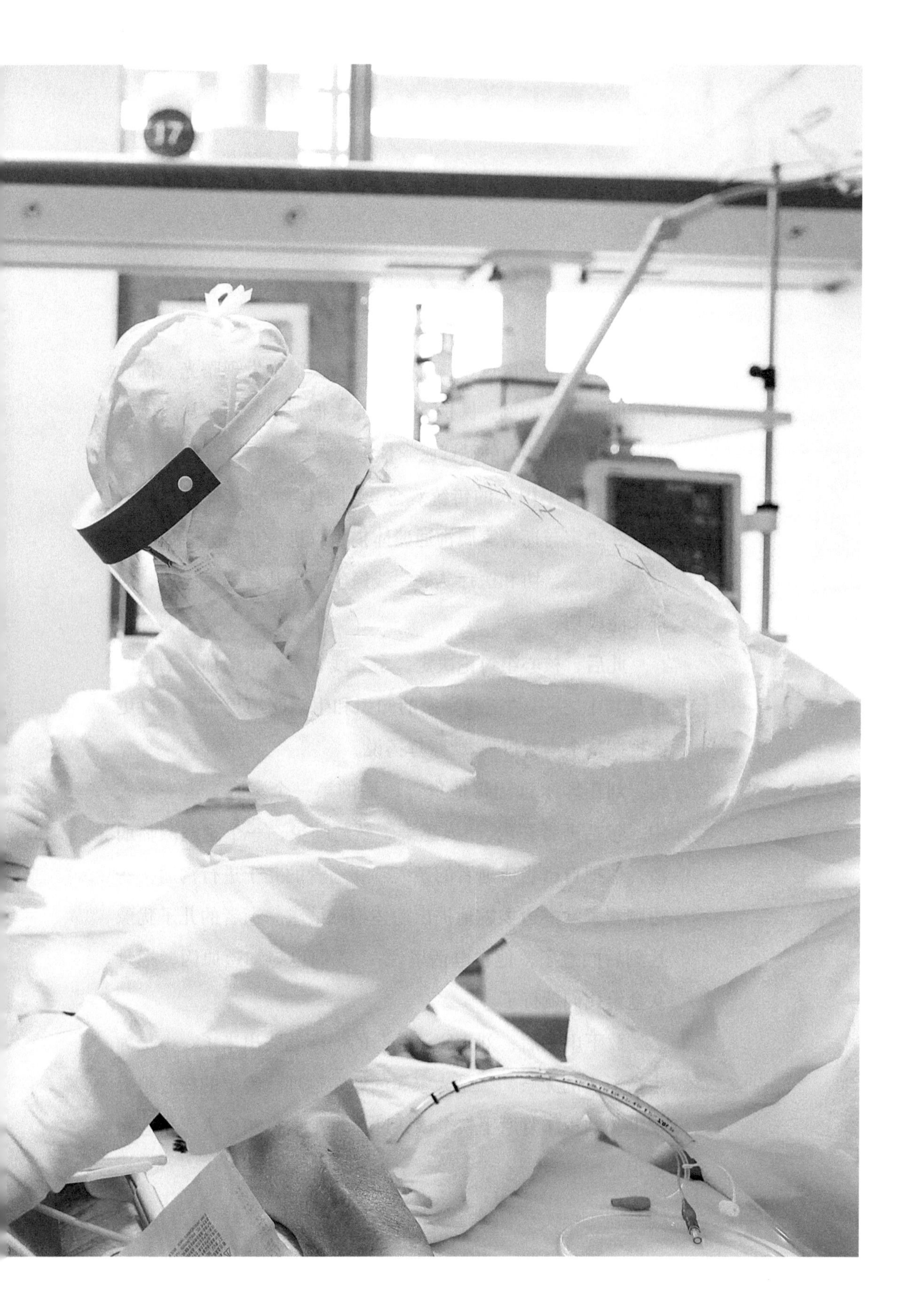

故事四

一次艰难而令人心痛的对话

医学的每一次进步，都是在无数失败中发现曙光。在武汉，面对死亡病例，医护人员和专家们都极其渴望从遗体解剖报告中拿到有力的循证医学证据。

然而，中国人的传统观念里对遗体解剖有着天然的抵触。在决定与逝者家属沟通遗体捐献以进一步研究新冠病毒发病机制后，协和医疗队的一线医生谈了几位逝者家属，但都未能成功。

此后，核心组讨论决定，由三线专家负责谈话，刘正印正是其中之一。“三线专家的知识和生活阅历更丰富，也更能把握整个沟通过程。”张抒扬说。

刘正印永远记得他负责谈话的第一个家庭。这一家人中，包括逝者在内，5人感染了新冠肺炎，一个家庭濒临崩溃。他把自己当成逝者的亲人，和逝者的儿子进行沟通，一边聊着家常一边委婉地提出遗体捐献请求。逝者的儿子犹豫片刻后同意了，他在电话里说：“我们也想知道原因，把骨灰盒给我们就行了。”

放下电话后，刘正印“哇”的一声就哭出来了。一是为生命逝去的无奈，二是为家属的通情达理。晚上的核心组会议上，刘正印复原了整个谈话过程，在座的20多人无不心痛流泪。

最终，协和医疗队成功开展了5例遗体解剖和病理学研究，从中获得了大量有价值的信息。

争取家属最后同意，是一段既艰难又让人心痛的过程。那句“我们很愧疚，终究没能挽救您母亲的生命”，让刘正印和逝者家属都泣不成声。

医学是科学，也是人的学问。在张抒扬看来，刘正印之所以能劝说成功，靠的是高度的同理心，他真正走进了家属心里，“他把自己融到了家庭成员当中，去关心他们，以心换心，完全感同身受，取得了家属的理解与配合”。

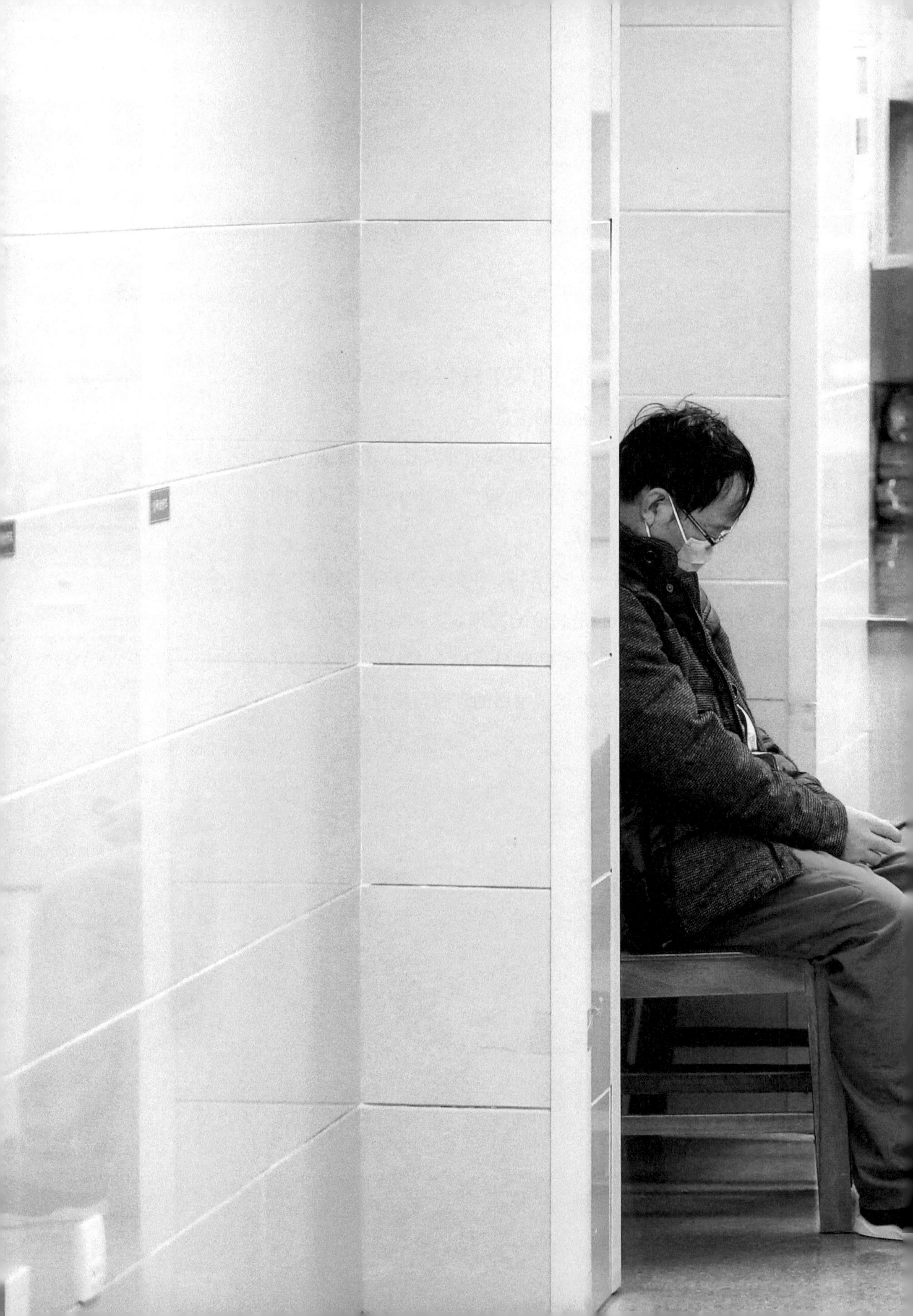

刘正印下班后独自坐在清洁区　　《环球时报》崔萌摄

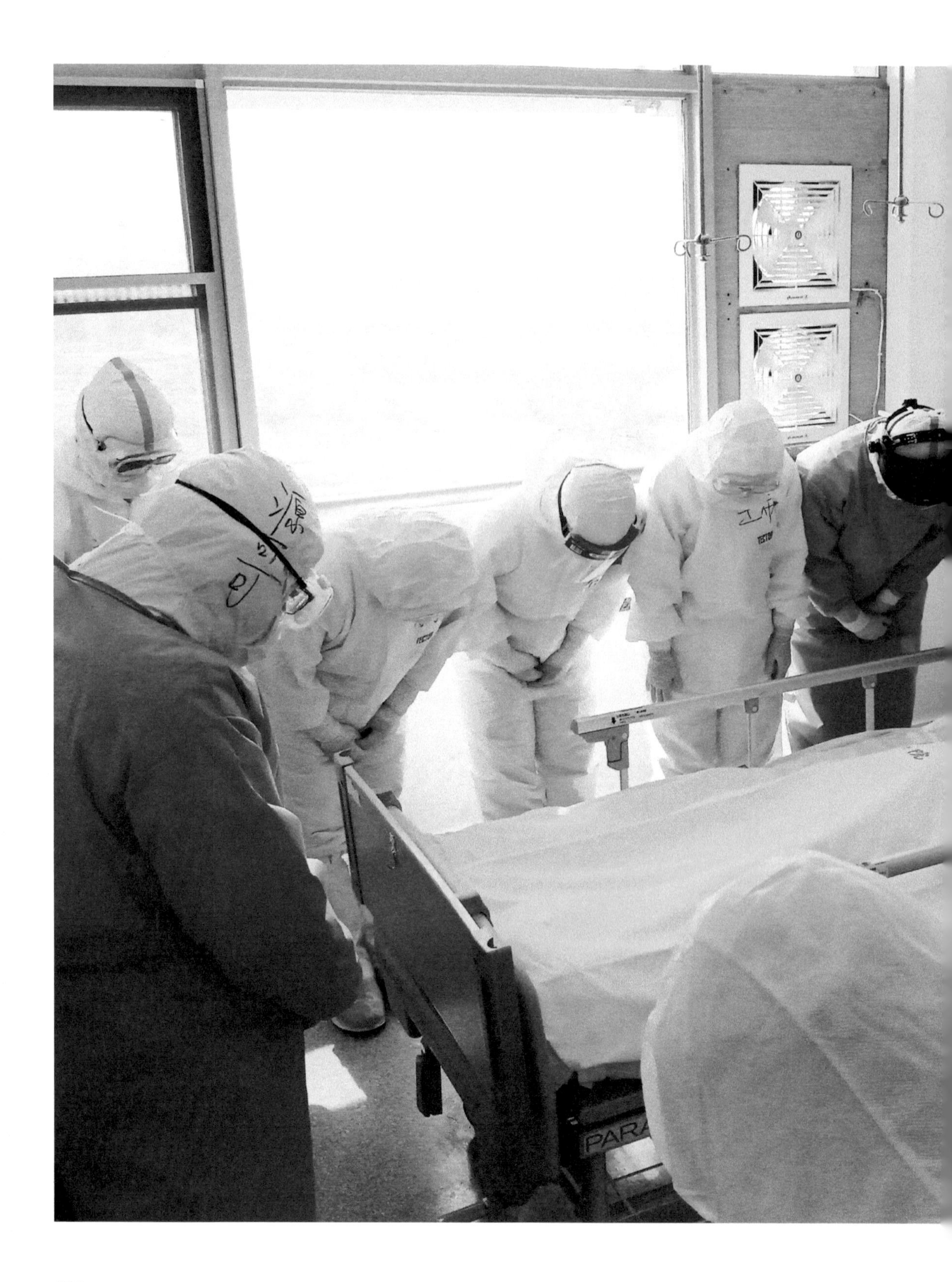

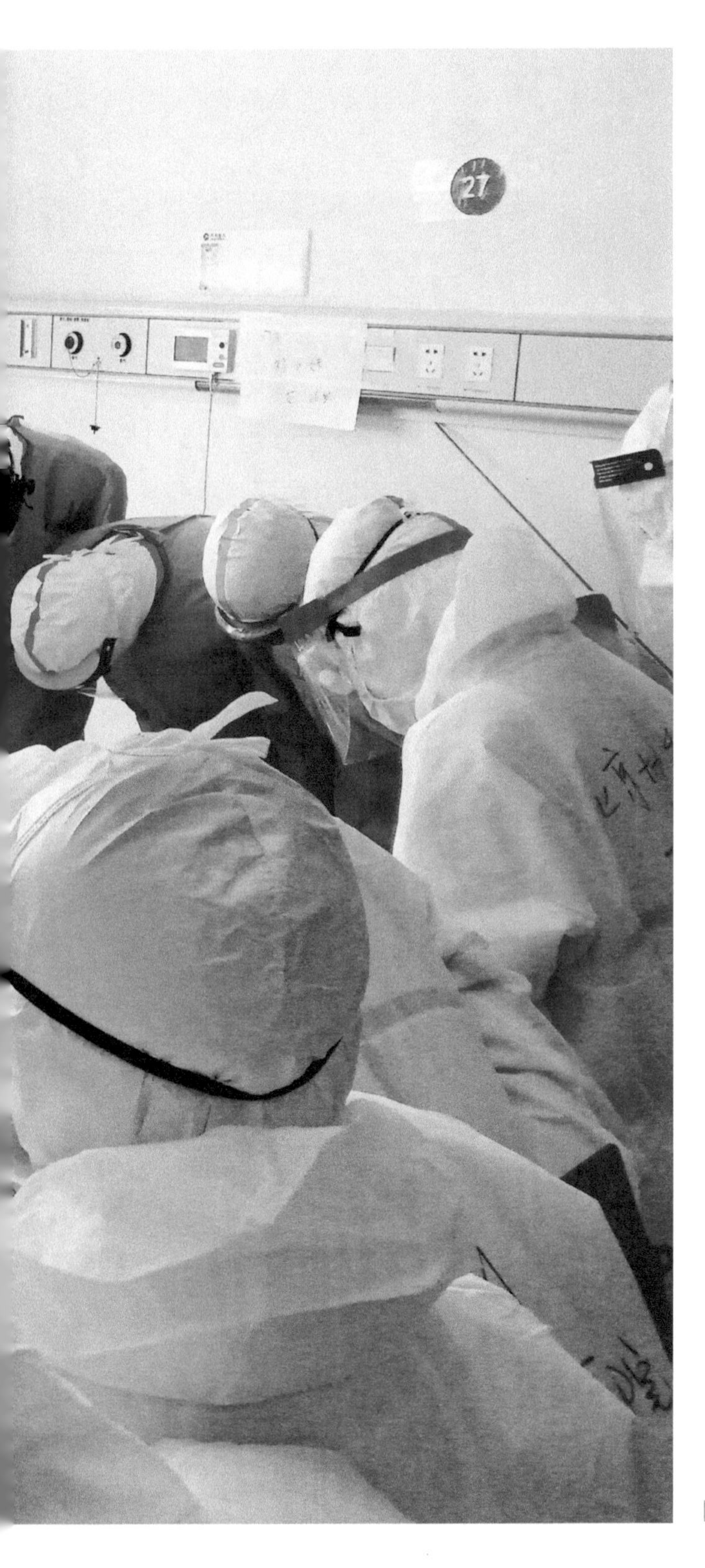

医护人员向逝者遗体鞠躬默哀

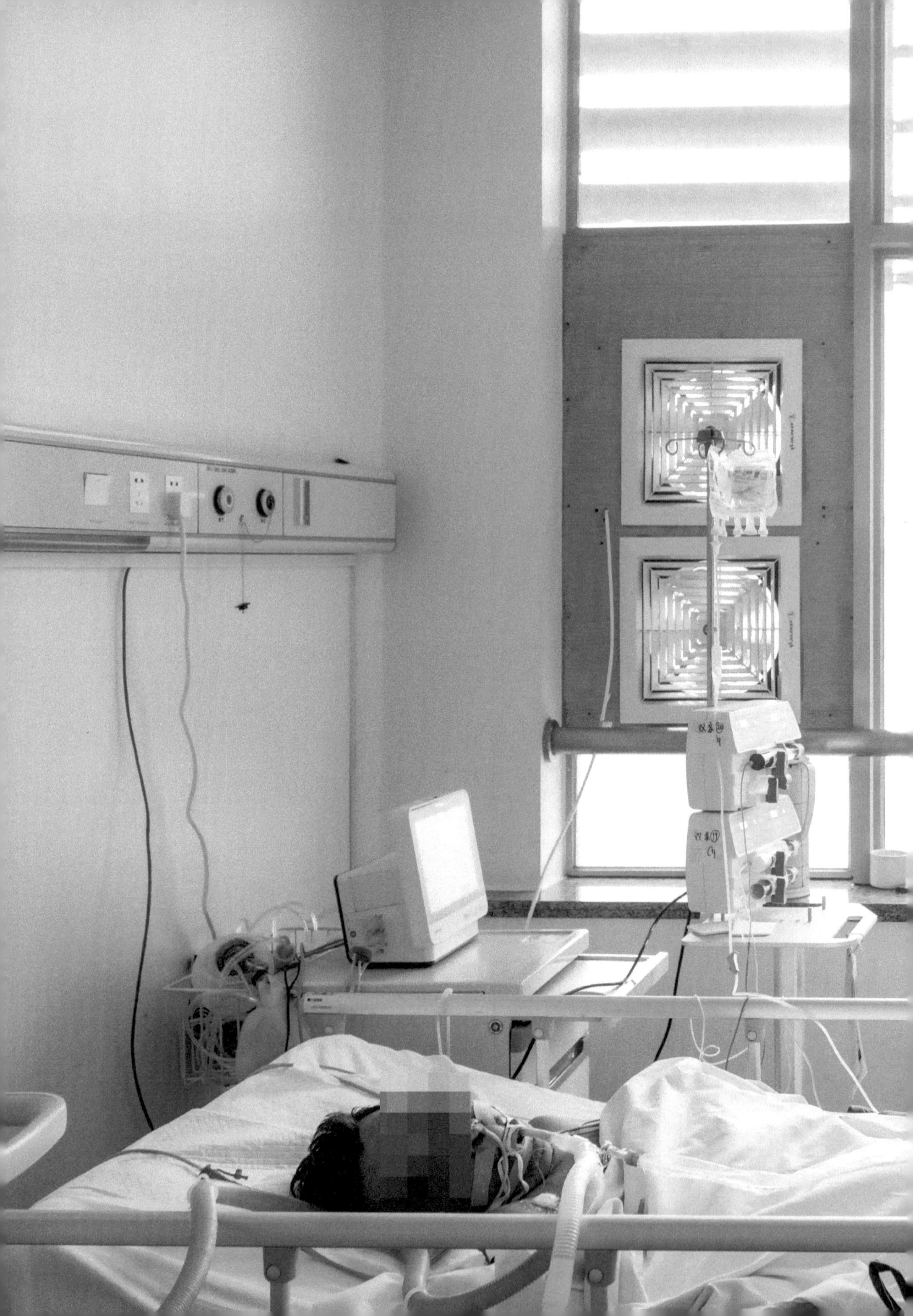

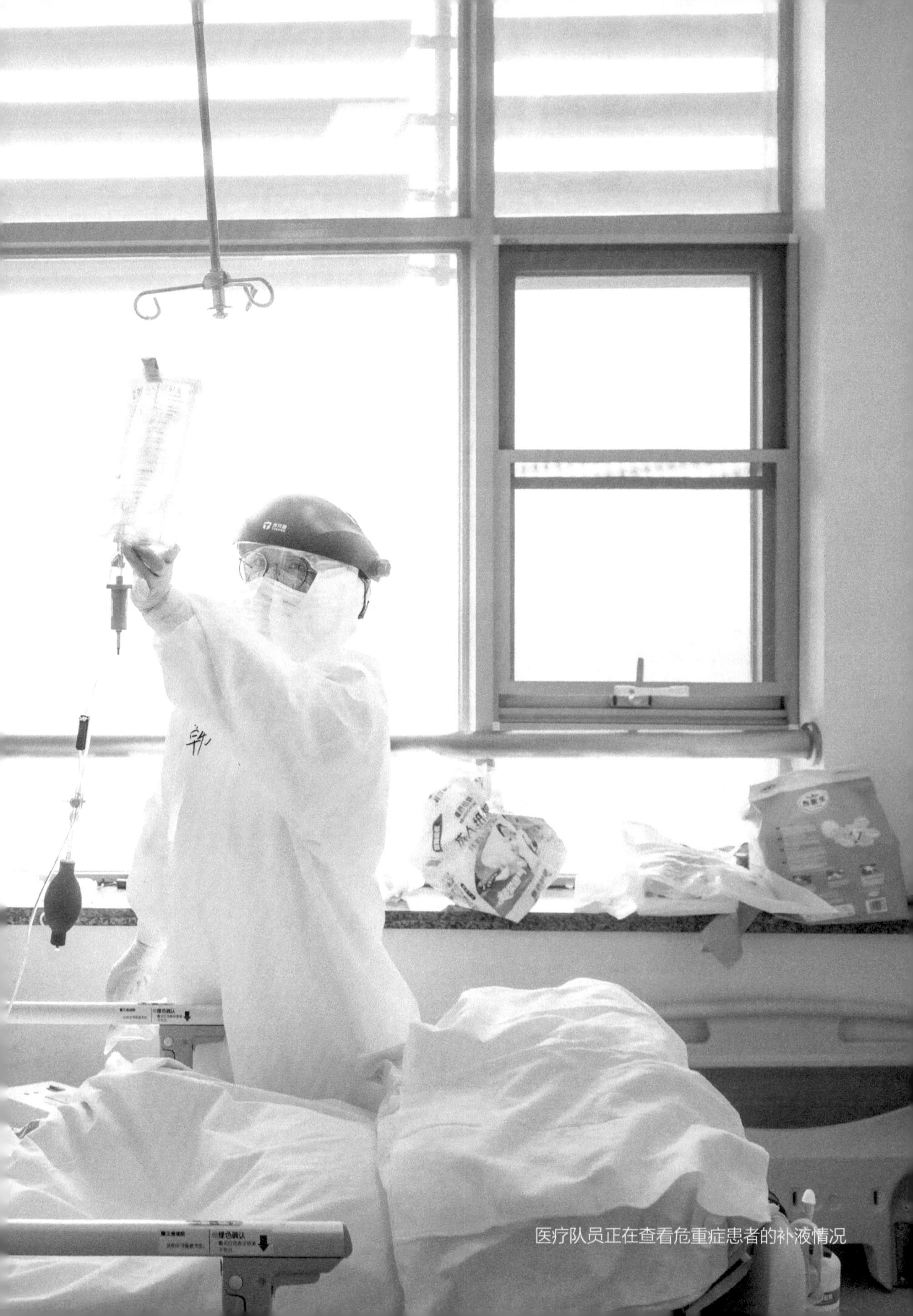

医疗队员正在查看危重症患者的补液情况

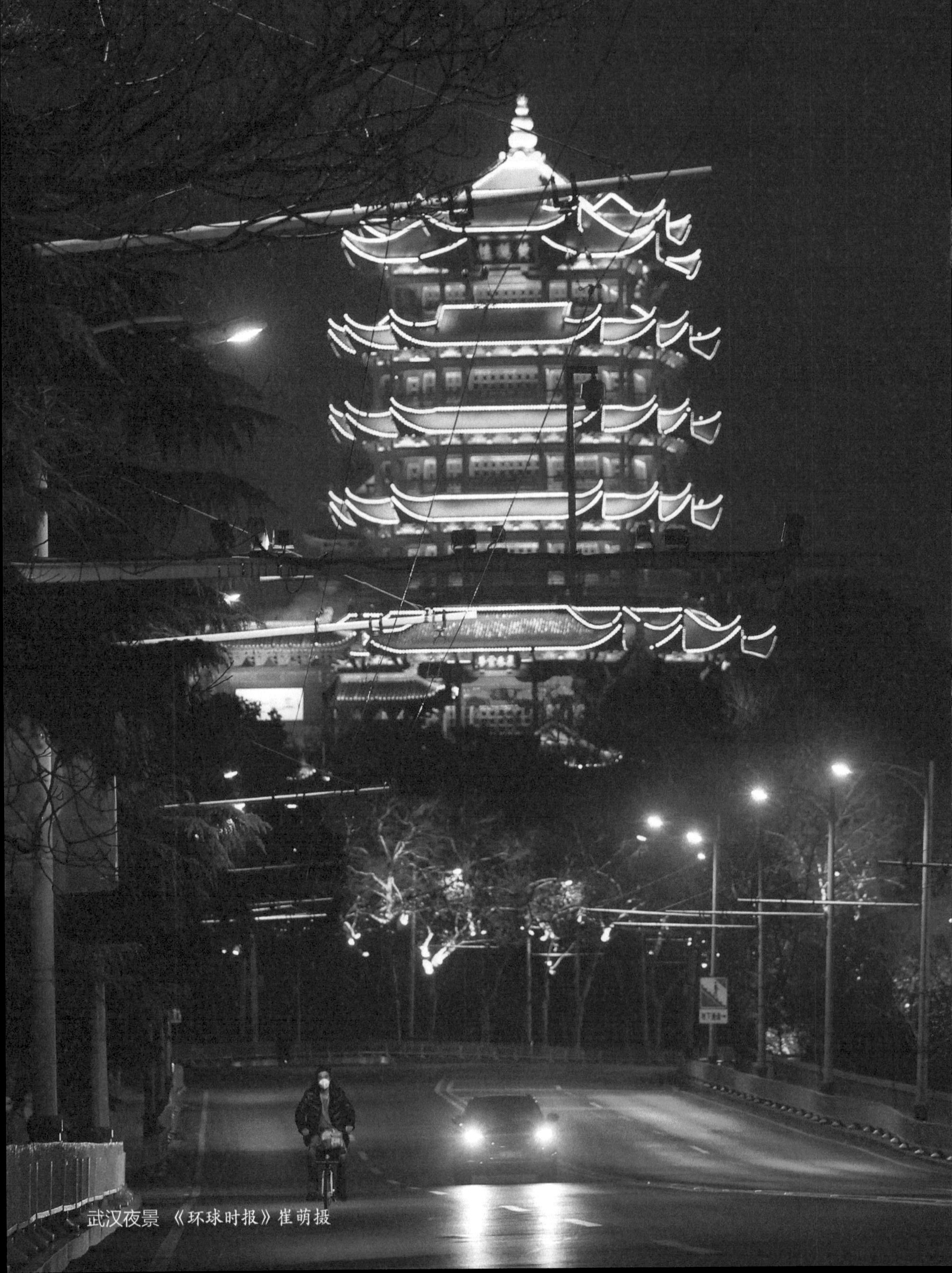

武汉夜景 《环球时报》崔萌摄

白衣天使的创伤，由这座英雄的城市治愈

22年前的一天，北京协和医院检验科副主任技师陈雨的母亲在单位突发脑出血。

没有任何征兆，当天早晨还欢声笑语的母亲在当晚永远地离开了她。

时隔多年，亲人离世的打击和记忆成为陈雨心灵深处无法愈合的伤口，也成为她一直不能去触碰的回忆。

在无人的深夜，陈雨经常会问自己：如果突然离开这个世界，会有什么放不下，怎么做才不遗憾？

然而，让她没有想到的是，严冬里的武汉，给了她最终的答案。

2020年2月27日，检验科陈雨、张栋2人出征前往武汉，加入协和医疗队，为医疗队临床检验增强力量。

一次，在为病人取拭子时，一位阿姨引起了陈雨的注意。阿姨皮肤白净、头发微卷，安静地躺在病床上，像极了她母亲的样子。了解到她的儿子是一名医生，正在武汉以外的地区支援。一时间，尘封的记忆像潮水般漫开，当年在急诊上班时接到母亲病危电话的场景再度浮现在陈雨的脑海中，心情越发地沉重。

思绪翻涌的瞬间，想到她的儿子肯定也焦灼地期待母亲转危为安，陈雨开始格外关注这位母亲的病情。虽然她的情

况不容乐观，但每一个人都努力着、盼望着她的儿子回来能见到康复的母亲。

离开武汉前，陈雨去和那位母亲道别，她身边的监护数据平稳地闪烁着，虽然她还不能说话，但是相信她可以感受到自己已经转危为安，所有人都盼望着她早日康复、与家人早日团圆。

回京后，蓦然间再度回首往事时，陈雨惊讶地发现，自己内心多年来不可疗愈的伤痊愈了，她发现自己已经坦然地接受了生命的残缺——虽然生命逝去，但爱恒久。

在武汉这座英雄的城市，陈雨曾经为了他人的幸福奋力前行，也得到了来自社会各界的关爱，这种共同的付出让她感受到爱的无坚不摧，也让她有勇气接受自己和他人的不完美，接受人生的阴晴圆缺。

做一个传播爱的人，让人生了无遗憾。这就是武汉这座城市，带给陈雨人生的新的启示。

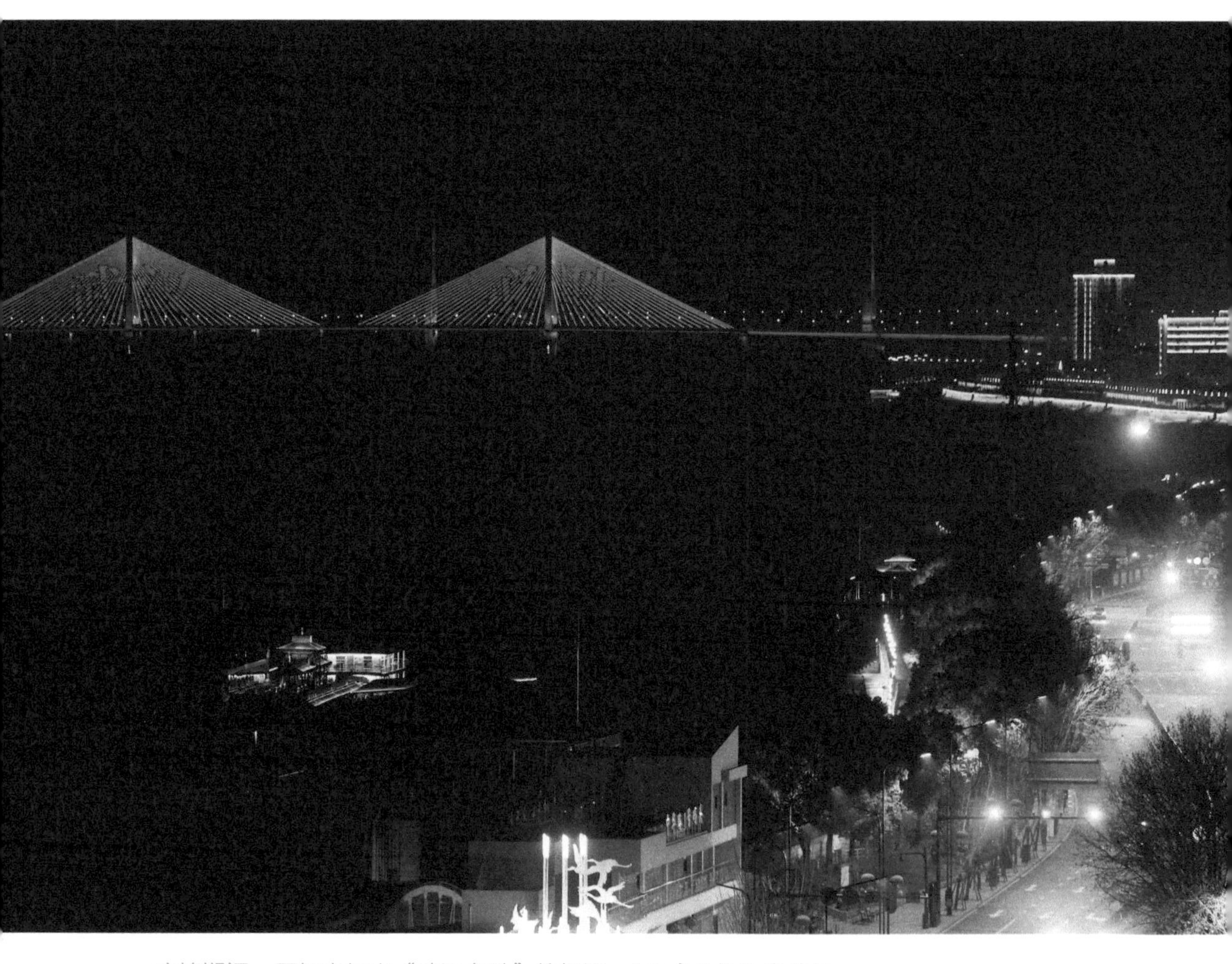

疫情期间，用灯光打出“武汉必胜”的标语 《环球时报》崔萌摄

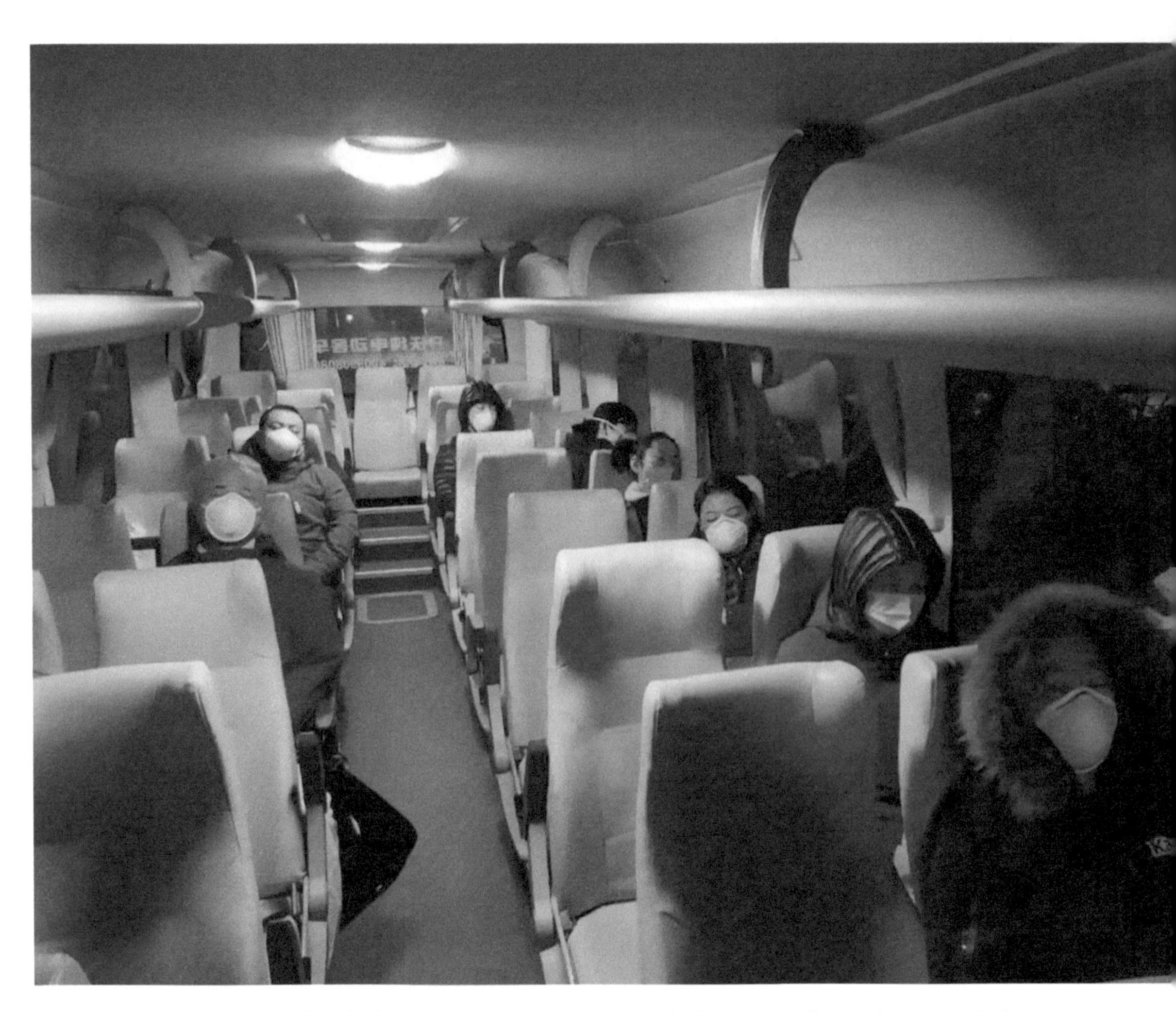

医疗小组在4小时的班次中先结束一位患者的CRRT、独立安装及预冲4台血滤机、为4名患者进行CRRT上机操作，下夜班时都累坏了，而这样的情景几乎每天都在上演

难忘冬夜里的武汉人民

2020年4月14日起，绵延25公里的武汉“长江巨屏”，连续推出主题灯光秀。

“没有一个春天不会来临！共克时艰！感谢有您！武汉加油！”……巨幅字幕在眼前滚动，平静的江水依旧东流，仿佛一切都没有发生过。

在武汉战“疫”的日日夜夜，协和医疗队的队员们渐渐爱上了这座城市，不仅爱它的流光溢彩，更爱这片热土上的人民，爱他们的刚毅和勇敢，感谢他们的信任和付出。

2020年2月初的一天，凌晨三点，武汉。

没有耀目的夜景，灯光不昏暗也不诱惑。“华中科技大学同济医院中法新城院区”的霓虹灯招牌闪着红光。

下夜班的队员坐在返回酒店的大巴上，窗外是一排排冷漠的夜灯，透过冰凉的玻璃窗，仿佛能感到寒冷的夜风正在吹拂。然而，医疗队员们的心却暖暖的，因为在一个个如今天这般寒冷的夜里，许许多多的武汉百姓给予他们无私的帮助和支持，让他们永生难忘。

班车司机周师傅就是其中一位。

周师傅是一位平凡的湖北人，热情、乐观、开朗。这位退伍军人说着一口他自认为标准的“武汉普通话”，幽默健谈，有求必应，开车技术很好，是大家公认的最好的班车师傅。

平时，周师傅接送大家上下班特别准时，每天总是提前半小时就把车开到固定地点等大家上车，和每一个人打招呼。

更让队员们感动的是，有时队员因为抢救患者错过了回酒店的班车时间，只要联系周师傅，他总是立刻就开车前往，从未有过一丝怨言。赶上刮风下雨的天气，他也总是尽可能地把车停在离门口最近的地方，为的就是不让大家淋雨，让大家走最短的路。

每天数次往返于酒店和医院，周师傅不只是接送队员们上下班，还经常随车运送一些物资，淋着雨帮大家搬搬抬抬。

一次在车上聊天，周师傅无意中提起，大名鼎鼎的火神山医院就在协和医疗队所支援的中法新城院区附近，队员们都想去看看。没过两天，在下班路上，周师傅就特意绕路带大家去看了心心念念的火神山医院。

虽然只是在车上向外匆匆一瞥，高高的围墙也挡住了大半影像，但是也让一个多月来只在驻地和医院之间两点一线往返的医疗队员们心满意足。

面对着单调的公路、面对着这个安静得有点过分的城市，周师傅让大家感受到了来自武汉人民的热情和温暖。他主动让大家用自己的手机连接他车上的蓝牙来播放大家爱听的歌曲；会给大家讲解湖北有名的小吃和好玩的地方；会在上班路上让大家在车里给队友录生日快乐歌；会贴心地把车速放慢，因为生怕正在车里拍摄的小伙伴摔倒……

然而，突然有一天，原本要送医疗队员上班的他没有出现。大家以为是换班了，随口打听一句才得知，是周师傅的父亲去世了！

这么多天的风雨相伴，大家心里也觉得很难过。原以为这次一别怕是很长时间见不到周师傅了，没想到他第二天又

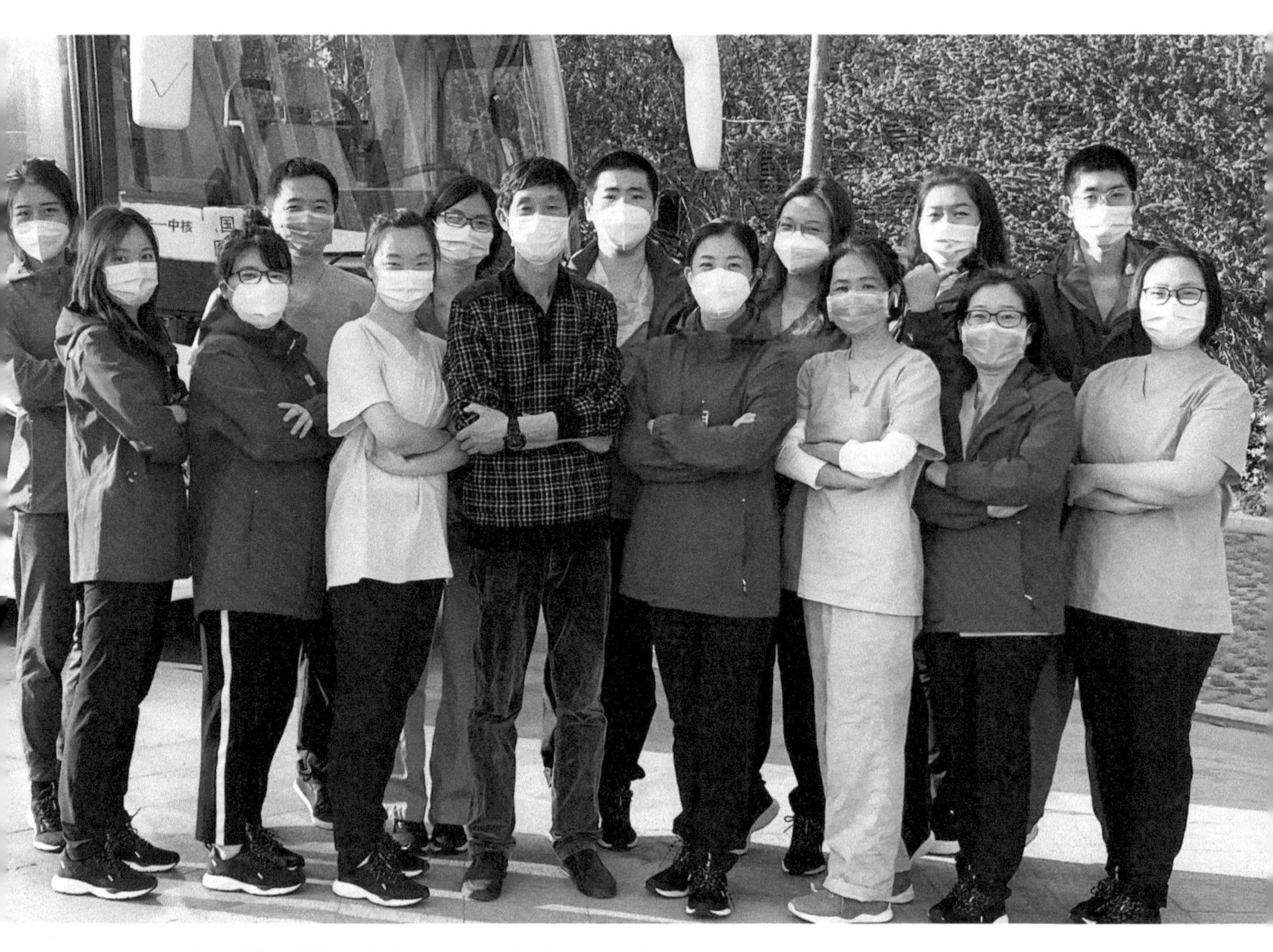

班车司机周师傅（前排左四）和队员们的合影

回来了。

大家问他为什么这么着急回来，眼眶红肿的周师傅说：“我说了陪你们到最后，就不能食言！”

所有在场的人，被周师傅的这句话感动到鼻酸。

离开武汉的那天,周师傅和大家一一相拥而泣……

就像那句话说的那样：你守护病患，我们守护你。

让医疗队队员们印象深刻的，还有一位病房污染区里负责保洁工作的阿姨。

每一次，阿姨出现的时候总是匆匆忙忙、风风火火。她可以一次双手拎8袋医用垃圾依然健步如飞，要知道她跟大家一样穿了厚厚的防护服、戴了厚厚的口罩和护目镜……当大家要上前帮她分担一些的时候，她却总是推辞：“我来就好啦，你们已经很辛苦了，谢谢你们！”

后来，医疗队员们才知道，这位阿姨要负责中法新城院区C栋这一整栋楼好几个病房的卫生，而且据武汉同济医院的同道说，在这个时候，已经很难招到人来做保洁工作了。

就这样，这位阿姨一直任劳任怨地坚持着，直到有一天上班时她说：“明天我要休息一天了，实在干不动了！”

当时，在场的医疗队员们不知道该用什么语言来安慰她，大家只是特别想抱抱她！

还有驻地酒店的工作人员，也让协和医疗队的队员们总能感觉到冬日里的温暖。

刚到武汉，很多队员不适应南方“过山车”似的天气，忽而狂风暴雪，忽而阴冷入骨，酒店的工作人员贴心地给大家提供了电暖器；害怕医疗队员们饮食不习惯，酒店专门设置了“意见本”，收到大家诸如宫保鸡丁、凉拌黄瓜等需求后，也会详细回复具体上菜时间……

驻地酒店还有两位负责联络的经理，都很年轻、漂亮，最主要的是工作能力令人佩服。在那些物资并不充裕的日子，她们总能给大家制造出惊喜。2月14日情人节那天，她们用便利贴做成一个心愿墙，让大家写出自己的心语心愿；为队员们表达生日祝福时，她们用火腿肠和盒装的牛奶摆出了“生日快乐”的字样……不管大事小事，无论白天黑夜，队员们寻求帮助时，她们总是第一时间协调解决问题。

酒店里还有一位与医疗队员们朝夕相处的服务人员。因为队员们总日夜倒班，很难在正常的饭点吃上饭，她就每天把准备好的饭菜放在保温箱里，让大家不管多晚回来都能吃上热气腾腾的盒饭。她还负责会议室的管理工作，每次医疗队与协和后方大本营远程会诊前，她都能用最短的时间把会场布置得井井有条。

有一次，有队员问起她的家远不远，她笑着说，其实酒店距离她家只有十几分钟的路程，孩子今年还要参加高考，但她已经两个多月没回过家了。

大家一听，不禁沉默——为了照顾协和医疗队的队员们，她选择了驻守岗位，与协和医疗队和这座城市一起共渡难关！

不止他们，在武汉接触到的每个人，从坚守岗位的医护人员，到不惧风雨的普通民警；从不辞辛苦的志愿者，再到风雪无阻的班车司机……遛弯儿时，会有武汉人民远远地向医护人员说谢谢；超市购物时，会有工作人员和他们说辛苦了；班车经过路口时，会有市民向大家深深地鞠躬。还有志愿者为队员送来炖了七八个小时的排骨藕汤、来驻地为队员们义务理发，还有很多组织、机构和爱心人士为队员们送来各类捐赠物资……

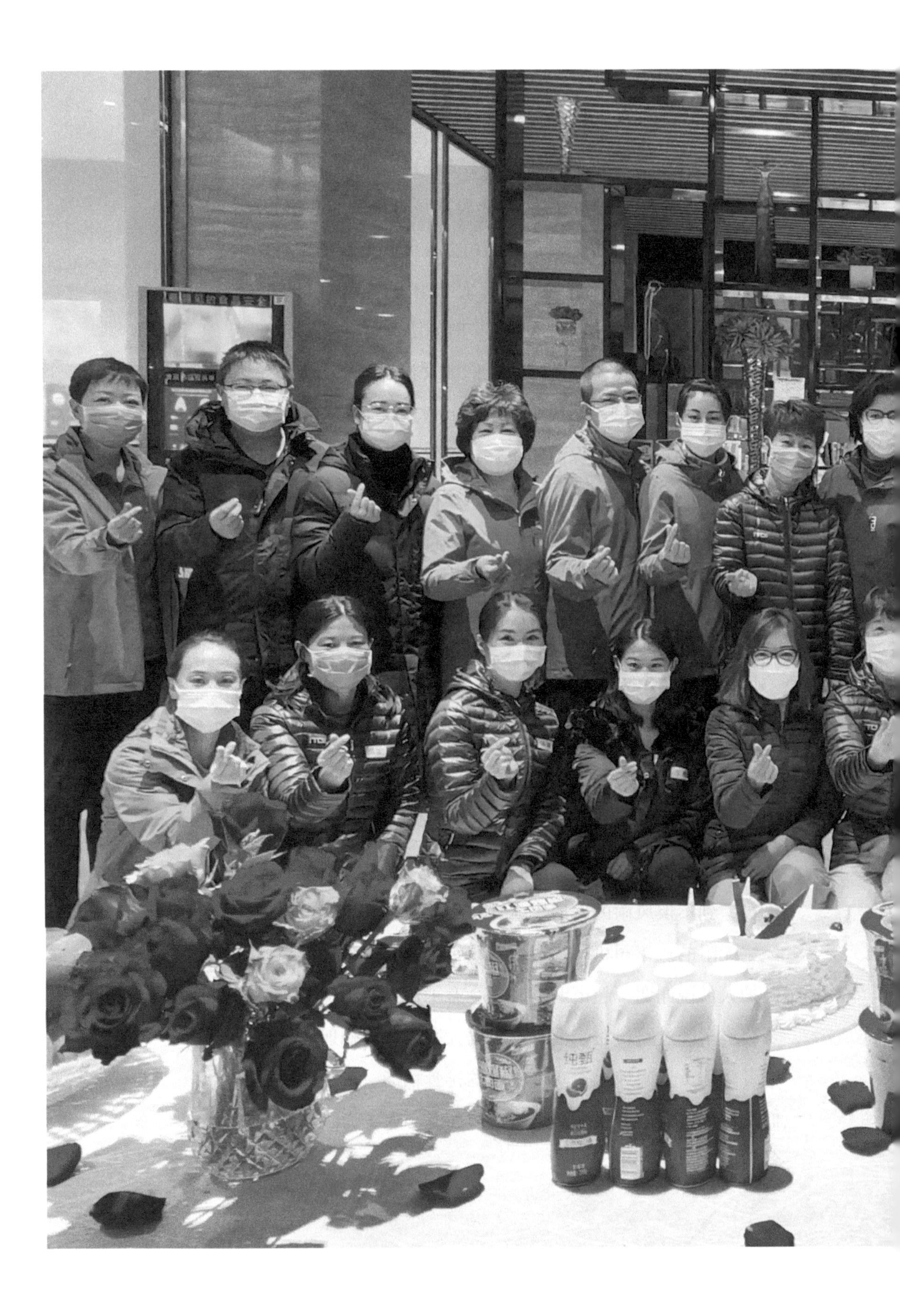
纯甄

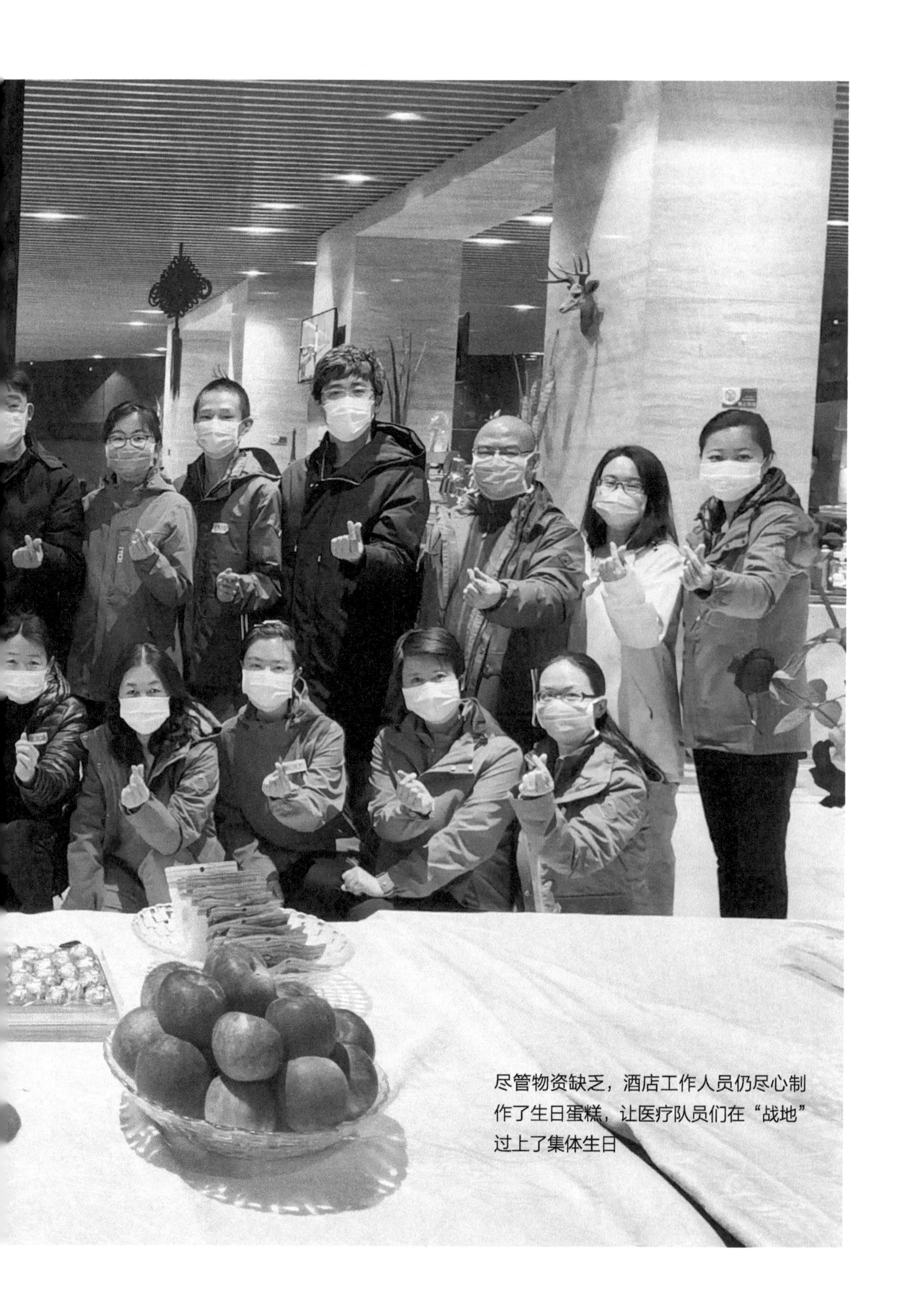

尽管物资缺乏，酒店工作人员仍尽心制作了生日蛋糕，让医疗队员们在“战地”过上了集体生日

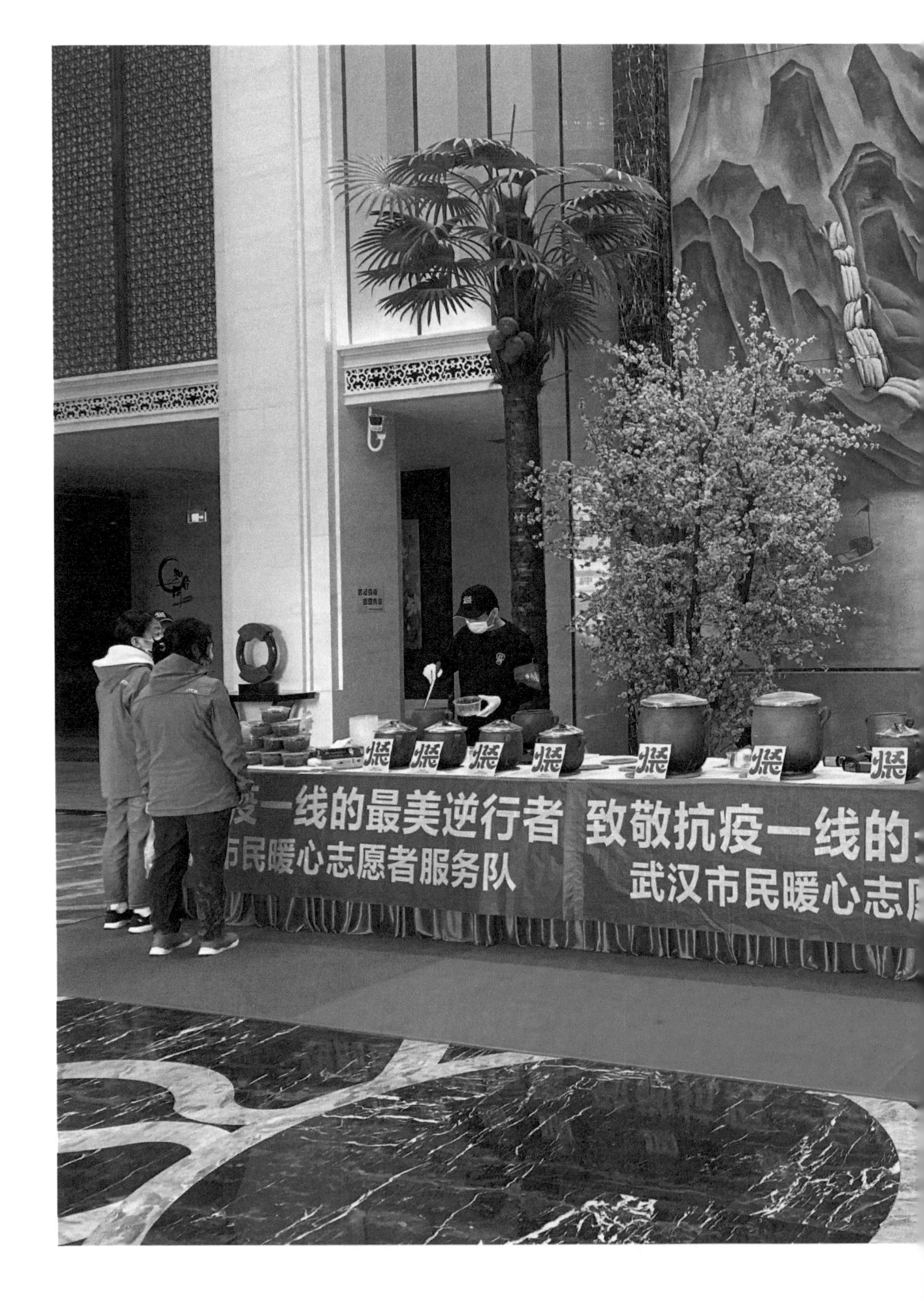
煨
煨
煨
煨
煨
煨
煨
疫一线的最美逆行者
市民暖心志愿者服务队
致敬抗疫一线的
武汉市民暖心志

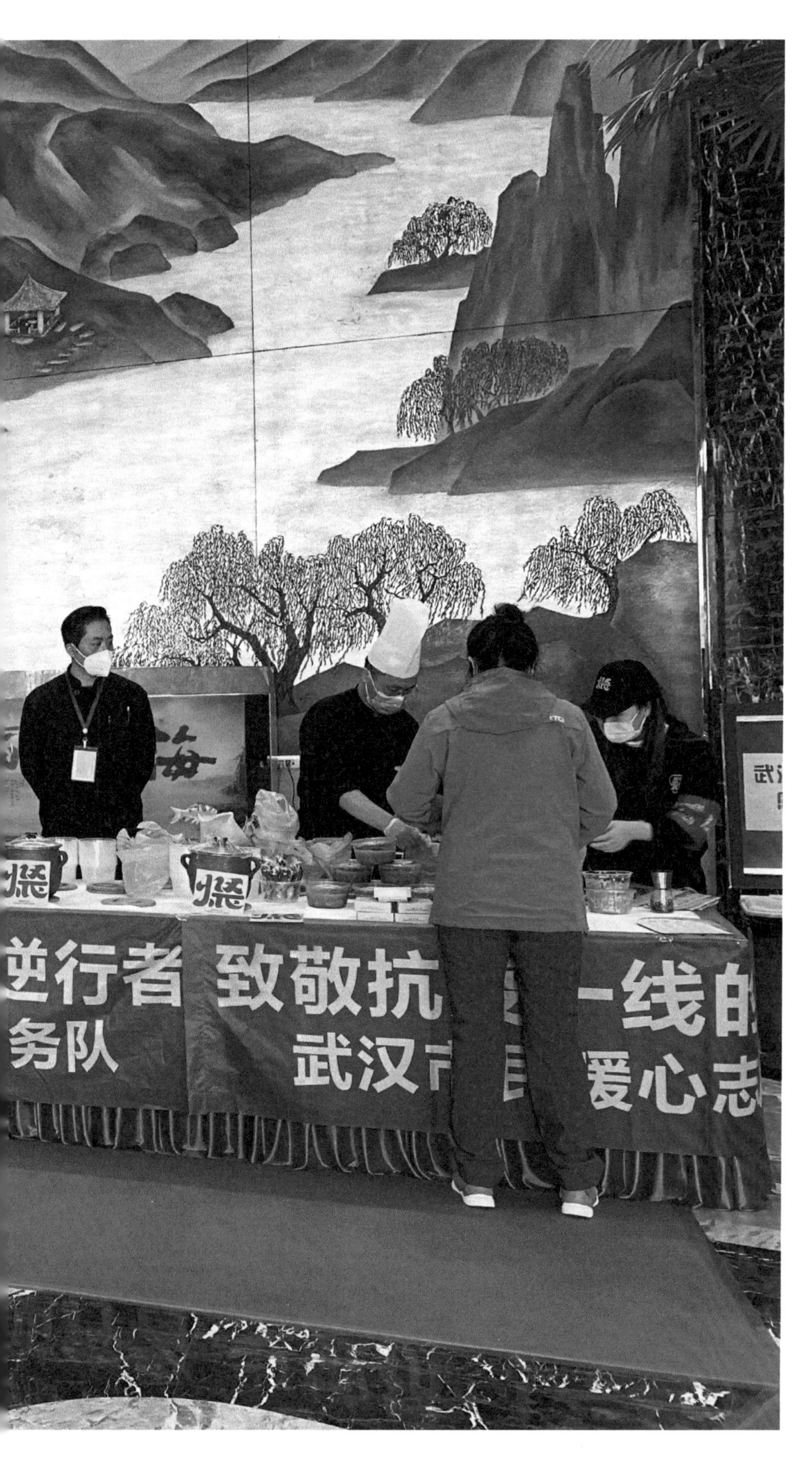

武汉市民暖心志愿者服务队为协和医疗队送藕汤

他们的眼神里都有同一种坚定，他们的身上都凝聚着同一种力量。

医疗队员们或许没有记住他们的名字，但是在队员们眼中，他们也是最可爱的人。

坚忍顽强的武汉人，在与病魔短兵相接中，在用行动守卫家园过程中，展现出不惧困难、坚毅前行的英雄气概。

他们用最质朴的爱温暖了这个冬天。

有时候，简单的牺牲，也是很大的牺牲。

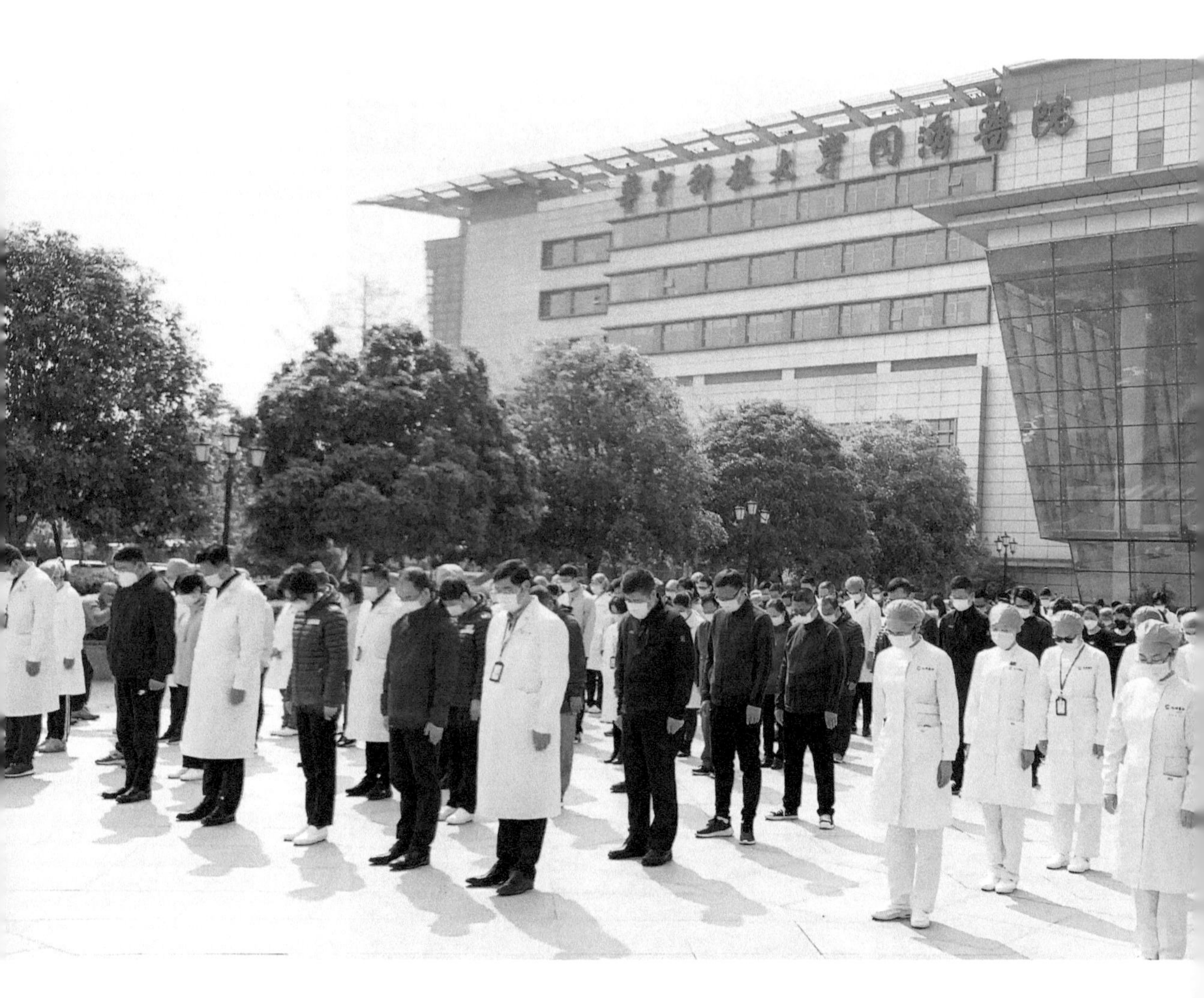

2020年4月4日，全国哀悼日，北京协和医院等多支医疗队在武汉同济医院中法新城院区广场上集体哀悼

感受生命的重量，奋起前行的力量

2020年4月4日上午10时，五星红旗半垂，汽笛声与警报声响彻神州大地，习近平总书记等党和国家领导人同14亿中国人民一起默哀3分钟，深切悼念在抗击新冠肺炎疫情斗争中牺牲的烈士和逝世的同胞。

与此同时，湖北武汉举城悲恸、江水哀鸣，汽车、火车、舰船集体鸣笛，防空警报同时拉响，停车、脱帽、肃立、默哀，愿逝者安息，愿英雄走好！

中法新城院区广场上，五星红旗在空中飘扬。协和医疗队的队员们伫立在旗杆下，为那些因新冠肺炎疫情而逝去的同胞，为那些因抗疫而牺牲的英雄，默哀3分钟，他们的生命永远停在了2020年的早春。

对逝者最深沉的缅怀和最真挚的告慰，是生者坚强，是医者更全身心地付出。

这天上午的重症加强病房里，一位气管插管、依靠呼吸机辅助呼吸的大叔，正烦躁不安地用手不断地敲打着床档。

看着他的一举一动，王玉娥的心情既欣喜又不安：欣喜的是，大叔终于有意识了，不安的是，他的这种躁动和焦虑并不利于他的治疗。

王玉娥像往常一样用语言去安慰大叔，但效果不理想。这时，已是上午10点，听到窗外传来的防空警报及鸣笛声，王玉娥立在窗前行哀悼礼，一回头，看到大叔艰难地向她伸出他的双手……

那一刻，两双手紧紧握在了一起。王玉娥回忆说：“那一刻，分不清是他给我安慰还是我给他安慰。”

没有语言安慰的那一刻，隔着橡胶手套的双手却能彼此传递力量。

此时的王玉娥发现，大叔双目紧闭、眼角微微湿润，她抬头看了一眼心电监护仪的屏幕，发现患者心率慢了下来，血压也平稳了，血氧饱和度达到了100%！

王玉娥突然意识到：再多的语言安慰也比不上这手与手的一握，这也是心与心的融合，因为有爱，我们才能向前攻坚，抗疫之战才能坚持到更远！

刚为患者做完俯卧位通气的医疗队员在病房通道里短暂休息，远处的队员在写护理记录单，而患者的生命是他们坚持下去的强大动力

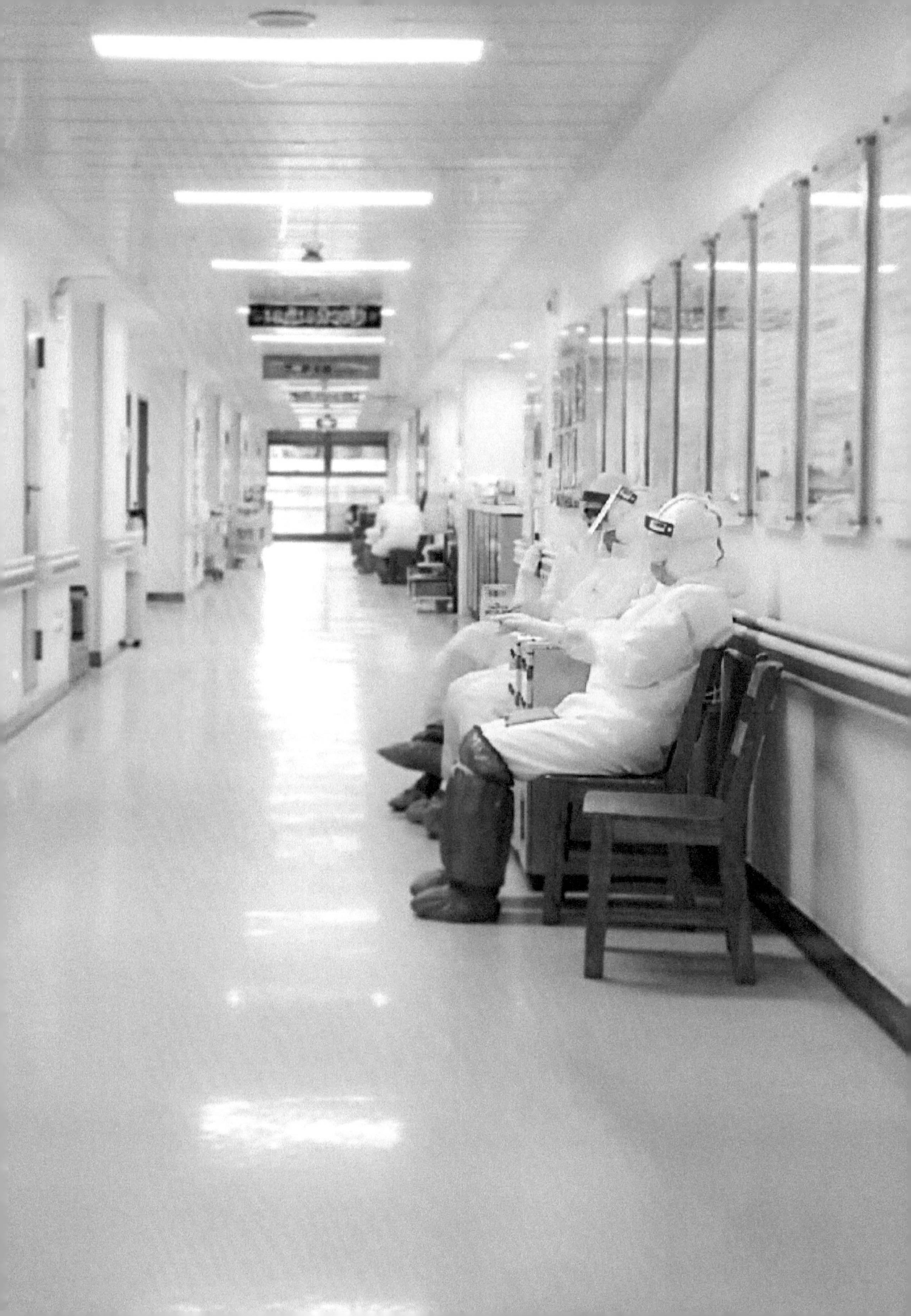

No.
Date

2020-2-11.

己亥末，庚子春，荆楚大疫，染者数万计，众惶恐，举国防，皆闭户，南山镇守江南都，率白衣郎中数万抗之，且九州一心，月余，疫尽去，国泰民安！

从2月7号出发到现在，不知不觉已经过去4天。我记得到了第一天9点(pm)就进了ICU(同济9层)穿上猴服觉得自己要死了，憋气，一身全汗，第二个夜班和苑苑在病房相遇，他说好想抱一下你啊，泪目，然后我说碰一下肘吧！第三天，我管的病人[illegible]玉琴，[illegible]y [illegible]。我和她说，玉琴啊，天都亮了，你家怎么还不睁眼看看啊！

刘一萍在日记中写道：“玉琴啊，天都亮了，你怎么还不睁开眼看看啊！”

生死较量的间隙，有爱心在传递

在生死较量的最前线，死神的阴影无时无刻不笼罩在协和医疗队接管的重症加强病房里。但是，也因为这里有爱在流淌，所以才让人们感觉到生的希望在升腾。

一天，一位病区患者随口说了一句：很久没有吃过水果了。第二天，值班护士便把大后方寄来的水果洗好了给她吃。这位患者感动得双手发颤："谢谢你，我不会忘记这份恩情，你们辛苦了！"

有一位脑梗后偏瘫的爷爷，在刚接触他时，他浑身无力地躺在床上。医疗队的护士们尽力照顾他——鼻饲、输液、吸痰、气管切口换药……到后来，他的状态一天天变好，竟会自己举着胃管向护士示意，他饿了，他还可以配合护士翻身，医生护士查房时，他也会马上把口罩戴好。他可能无法表达出自己的想法，但大家所做的一切他都看在眼里，他也在尽最大努力康复。

还有一位54岁的段阿姨，也让医护人员印象深刻。大家从她白皙的皮肤和纹过的眉毛看得出，她平时很注意保养。在她没有意识的状态下，医护人员尽力维持生命体征的平稳——镇静药、气管插管、呼吸机辅助呼吸……她就安静地躺在那里，只有监护仪上冰冷的数字显示她还活着。但大家也把她当成正常病人一样，不时和她说话。

给段阿姨翻身是个体力活。由于她身形有些胖，给她翻身时需要四五个人。大家便和她开玩笑说："老段，等你好了就减减肥吧！""老段，给你抽血了啊，有点疼啊……"和她说了好多话，但都没有得到回应。

直到有一天，段阿姨睁开了眼，护士很高兴地说："你要听见我说话就眨眨眼。"过了两三秒，她缓慢地眨了两下眼，大家心里感到由衷的高兴，一位护士跟她说："加油，咱们马上就回家了。"然后她又眨了眨眼睛。那一瞬间，大家眼眶湿了。

一位在病房住了20多天的阿姨，病情从轻到重又转危为安，经过医护人员的全力救治和她本人的不懈努力，她挺过了重重难关，病情趋于平稳，成功脱机拔管。由于病程迁延，生活环境改变，拔管后的阿姨并不是马上就能和大家交流，一度谵妄严重，并对医护人员有攻击行为，但大家都没有怨言。后来大家发现，一次握手、一次拍背都让阿姨获得一丝安抚，于是大家轮流跟阿姨交流，尽快让她恢复意识。最后大家的真诚付出得到了回报，经过不断的交流、安抚，阿姨终于清醒，能正确对答，可以转入普通病房继续治疗。

这一年，阿姨在病房里度过了她的生日。由于疫情原因，阿姨和家人已经有一个多月没见面了，她并不知道大家给她准备了生日会。

其实，医疗队的领导们早就关注到了这个特殊的日子，特意在驻地给阿姨准备了一个蛋糕，并策划了一场简短而温馨的生日会。大家给阿姨唱了生日歌，献上鲜花，送上祝福。阿姨非常感动，激动地表达了自己的感谢。生日会前，医护人员跟阿姨商量，一会儿生日会的时候跟女儿视频一下，阿姨很失落地说："小儿子今年要高考了，姐姐得陪他上课，不能聊天。”还找出小儿子的照片给他们看，骄傲地说：“儿子成绩很好，也很乖，可惜今天他有课，不能视频。”

但就是本以为不能与儿女同享快乐的阿姨，却又收到一份惊喜：在医疗队员们的安排下，她和儿女进行了视频连线！阿姨的儿女送出了最真挚的生日祝福，也向医疗队员表示了最诚挚的感谢。

整个生日会，阿姨数度哽咽。她握着护士的手，说了一句：“谢谢，谢谢你孩子！”护士当时哽咽地说了句没关系，泪水在眼中打转，这是那些日子听到的最让她们感动的话，不管有多么辛苦，能看到患者一步步好转，是对医护人员最大的安慰。

在这段艰难的时光里，医疗队的所有队员都互相鼓励互相支持，也在共同经历一次人生的成长和蜕变。

随着治疗经验的不断积累和治疗方案的不断调整，逐渐开始有好转的病人，有可以脱离呼吸机锻炼的病人，再后来出现第一例拔管的病人，然后是第二例、第三例……

笑容开始重新回到每个人的脸上，防水鞋套和防护服下的脚步也不再那么沉重。夜班的病房也渐趋平稳，血滤机缓缓运转，仿佛身体内传来花开的声音。

那时，武汉已是樱花盛开的季节，一树树春花默默绚烂，太阳无限温柔地划过长空，春风正好，满目的希望温柔地拂来，所有人都渐渐感到：人间重生般的美好未来正在眼前次第铺开。

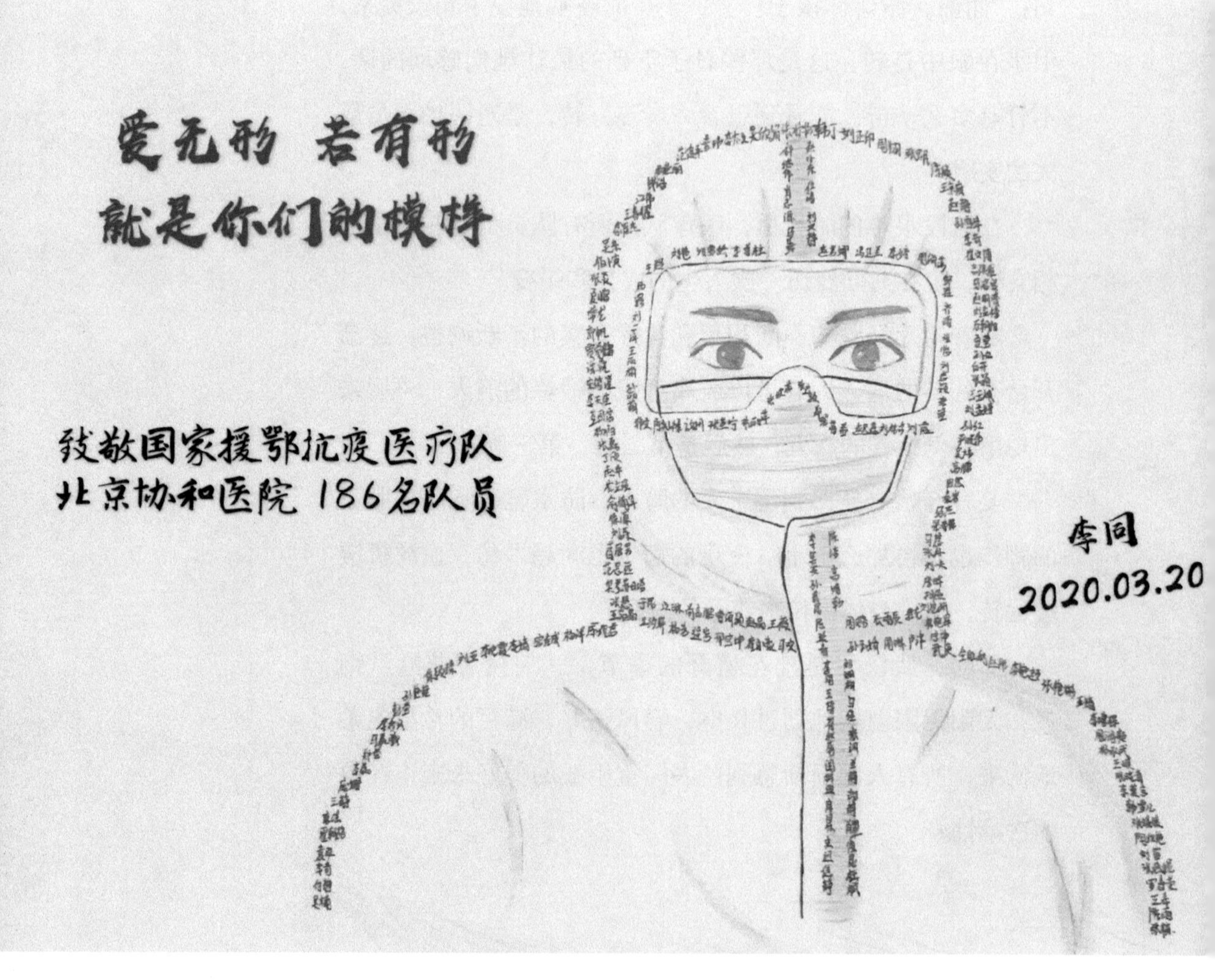

李同用186名队员的名字画了一幅纪念画

白衣战士的温情时刻：我保护国家，你保护家

在抗疫前线，每一个逆行的身影，都是父母的孩子、爱人的伴侣、挚友的伙伴。他们牵挂小家、普通平凡，却也守护万家、勇敢不凡。

“为什么我要来武汉呢？这不仅仅出于职业责任感，更出于爱。对女儿的爱，对患者的爱，对祖国的爱，对人类大家庭的爱。”吴东的一句话，道出了医疗队员们的心声。

为了大爱，逆行出征。

在几十个日日夜夜的奋斗中，医疗队员们抽空与家人通过书信、电话传达思念，他们之间的爱也通过这种方式传递着、延续着，支撑着前线的医疗队员们继续奋斗。

“你对我的理解与支持是因为我们曾在同一天宣誓：健康所系，性命相托。”在一封家书中，周翔与他的爱人、北京协和医院核医学科副主任景红丽重温医者誓言。

“我在产科临床工作的战场，你在武汉一线的战场，我们一起战斗。等你战斗归来，我的英雄。”在北京协和医院重症医学科护士马鸿鸣的家书中，他收到的是千里之外的鼓励。

心内科护士袁胜给五月即将出生的孩子写了一封信，信中他写道：“我很想摸着妈妈的肚子感受你淘气的胎动，听听你活跃的胎心，可是，这里的人们更需要爸爸，攻打病毒

的任务更重要！”

“我是放心的，放心的是医院给大家完备的准备，放心的是你可以照顾自己，放心的是这个充满正能量的团队。我也有担心，担心病毒无情，担心你不能适应当地的气候和饮食，担心我会想念你……”北京协和医院重症医学科护士崔文博妻子的话，是每一份“战地”家书里共同的牵挂。

突如其来的疫情，打乱了很多家庭的正常计划，也给人们原本平静的生活，造成了不小的波澜。

电话的这端，是身处武汉的协和医疗队队员、麻醉科临床医学博士后李天佳；电话的那头，是身在北京的妻子。新婚燕尔的夫妇二人每天都会通一个电话，互报平安，诉说对彼此的思念。而每一句“平安顺利”的背后，是协和同事们的全力保障。

得知医院将组建国家援鄂抗疫医疗队奔赴武汉支援时，李天佳刚结婚两个月，在得到妻子的理解和支持后，他义无反顾地报了名。然而，就在李天佳抵达武汉后没多久，妻子发现自己怀孕了。一边是家国情怀，一边是丈夫的责任，李天佳心中难免焦急。

为了保障协和家人的健康，也让队员没有后顾之忧地投入到前线的工作中，经麻醉科手术室、党委办公室和普通妇科中心协调，医院委托了一名妇产科医师为李天佳的妻子做孕期保健。许多同事也行动起来，向李天佳的妻子和家人提供力所能及的帮助。

了解到这些关爱后，李天佳的内心十分感动：“特别感谢医院给予的支持和同事们的热心帮助，协和这个大家庭很温暖。”

电话的这端，是医疗队队员、手术室护士陈延春；电话的那头，是身在江苏连云港的陈延春父母。通话声里，有关怀和问候，有遗憾和悲伤，也有协和家人的互助与分担。

2020年2月7日，陈延春在亲人们的鼓励和支持中，踏上了前往武汉的路。但刚到武汉不久，家里噩耗传来——88岁的爷爷于2月14日晚在江苏连云港因病去世。得知消息后，同在武汉前线的吴欣娟为陈延春送去了关心和慰问，手术室执行总护士长王惠珍第一时间连线陈延春的父母，询问家中有无困难，并表示科室将尽全力代陈延春处理家事。

领导和同事们的关心与慰问令陈延春非常感动。虽然心中有对家人的不舍和愧疚，但他的态度很坚定，要以抗疫工作为重，全力抢救病人："谢谢各位领导的关心和爱护，现在病人就是我的亲人，同事就是我的家人，请亲人和家人放心，我一定好好工作，不辱使命！"简短的话语，体现了一个护理战士的坚强与坚韧。

电话的这端，是医疗队员、麻醉科临床医学博士后蓝国儒；电话的那头，是身在北京协和医院的同事们。队员在前线，平安健康就是同事们最大的期盼。

出发当日，蓝国儒的手被行李箱意外夹伤。伤口虽然不大，但抗疫队员的健康是头等大事，同事们立即联系了值班的外科大夫为其处理伤口。在得知他的手并无大碍后，大家才稍微放宽了心。

伤情稳定后，蓝国儒迅速投入了战斗。但大家总不忘在电话里多问一句，多叮嘱两声。面对同事们的关心和询问，他只说："手没事了，特别感谢大家的关心和爱护。"

医者之间的问候总是直白、简洁，但简单朴实的对话却包含了同事间互相体贴、彼此牵挂的战友情。

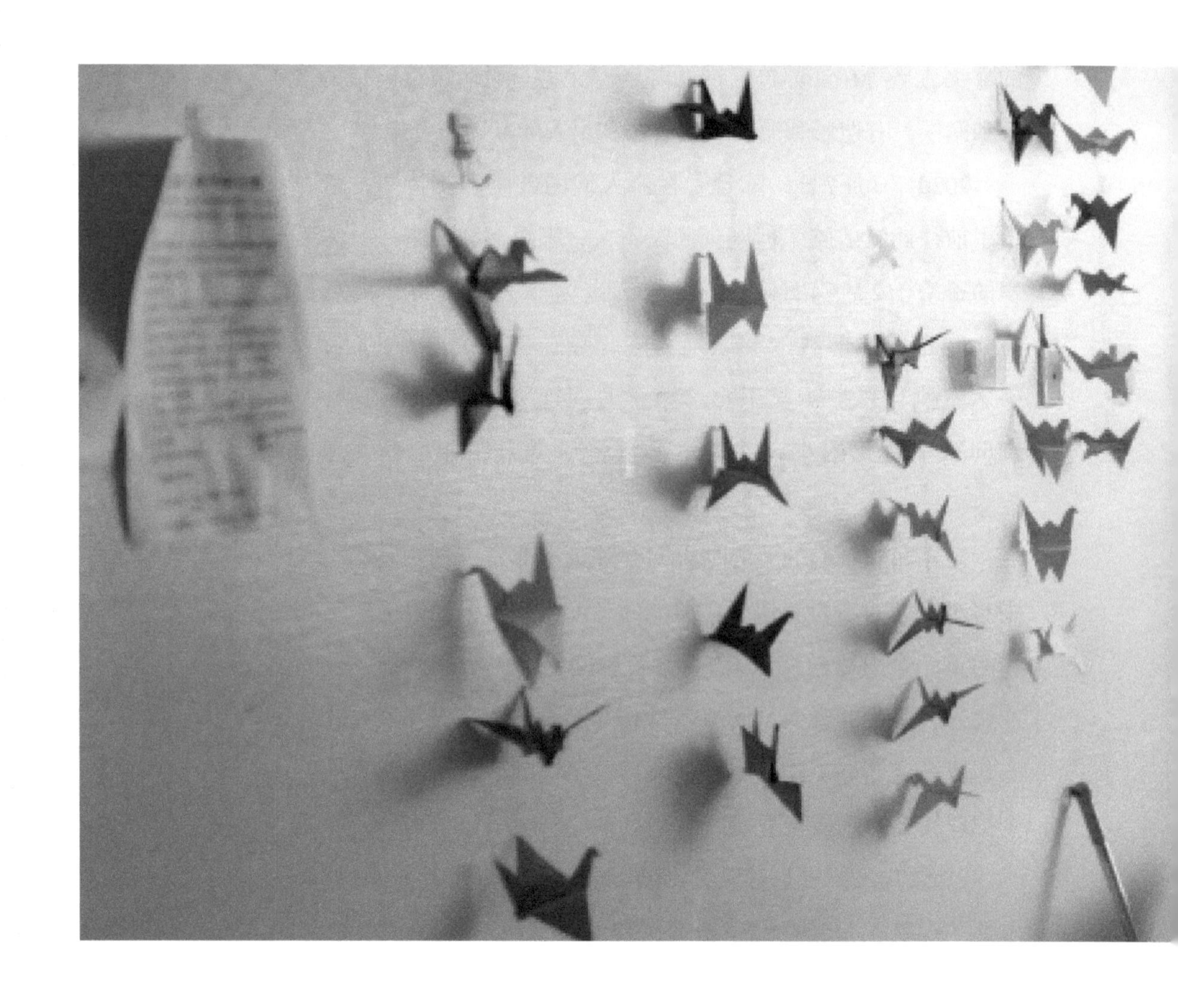

然而，更多的时候，等待着医疗队员们的，是汗流浃背的战斗，是争分夺秒的冲锋，是与病毒的殊死较量。

在偶尔闲暇的时间里，医疗队员们也会用A4纸和铅笔画出美好愿望；为患者折出一只只千纸鹤、写上一句句加油鼓励的话语。

所有人都期盼着：患者在看到千纸鹤的那一瞬间，就像看到生命的希望。

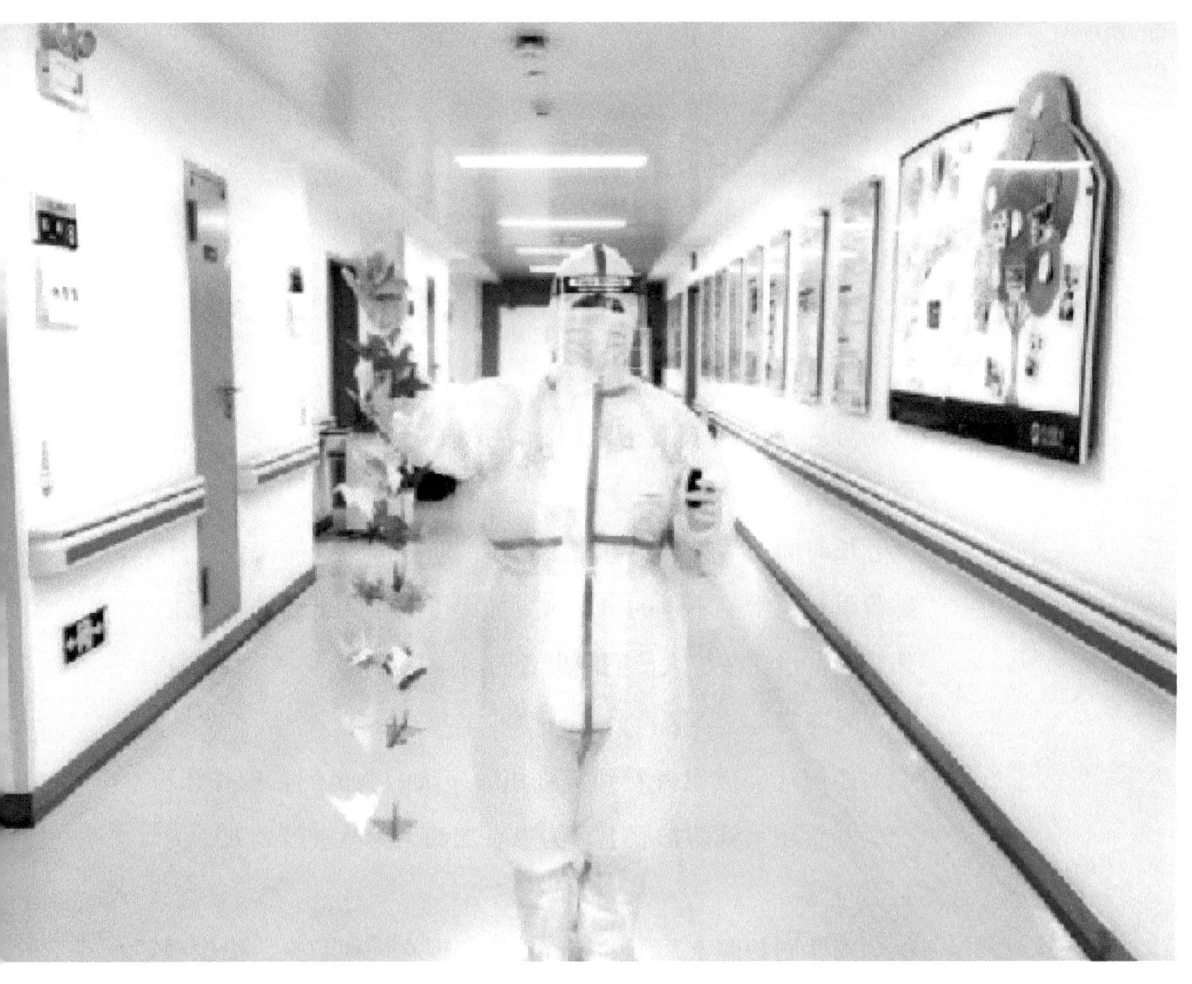

在援鄂的日子里，队员们会利用休息时间为患者折千纸鹤，写上加油、鼓励的话语，患者看到千纸鹤的那一瞬间的目光，让人永生难忘

故事十

把春天写在防护服上

对一线的白衣战士来说，防护服是战时白大褂、是铠甲、是戎装。

长时间在污染区穿着密不透风的防护服，汗流浃背、汗珠盈眶是再常见不过的事，这更加大了医疗队员们的救治工作难度，也让医护人员们和患者的沟通更加困难。

隔离病毒，不隔离爱。

如何让爱被患者看到？协和医疗队的队员们苦中作乐，把爱和希望写到防护服上，为患者加油，为队友鼓劲儿，为自己打气。

那些防护服上写下的美好祝愿，现在回想起来，仍像暖流流入心田。

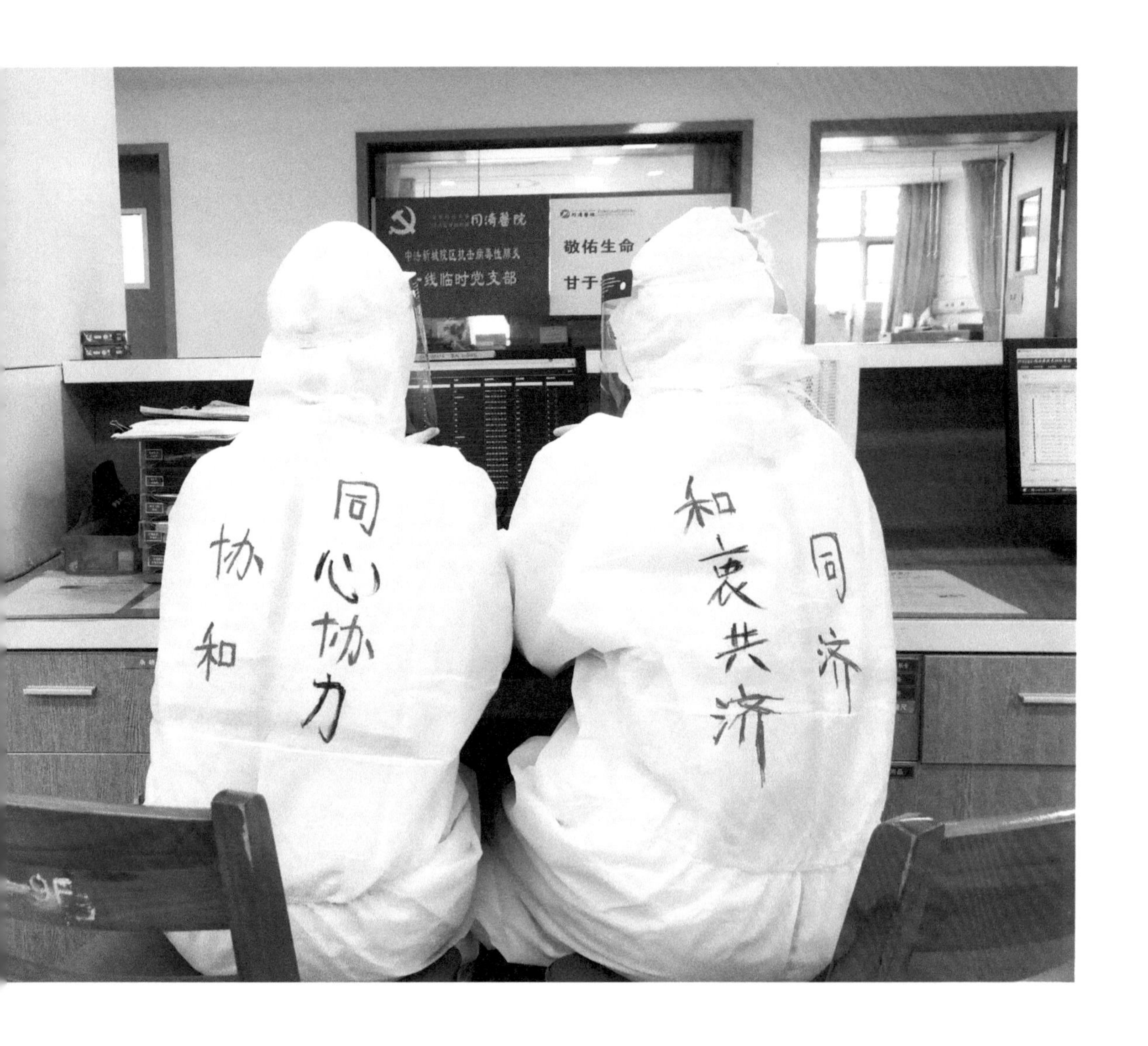

“同心协力　和衷共济”——

在武汉同济医院中法新城院区，北京协和医院的陈洁和武汉同济医院的张小芳分别在防护服上写下“同心协力”和“和衷共济”四个字。两家医院的医护人员团结协作，为患者争取生的希望！

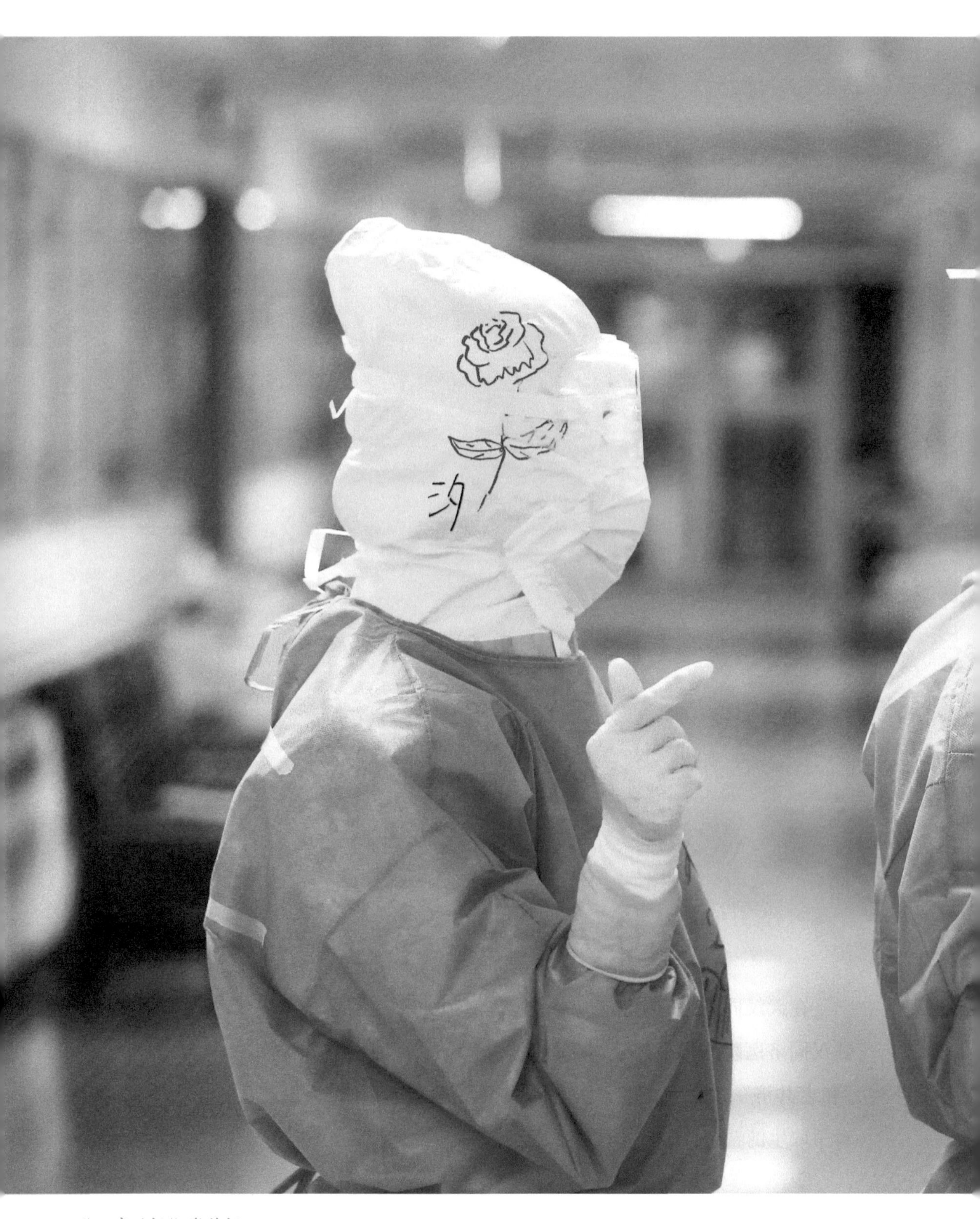

《环球时报》崔萌摄

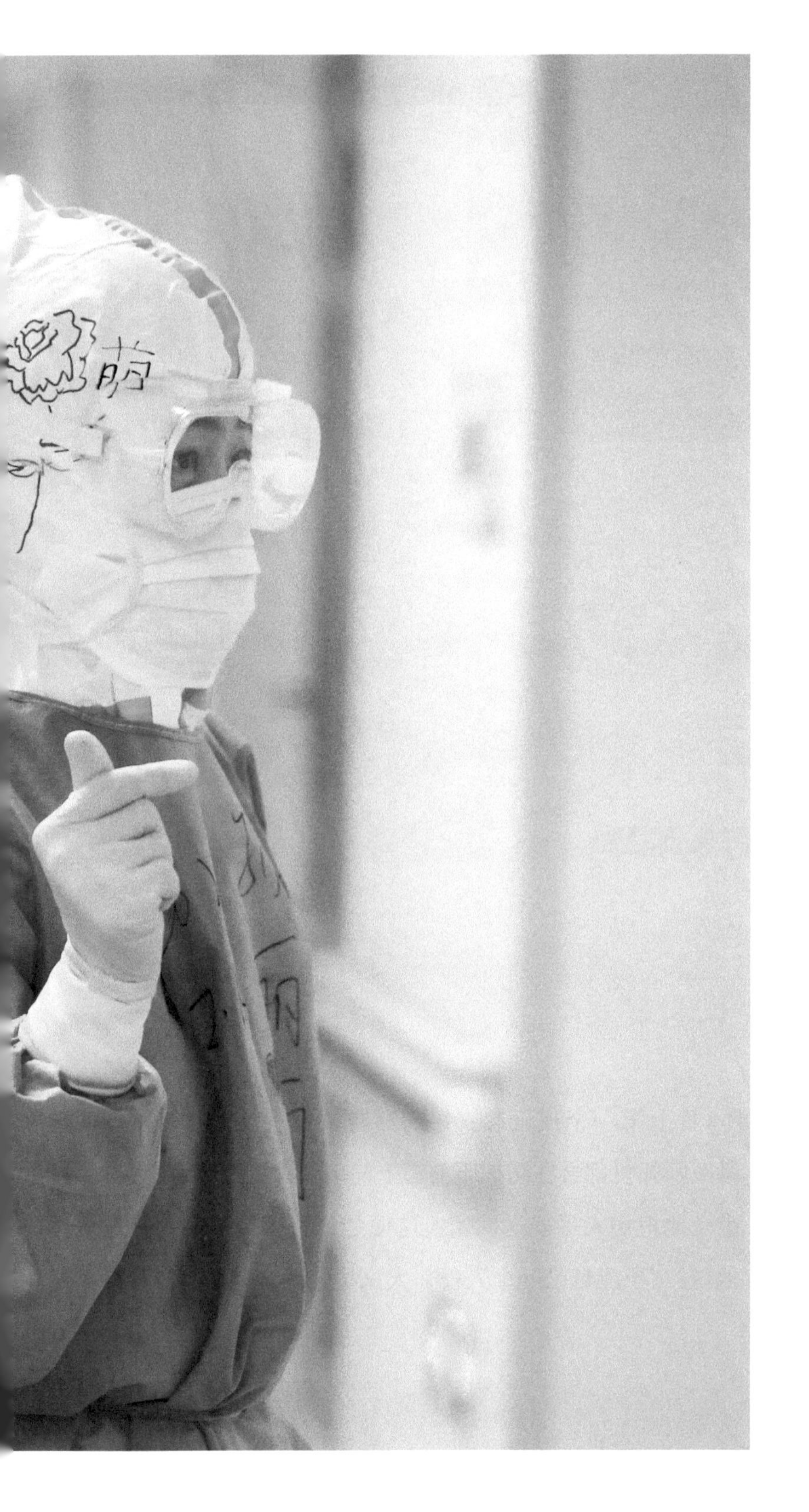

两朵玫瑰花——

2月14日情人节，基本外科三病房护师王汐嬅和国际医疗部病房护师孙丽萌穿完防护服，请同组的马晨曦为她们在防护服上各画了一朵玫瑰花，并拍下了一张比爱心的照片。她们说，一朵送给所陪伴的病人，祝愿他们早日康复；一朵送给家人，感谢他们的理解与支持！

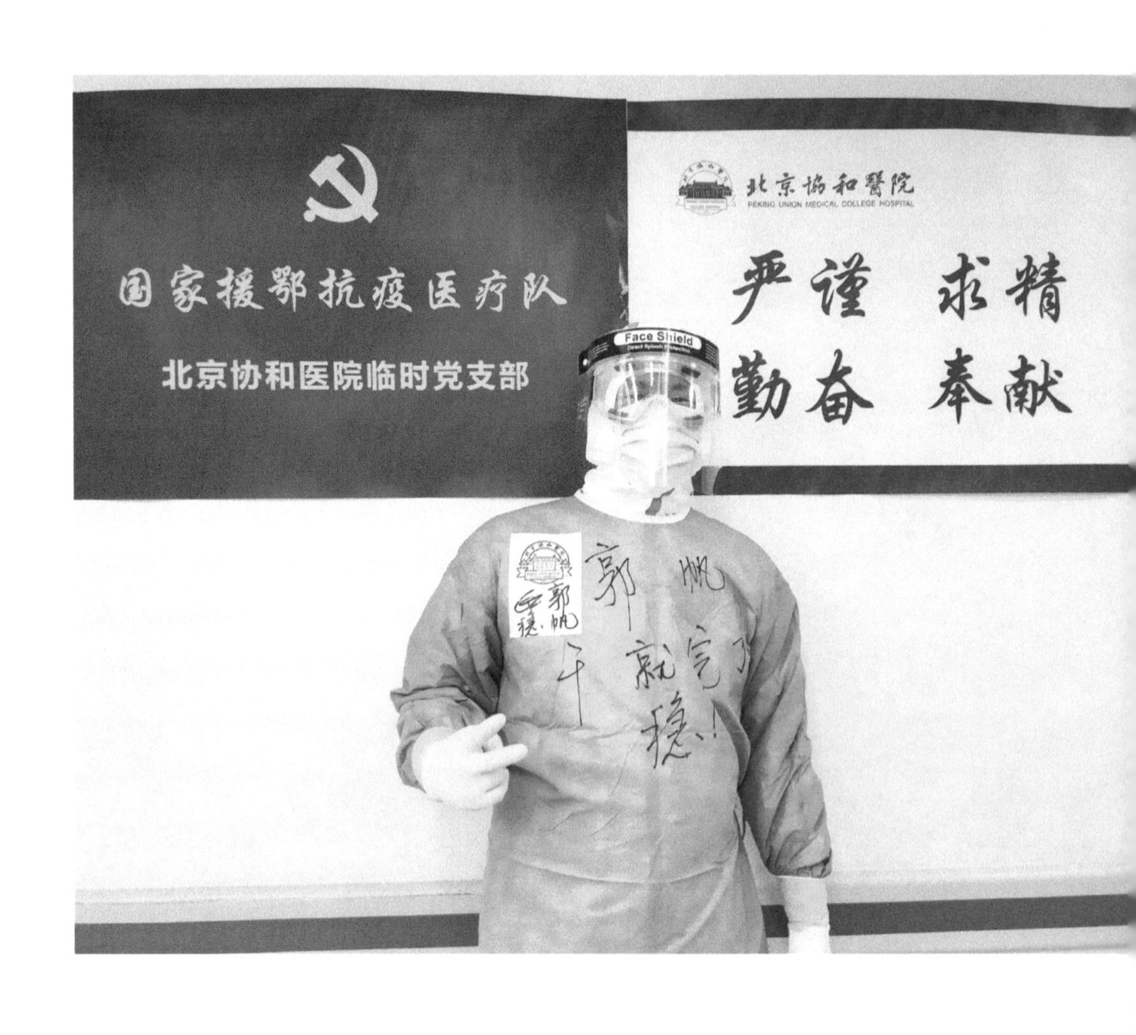

“稳了！”——

自2月8日上第一个夜班起，每次穿防护服进入病房工作，心内科医师郭帆都会在防护服前写上简单直白的两个字：“稳了!”稳稳地把病人平安送回家，这便是每天工作的动力和期盼。他说：“不能自己一个人稳，大家稳才是真的稳！”

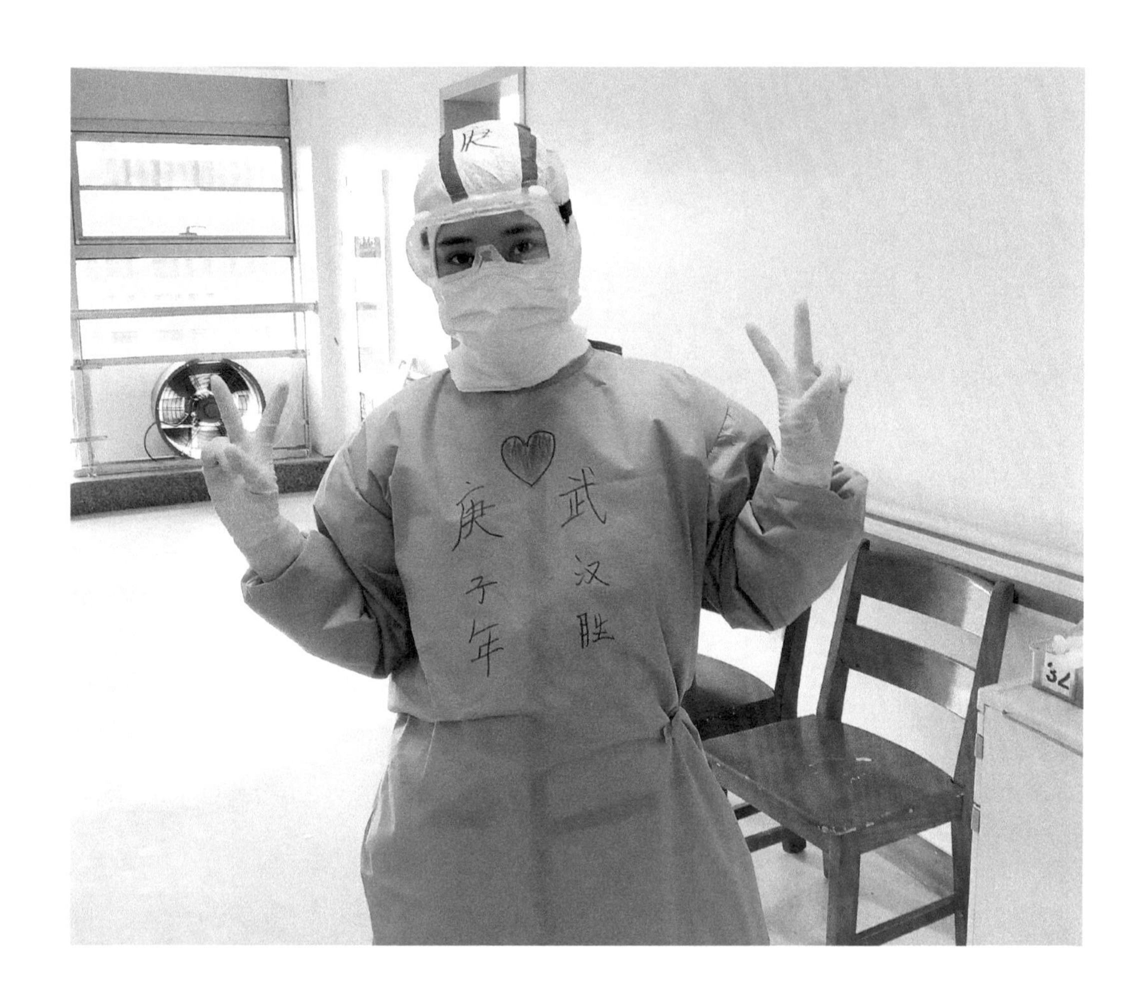

“庚子年　武汉胜”——

重症医学科一病房护师武庚，她的名字与武汉有着很深的缘分：武汉的武，庚子的庚。同事张燕妮为她写下了“庚子年，武汉胜”，表达了大家对武汉抗疫必胜的信心。

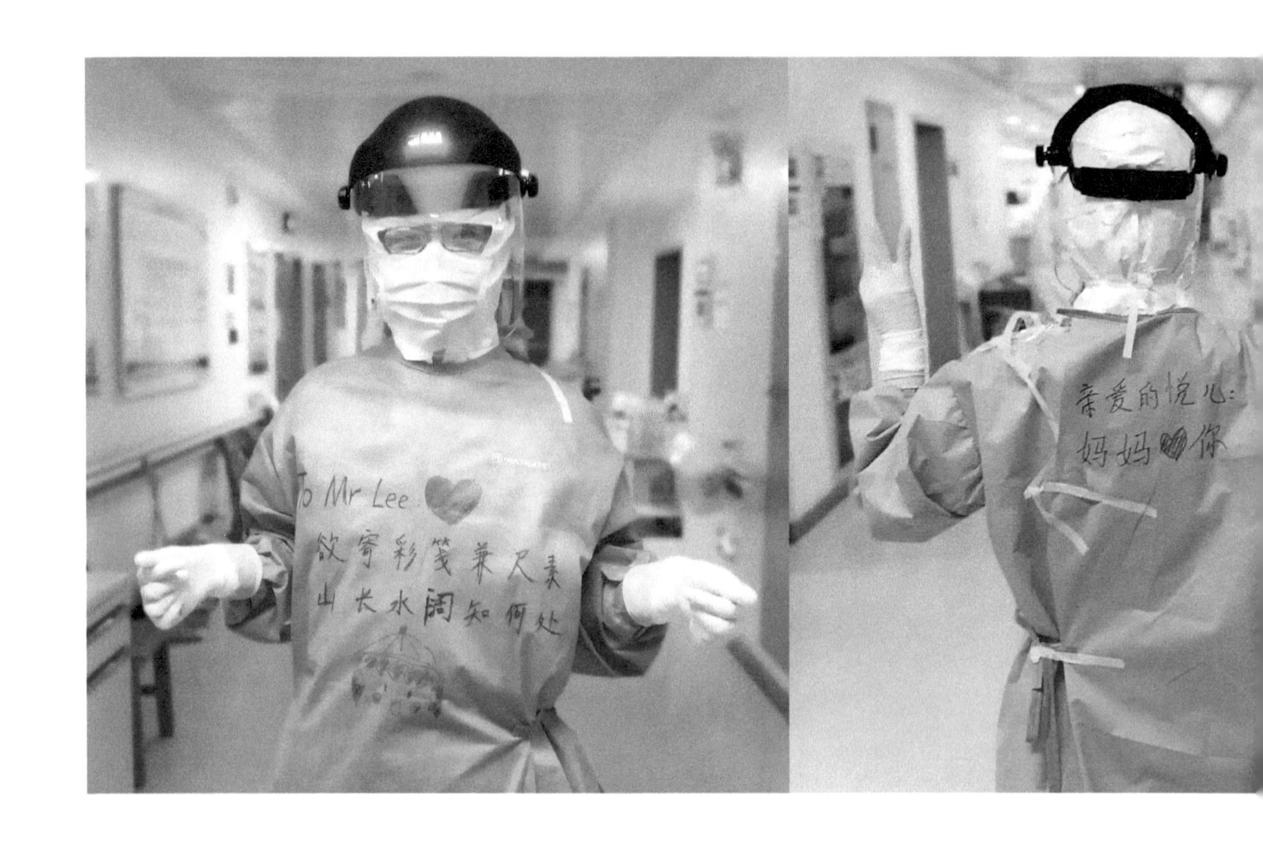

“欲寄彩笺兼尺素，山长水阔知何处”——

3月8日妇女节来临之际，为了表达对爱人和女儿的思念之情，重症医学科二病房护师张燕妮在防护服上写下了给爱人的诗：“欲寄彩笺兼尺素，山长水阔知何处。”又委托同事在自己的防护服背面写下了“亲爱的悦儿，妈妈（爱）你”，期盼着抗疫早日胜利，与家人团聚。

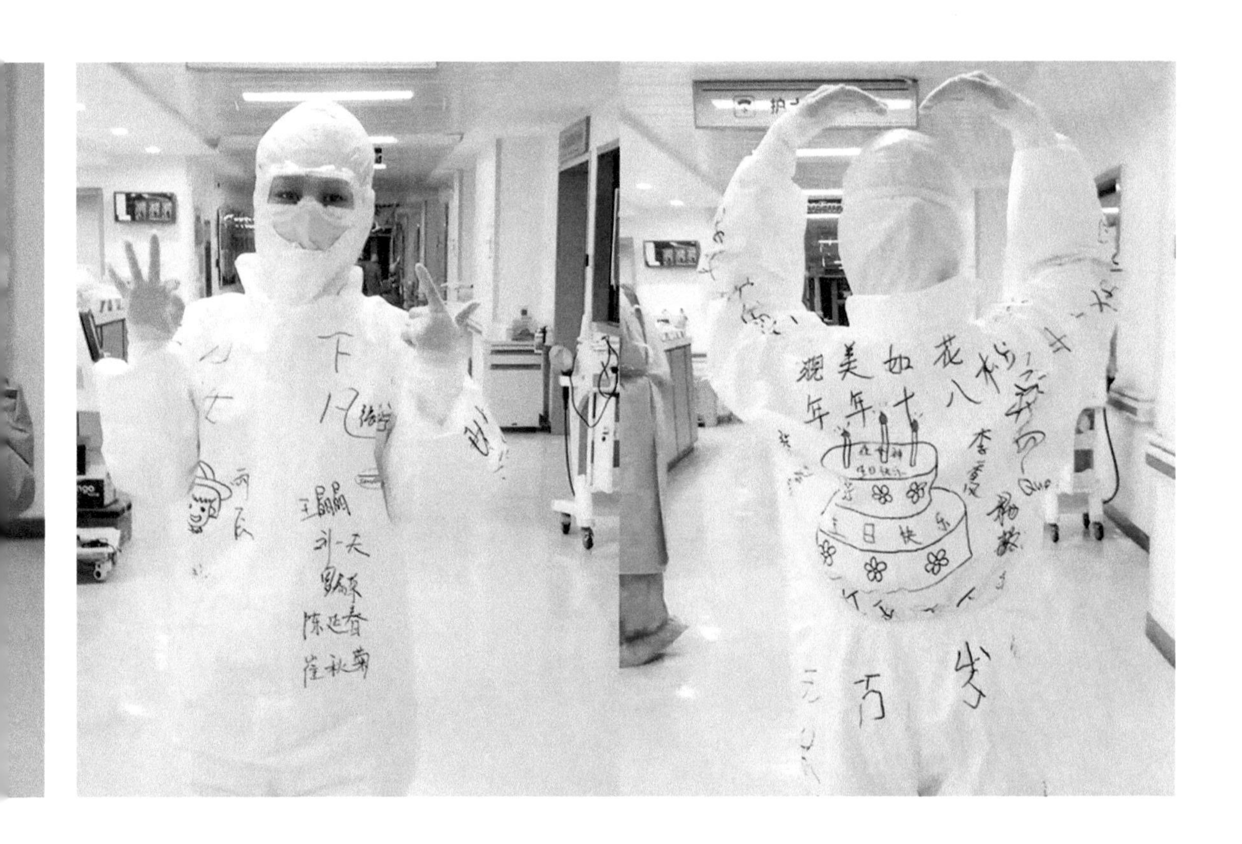

“貌美如花，年年十八”——

儿科护师邹垚的三十岁生日是在武汉度过的。而立之年，是依靠自己的本领独立承担责任的年纪。她说，当她披上白衣的那一刻起，患者的生命便已托付于她，而她作为护士的价值则是依托于患者，一生为患者健康作出努力。为了纪念这个特殊的三十岁，同事们在她的防护服上一一签名，并祝福她：“貌美如花，年年十八。”

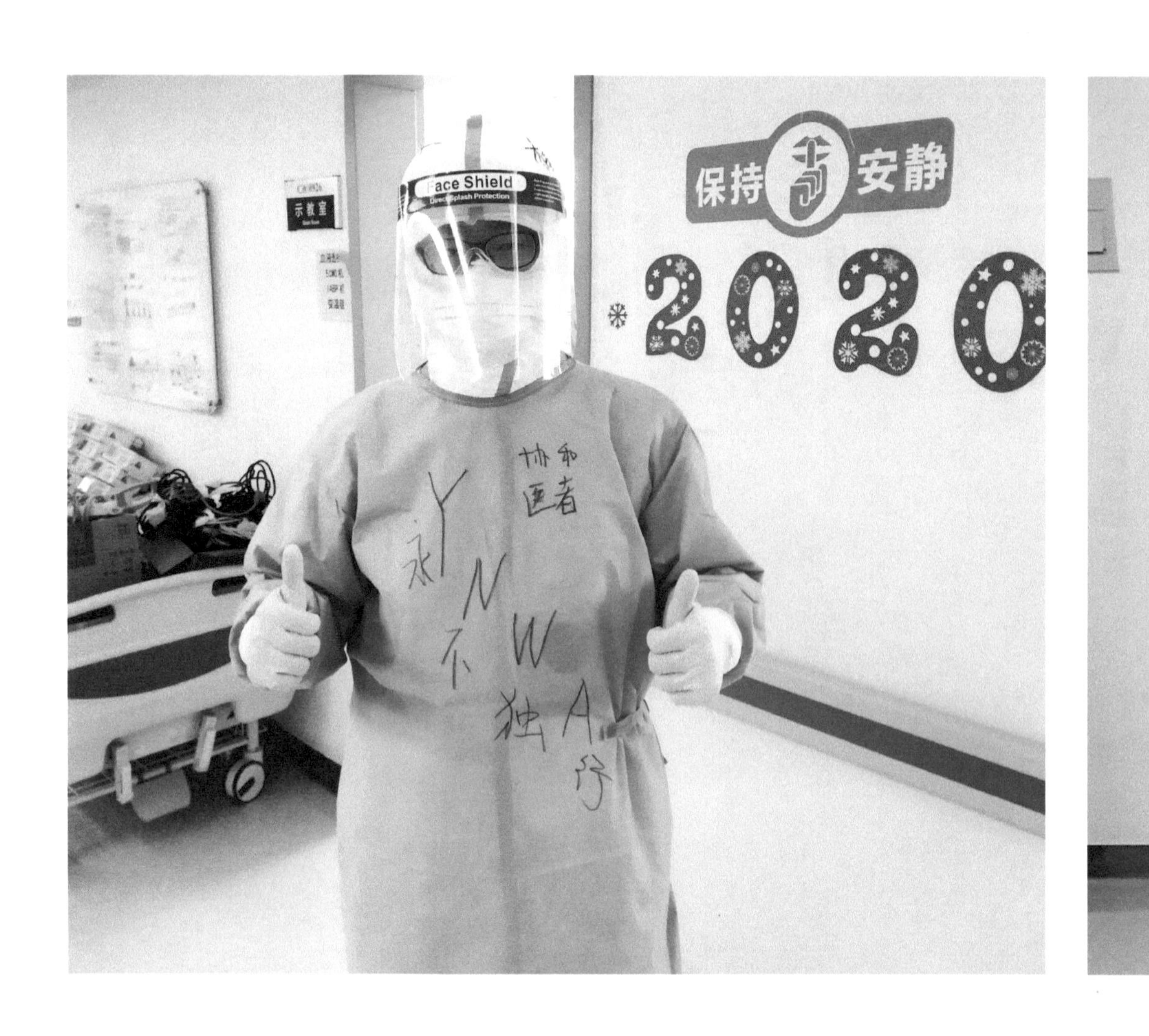

“你永远不会独行”——

在抗击新冠病毒的武汉前线，骨科医师杨阳对“你永远不会独行（You will never walk alone)”这句话有了更深的理解。他相信，协和医者们会与全国人民一道，携手并肩，勠力同心，坚决打赢这场疫情防控阻击战。3月4日，在进入病房上夜班之前，他请同事在自己的防护服上写下了“协和医者”“YNWA”“永不独行”的字样，鼓励自己，盼望着抗疫早日胜利!

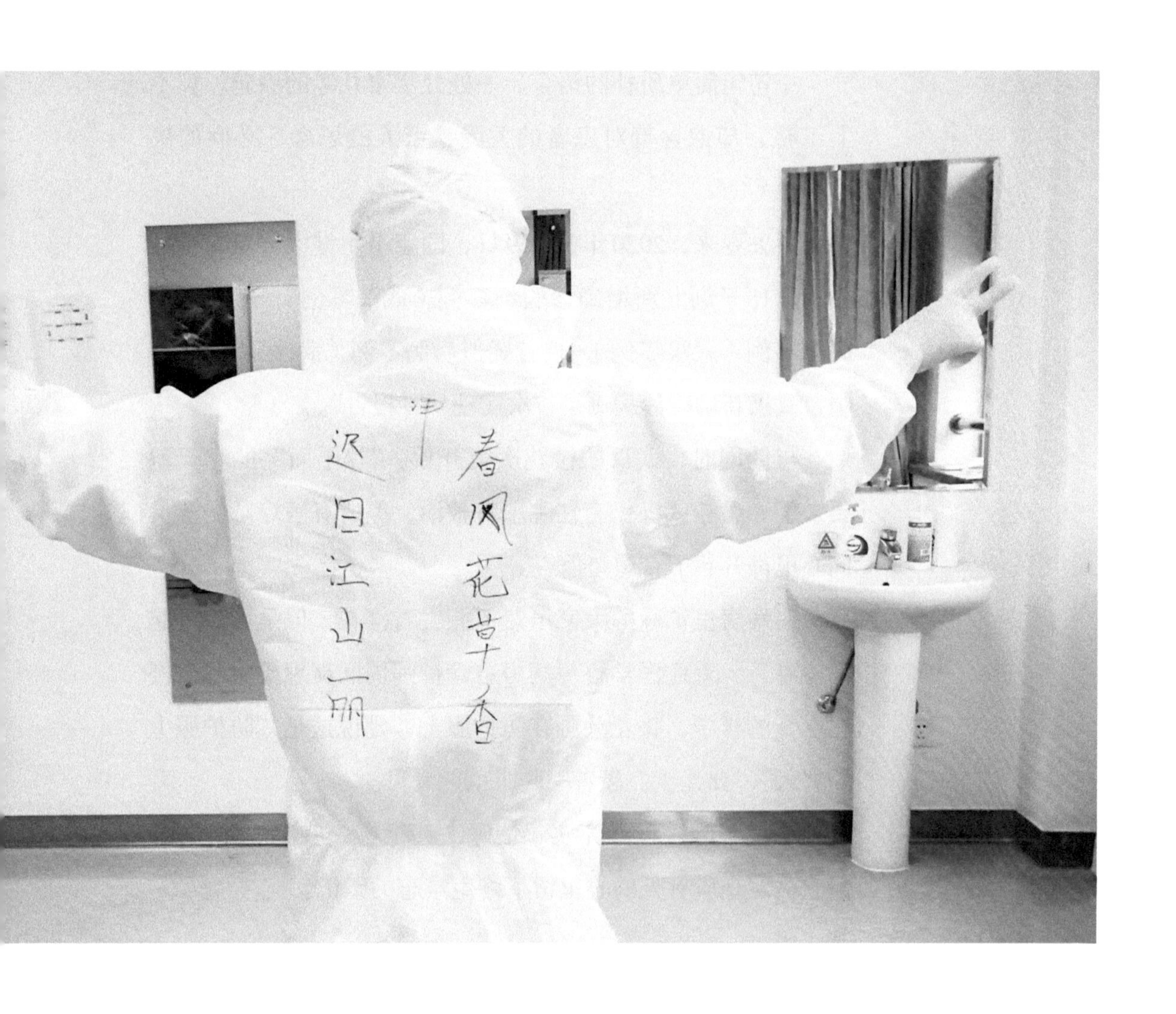

“迟日江山丽，春风花草香”——

喜欢诗词的神经外科护师卢津在每天进病房之前，都坚持在防护服上写一句诗词，鼓励自己、鼓励队友：待到江城花似锦，正是疫情战胜时！

一句句简单质朴的语言、一处处寥寥几笔的涂鸦，算不上工整，却饱含着对患者的关爱、家人的思念、必胜的决心……

冬去春来，2020年3月19日，国家卫生健康委发布数据显示，18日湖北新增确诊病例零例（武汉零例），新增疑似病例零例（武汉零例），现有疑似病例零例（武汉零例）。其中，武汉新增确诊病例是首次实现“零报告”。

与此同时，武汉的樱花次第开放，“热干面”的春天就要来了。虽然武汉仍有在院患者救治，但所有医疗队的队员们心里都升起了希望与信心。

在病房里忙碌的大家虽然不能去看樱花，但是可以一起守望春天。重症医学科一病房主管护师周润奭想象着武汉樱花盛开的样子，将花朵画在防护服上，她说这是“防护服上的春天”，要让重症患者一睁眼就能看见。

这个春天，虽然充实、忙碌，甚至有一些焦灼和紧张，但它注定在所有人的心里留下终生难忘的印记。

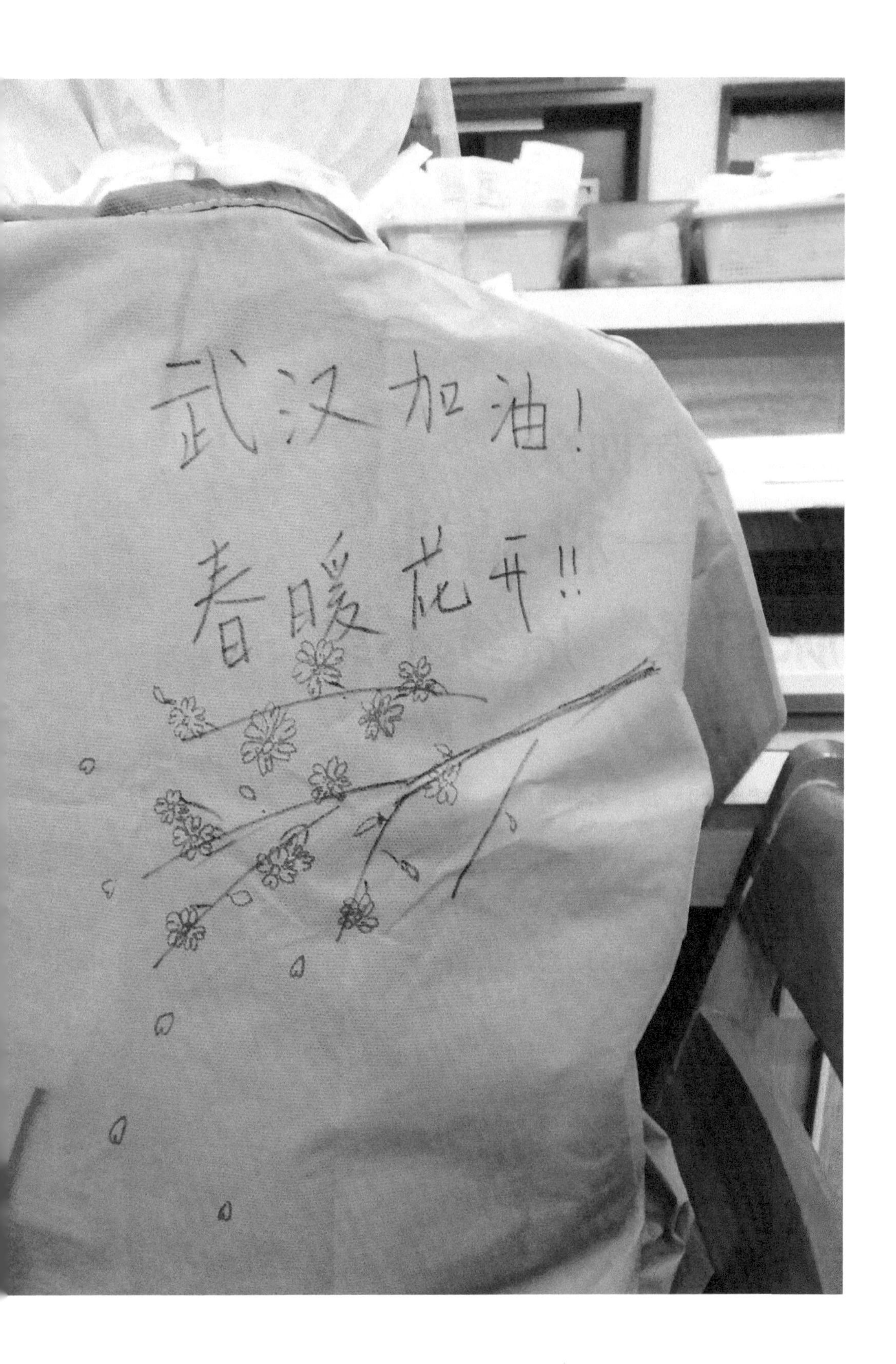
武汉加油！
春暖花开！！

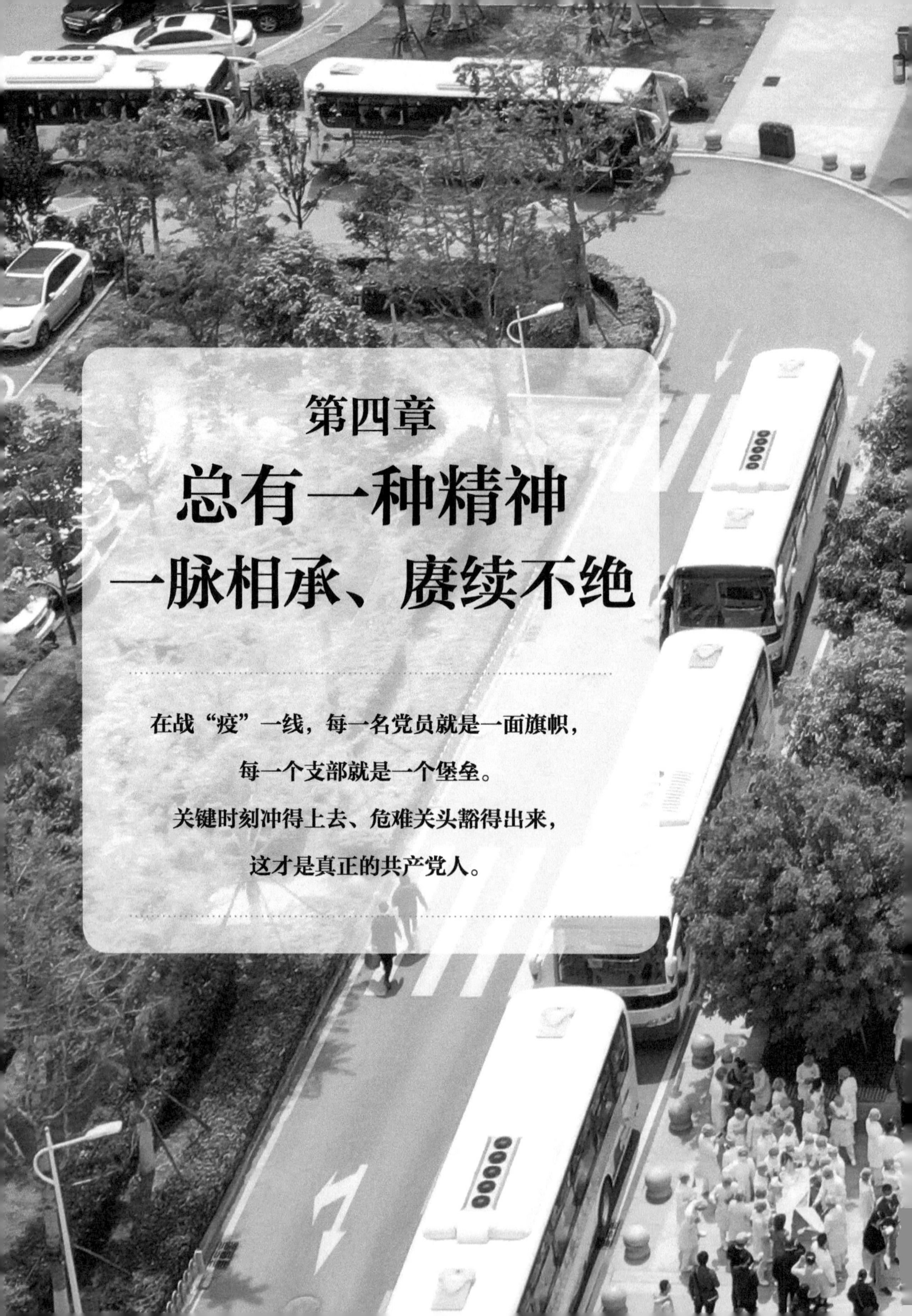

第四章

总有一种精神
一脉相承、赓续不绝

在战“疫”一线，每一名党员就是一面旗帜，

每一个支部就是一个堡垒。

关键时刻冲得上去、危难关头豁得出来，

这才是真正的共产党人。

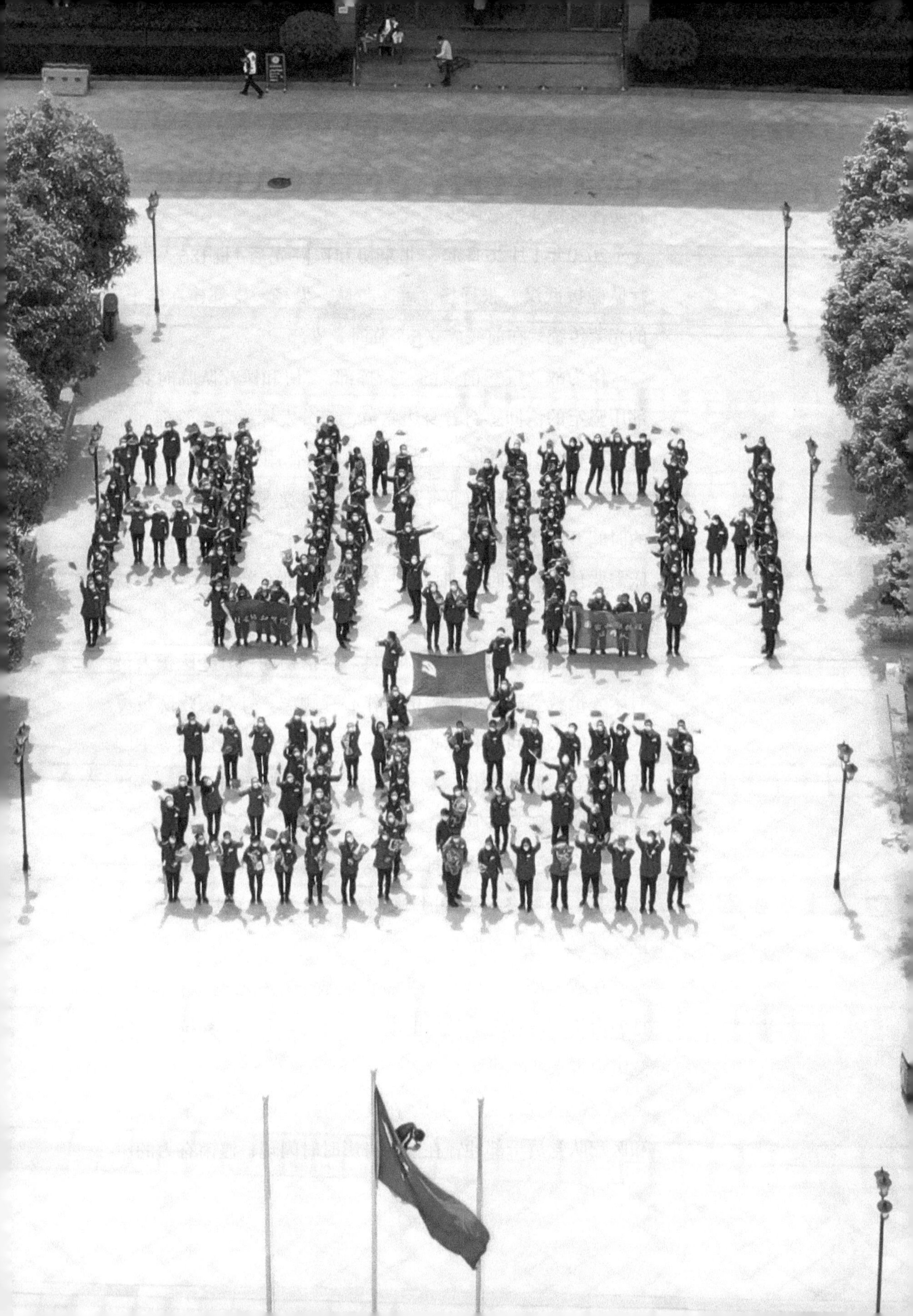

大战中践行初心使命，大考中交出合格答卷。

在疫情大考前，各级党组织和广大党员干部坚决贯彻党中央决策部署，挺身而出、英勇奋战，鲜红的党旗高高飘扬在防控疫情斗争第一线。

2020年1月26日起，北京协和医院先后4批186人的医疗队驰援武汉，张抒扬、韩丁带队，发扬“支部建在连上”的光荣传统，在前线成立6个临时党支部。

作为战“疫”前线的“指挥部”，协和医疗队临时党支部用坚定的信仰感召着身边党员，充分发挥教育、管理、监督党员和组织、宣传、凝聚群众的重要作用。

——坚持党建与业务相结合。前线党支部利用晚上有限的时间开设了37期“疫”线课堂、3次主题党课，按照“临床需要什么，及时培训什么”的原则，补充新知识、掌握新技能。

——用心用情关爱医疗队员。疫情初期，有些医护人员对床旁抢救等高感染风险的操作心存顾虑。针对医疗队员可能出现的心理问题和思想状况，党支部开展谈心谈话等主题活动32次；危险操作，党支部书记、专家教授带头上——这些极大地鼓舞了其他队员。

在战“疫”一线，每一名党员就是一面旗帜，每一个支部就是一个堡垒。关键时刻冲得上去、危难关头豁得出来，这才是真正的共产党人。

在战“疫”一线，一大批白衣战士把初心落在行动上，把使命担在肩膀上。特殊时期下“火线”入党，为抗疫一线党组织带来新的战斗力量。

“我是党员，我先上！”在疫情防控这场严峻斗争中，协和医疗队党员干部冲锋在前的身影时时闪现，铿锵有力的声

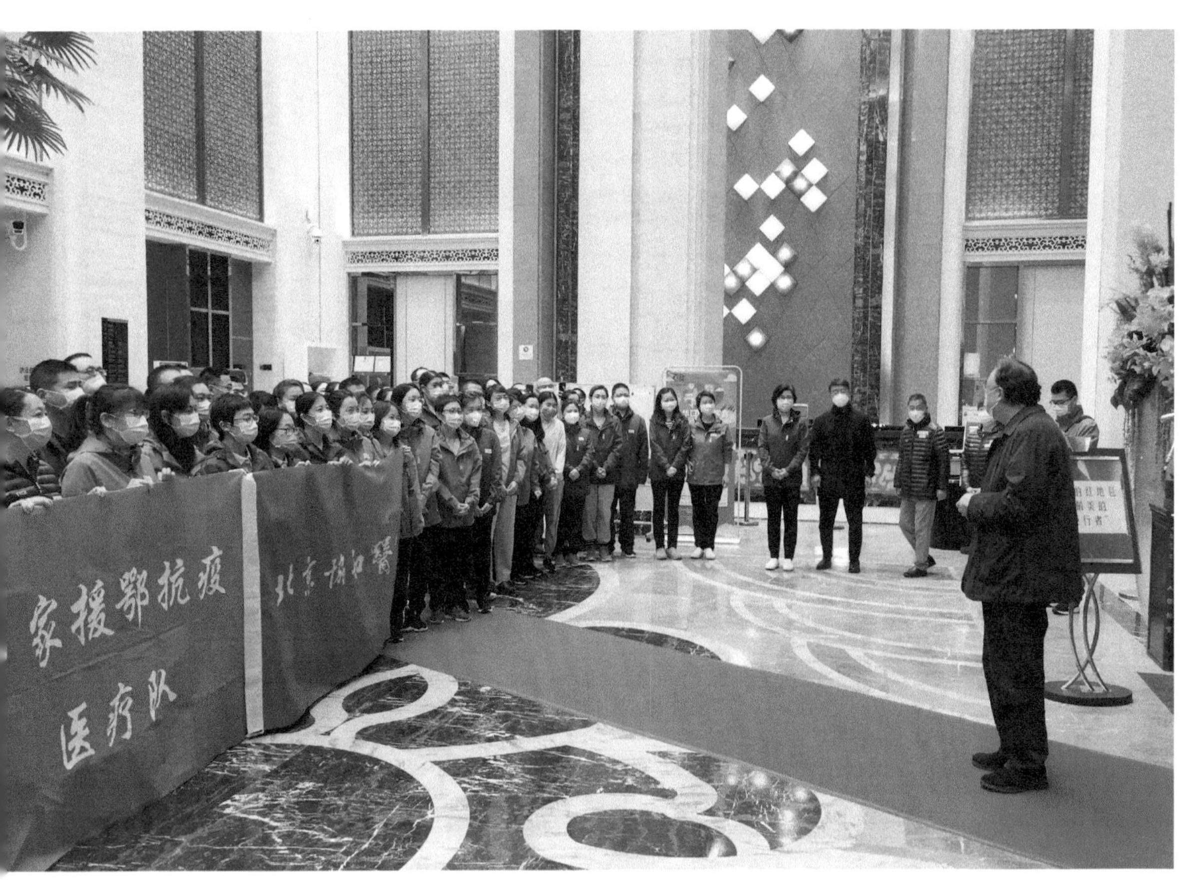

2020年4月6日晚，国家卫生健康委党组书记、主任马晓伟看望慰问医疗队队员
马晓伟表示，协和国家医疗队在疫情防控最关键的时候来到武汉，把协和的精神、协和的风格、协和的思想带到了这里，表现出了很高的主动性、创造性和自觉性，在重症患者救治过程中创造了很多好经验、好做法。在这次抗击疫情的过程中，协和的旗帜一直高高飘扬

音处处耳闻。

在党员的感召下，共有52名队员递交入党申请书，41位同志在抗疫一线光荣加入共产党。“90后”入党人员占46%，协和医疗队党员比例达到74%。

党员，成为抗疫前线最光荣的身份；同志，成为战场上最亲切的称呼。

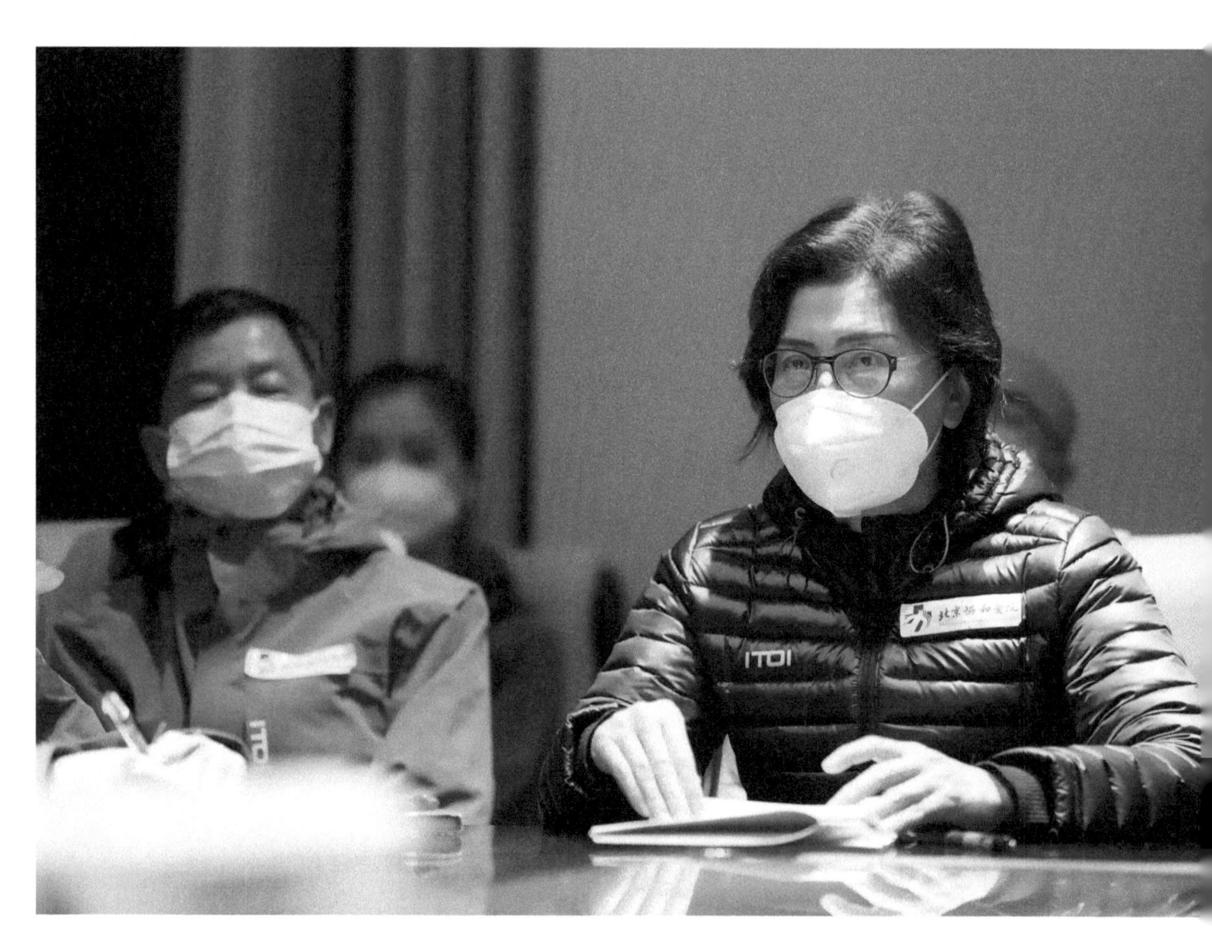

2020年3月6日，张抒扬给大家上了一堂触动心灵的特殊党课“中国共产党人的初心和使命”

战“疫”前线的特殊党课

这是一组令人感佩的数据——北京协和医院援鄂抗疫医疗队到达武汉不到3个月，先后已有52名医护人员递交了入党申请书。

为什么前线战斗的白衣战士们纷纷选择火线入党？在这个特殊时期，前线的党建工作如何在忙碌的日常战斗中有序开展？时任北京协和医院党委书记的张抒扬有深刻的体会。

“实践证明，党建工作令整个团队保持了高昂的士气，更让我们看到了年轻人坚定的信仰、他们要求加入中国共产党的决心。”看到年轻人申请入党的热情，张抒扬觉得，有必要集中给大家上一堂党课，提升大家对党的历史和基本理论的了解。

2020年3月6日晚，一场别开生面的党课在武汉抗疫前线开讲，题目是：中国共产党人的初心和使命。

党课开始，张抒扬郑重宣布：“今天我们在抗疫一线开一次特殊的党课，大家先看一段纪录片。”

纪录片伴随着悠扬的背景音乐，把大家带回了60多年前的峥嵘岁月。画面里，是在20世纪60年代，中国医学科学院、北京协和医学院原院校长顾方舟，带领团队攻坚克难，研制脊髓灰质炎糖丸活疫苗的一幕幕场景。

为了攻克脊髓灰质炎（小儿麻痹症），顾方舟依据国情，提出活疫苗技术路线，并于20世纪60年代，举家入滇，在昆明市区几十公里外的昆明西山山洞里，带领团队白手起家，创建了中国医学科学院医学生物学研究所，成功研制出脊灰糖丸活疫苗。

不为人知的是，为了证明他的团队研发的疫苗对儿童具有安全性，他毅然给自己刚满月的儿子喂下了疫苗。实验室一些研究人员也同样决定让自己的孩子参加了试验。经历了漫长而煎熬的一个月，孩子们生命体征正常，第一期临床试验顺利通过。

最终在2000年，“中国消灭脊髓灰质炎证实报告签字仪式”在卫生部举行，已经74岁的顾方舟作为代表，签下了自己的名字。

“把祖国的重托扛在肩上”“党交给我们的任务就一定要完成好”……一句句质朴动人却铿锵有力的话，穿越时光。

纪录片中的另一位人物，是“国士无双”伍连德。伍连德在1910年10月临危受命奔赴哈尔滨负责处理东北暴发的大规模鼠疫。他冒着危险进行尸体解剖、做流行病学分析，终于确认“鼠疫人传人”的科学结论，从而制定出“控制传染源、切断传播途径、保护易感人群”的重要决策，遏制住了疫情进一步恶化。

张抒扬指出，他们的当年和我们的今日何其相似，前辈们身先士卒、冲锋在前，为我们留下了宝贵的实战经验，他们是中国检疫防疫的奠基人，也是我们心中最坚毅的榜样和力量。

结合前辈党员楷模，张抒扬深情讲述了中国共产党的奋斗历程，讲述了武汉市金银潭医院院长张定宇的事迹。“党和人民把抗击疫情的使命交给我们，患者把生命托付给我们，相信大家一定能够感受到这份沉甸甸的责任，一定能不负众望、坚持到底！”

接下来，张抒扬梳理了自新冠肺炎疫情发生以来党中央所采取的一系列措施。

张抒扬指出,每一个重大的历史关口、每一个生死攸关的重要时刻，我们都见证了党的凝聚力、号召力和行动力。作为协和医疗队的一员，能参加这样一场全国疫情防控阻击战，深受锻炼和考验，也倍感幸运。

年轻的队员们真切地感受到社会主义制度的优越性，直观地看到共产党代表着广大人民的利益。张抒扬鼓励大家，要凝聚力量，攻克病魔，打赢这场战斗！

“他们中的不少人可能是第一次上党课，对他们来说，这是一次印象深刻的党课，令他们发自内心地想要加入到这支先锋队伍中来。对我而言，这也是一次全新的体验，让我觉得党建工作绝不是虚无缥缈的，在平时可能花再大的力气也难以达到今天的效果，但是在这种特殊的氛围中，那一刻我真有一种撬动了大家心灵的感觉。”张抒扬说。

与会者们也都深有感触：“共产党人要保持‘明知山有虎，偏向虎山行’的斗争姿态，挺身而出、英勇奋斗。”“救死扶伤、勇赴国难，这是协和的优良传统，也是根植于每一位协和人血脉中的精神基因。”

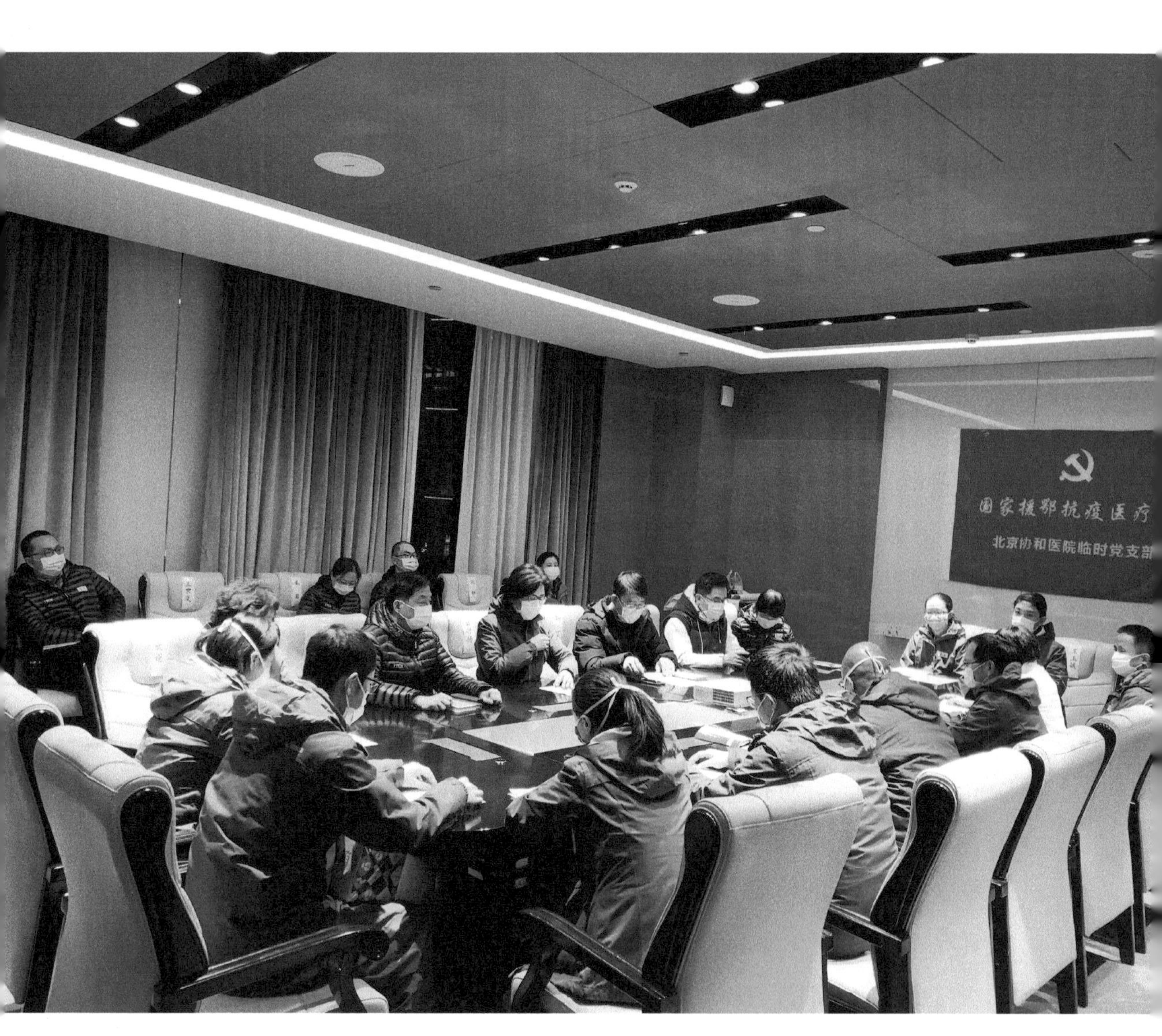

第一临时党支部召开支部大会，张抒扬、韩丁列席参加

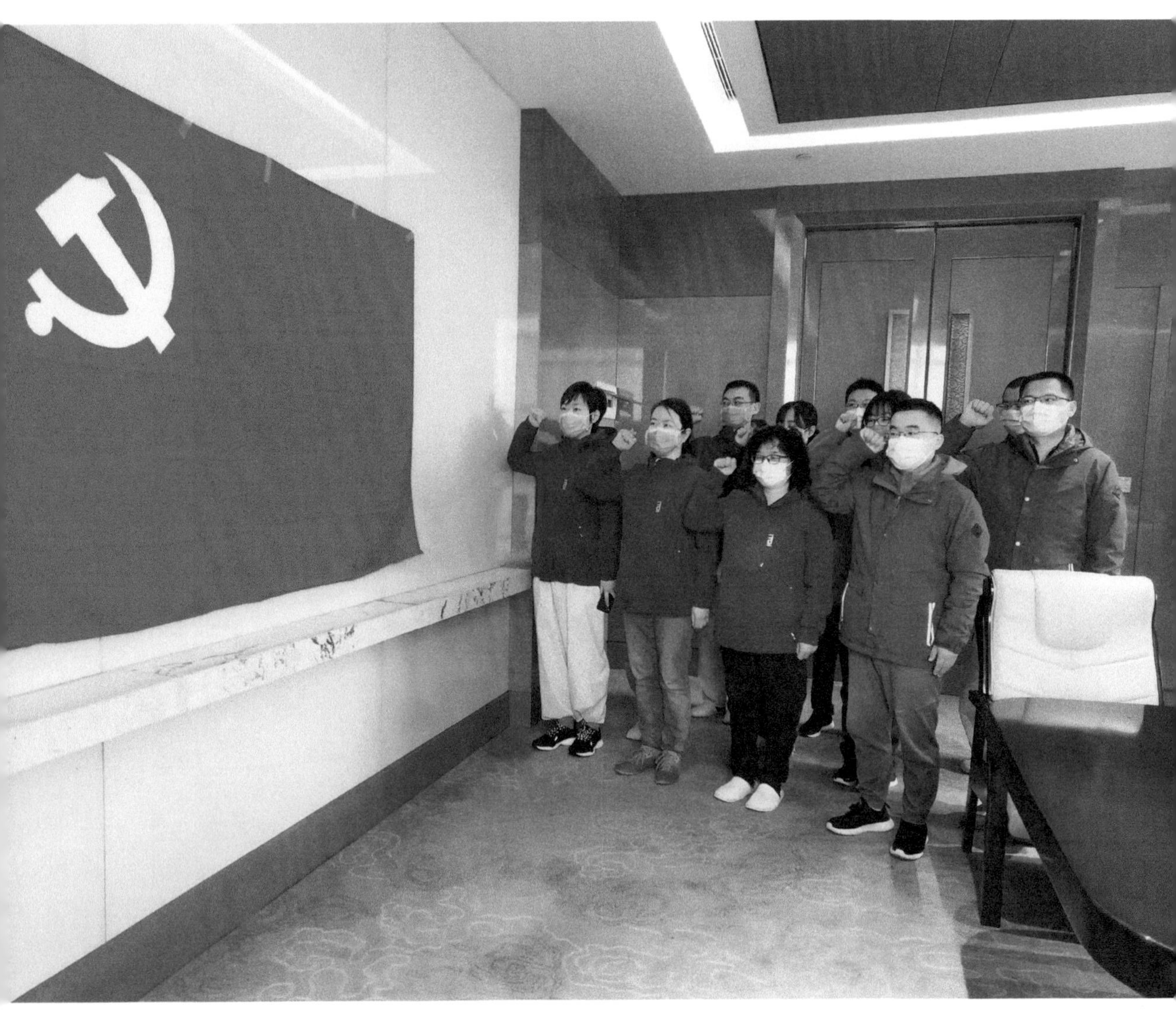

第二临时党支部全体党员面向党旗宣誓

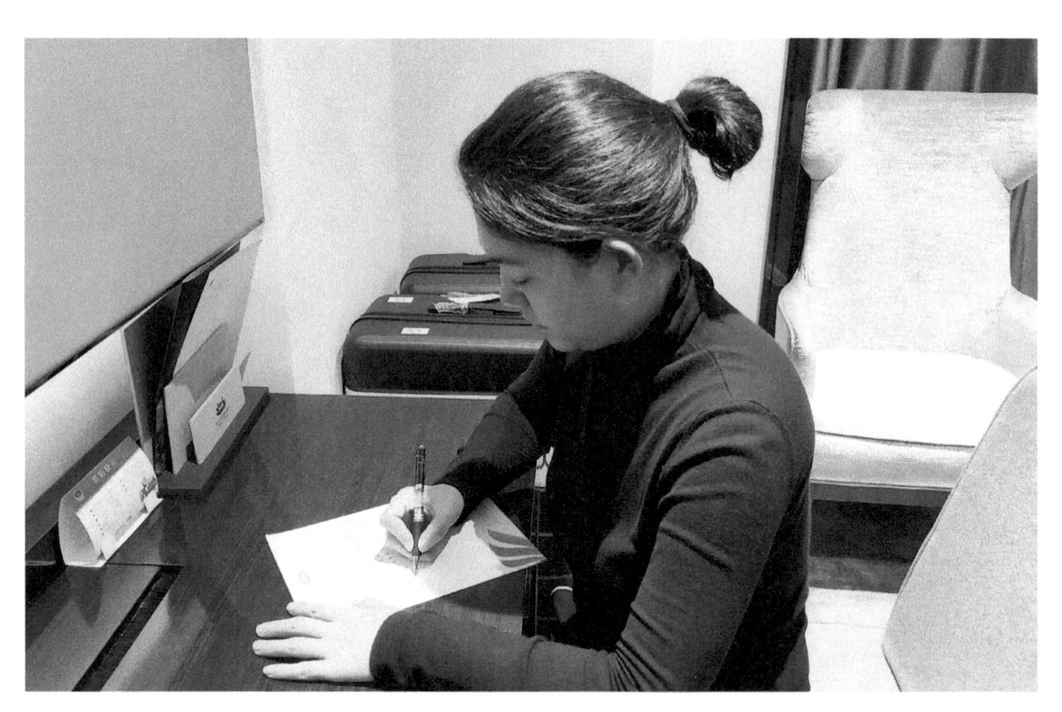

在医疗队党员的带动下，王玉娥刚到武汉就郑重写下入党申请书

一封入党申请书，就是他们的抗疫宣言

协和医疗队接管的重症加强病房内，收治着武汉最危重的重症患者。协和医疗队中的六位临时党支部书记既是“护旗手”，也是“先锋队”，他们给患者“插管”“采标”，带头承担最危险的工作，以坚定的理想信念、卓越的工作能力、强大的人格魅力，起到了凝聚人心、鼓舞斗志的正向引导作用。

在协和医疗队中，许多党员干部都是经验丰富的精兵强将，还有一些是参加过抗击“非典”的“老兵”。在这场特殊的战“疫”中，党员干部责无旁贷，倾尽所能、冲锋在前，在抗疫一线的日日夜夜，身先士卒、无私忘我的精神凝聚着前线的战斗力，也深深感染着其他队员。

“我想成为和他们一样的人！”

2012年1月27日，在抵达武汉前线的第二天，第一批医疗队队员孙雪峰、王玉娥、张颖三位同志就庄严地向党组织递交了入党申请书。

“一直以来，我总是把党员当作自己工作、学习、生活的标杆，但总觉得自己离党员还有一定的差距。但此时，我就是奋战在前线的一员，我已经做好为党和人民随时牺牲自己的准备！”北京协和医院呼吸与危重症医学科副主任医师孙雪峰在申请入党时这样说。

武汉疫情暴发伊始，得知医院正在组建援鄂医疗队，孙雪峰第一时间报名，并如愿成为首批医疗队中的一员。但当时很多队员不知道的是，孙雪峰的爱人刚刚怀孕，这是他埋藏在心里最深的牵挂。每每被问起，他都只是轻描淡写地说："她也是我院血液内科的医生，非常理解和支持我。"

刚到武汉，孙雪峰就一连值了五个夜班。刘正印说："孙雪峰经常扎在病房一个一个地细致查看病人，一进去就是好几个小时，脱掉防护服，连鞋垫都是湿的。"

面对艰苦的工作环境，孙雪峰从不叫苦叫累。在人员调配紧缺的时候，他主动承担起组长职责，担负起繁重的病房管理工作，但一线管床的工作他也从未减少。

同样在战"疫"一线面对危险迎难而上的，还有北京协和医院呼吸与危重症医学科一病房护师王玉娥。

接到报名出征电话时，王玉娥就坚定地说："我可以！医院需要我在哪，我就在哪！请科里放心，我不会丢护士的脸，不会丢呼吸科的脸，不会丢医院的脸！"

"2003年'非典'时我刚成为一名护士，目睹敬爱的师长冲向了前线，我的职业理想信念就是由一群无畏生死的党员前辈点亮的。当疫情再度来袭，初心告诉自己责无旁贷，要像党员一样冲锋在国家和人民需要的最前线。"

王玉娥是这么说的，也是这么做的。一到武汉，她就一头扎进病房，不分日夜地照护重症患者。

在和病毒厮杀的战场上，她紧握着自己的"枪"。厚厚的防护服穿脱不方便，一呼一吸都很费劲。王玉娥没有丝毫抱怨，不断熟悉流程、精进操作，虽然包裹得严严实实，但绝不让厚重的防护服影响自己的操作，扎针一针见血，插管一步到位。

在与医院第二批医疗队会师后，她对新队员进行防护措

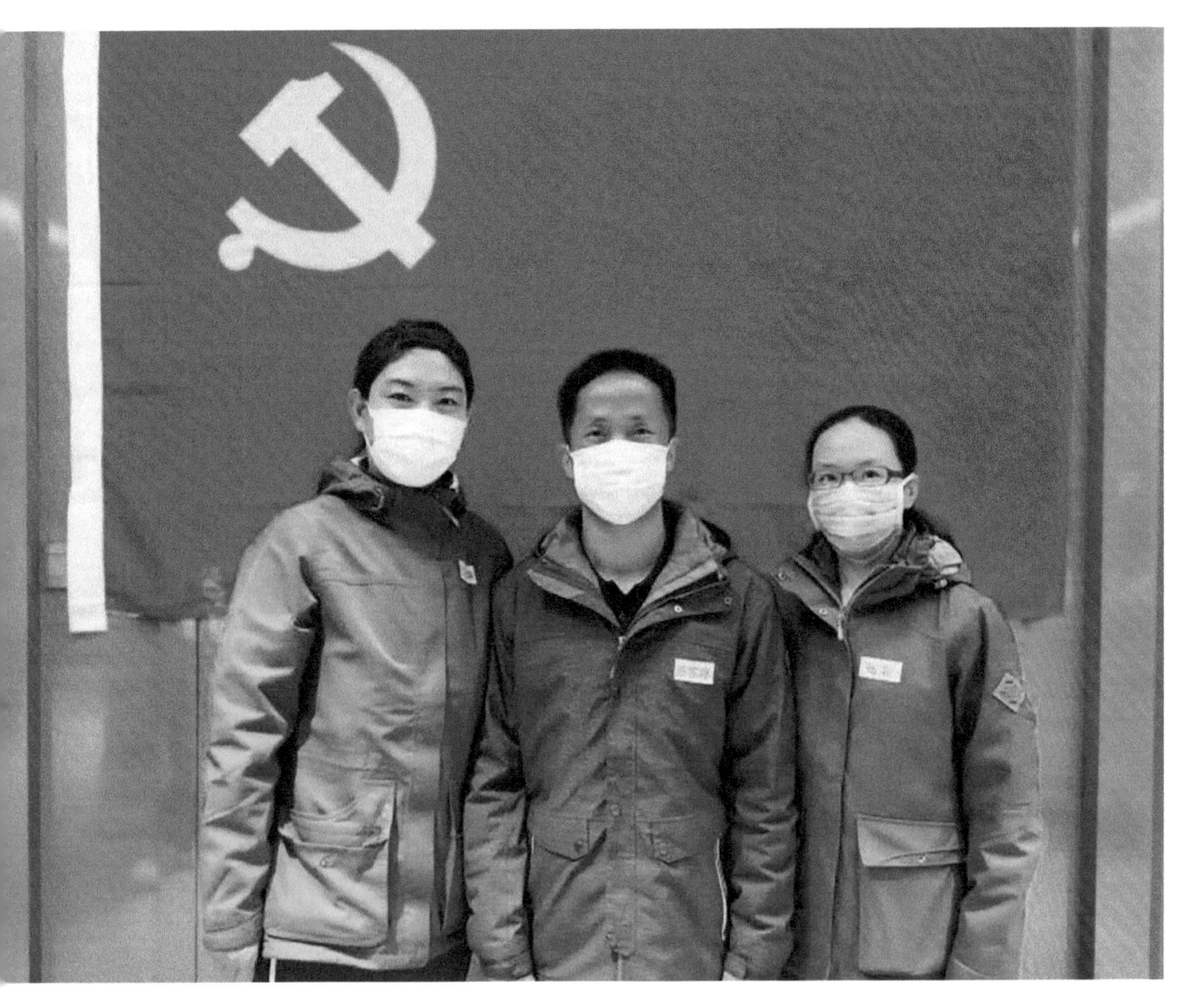

第一批火线入党队员，左起：王玉娥、孙雪峰、张颖

施的指导和把关，同时进行心理疏导，减轻他们的恐惧担心，让护理工作更加有序规范。“工作主动不怕苦，敢于冲锋陷阵”，是同事们对她最多的评价。

人们常以为战胜疫情关键靠医术，但“暴风眼”中的战“疫”经历让王玉娥深刻体会到，最重要的是靠一个国家强有力的统筹和调配。“党员是冲在最前面的引领者。经此一疫，我终于成了我想成为的人！”

“火线实验室”里的青年突击手

故事三

在协和医疗队员中，“80后”占比52%，“90后”占比30%。他们成为了这次抗击疫情的主力军，在危难时刻主动担当、扛起责任；他们当中也有很多人坚定了理想信念，在前线立下为党的事业奋斗终身的誓言。

协和后浪此生无悔入湖北！

协和青年抗疫的身影处处可见，北京协和医院检验科主任助理肖盟就是其中之一。

32岁的肖盟虽然年轻，却是武汉前线非常期盼的一股支援力量。重症患者病情瞬息万变，及时知晓患者的检验指标并作出预警，是挽救患者生命、降低病亡率的重要保障。为此，肖盟这名来自检验领域的“突击手”奔赴武汉，尽快协调建起火线上的实验室，成为落在他肩头的重任。

通过反复考察，肖盟协助医疗队制定了多种实验室建设预案。经过3天科学缜密的设计，肖盟不计个人安危，主动提出利用既有条件，将实验室就地建立在重症加强病房污染病区床旁——也就是收治新冠患者的“红区”内。最终，他的执着换来了医疗队领队的首肯。

在大后方检验科同事们的全力支持下，2020年2月12日一早，一辆悬挂着北京车牌的厢式货车满载着大后方紧急筹措的设备和物资到达武汉。物资一到，肖盟立刻与医疗队同事投入实验室安装工作。

“没有条件就创造条件！”污染区缺桌少椅，他们因陋就简，用病床、床头柜安置仪器，原本的晾衣间也被改成设备间。肖盟与队员们穿着笨重的三级防护服，连续安装设备10余台套，搬运整理物资近30箱，其中纯人力搬运的最大设备超过170公斤。

一箱一箱地搬，一台一台地装，大家喘着粗气，不一会儿雾气就布满了每一位队员的护目镜，防护服也全部浸透。作为当时队伍里唯一一名检验专业人员，肖盟坚持在“红区”内连续工作了8个小时。最终，协和医疗队再次创造了奇迹——“火线实验室”一日内布装完成，在“红区”投入运行，肖盟与感染内科谢静成为实验室的技术骨干。

“火线实验室”运行伊始，肖盟还接到另一项任务——保障医疗队队员的安全。医疗队初到武汉，面对未知的病毒，许多年轻队员心怀焦虑，每一次呼吸都担心会被病毒感染。为此，实验室为已在病区奋战了两周的第一批队员进行了全员核酸与抗体检测，同时开展病区内环境病毒筛查。

检测筛查结果公布——全部阴性。这一结果极大鼓舞了队员的士气。此后，当任何队员出现发热不适症状或疑似暴露风险时，肖盟都第一时间为队员进行核酸检测。肖盟的工作被张抒扬看在眼里：“正是检验人的专业保障让队员们卸下了巨大的心理负担，使协和医疗队真正意义上实现了对病毒的科学防控，保障了医护‘零感染’目标的实现。”

“红区”里患者的许多症状，都有赖实验室的检验检测结果。

在协和医疗队发现许多重症患者出现肢端发凉、发紫，甚至出现坏疽等异常高凝状态后，肖盟对此类患者进行自身

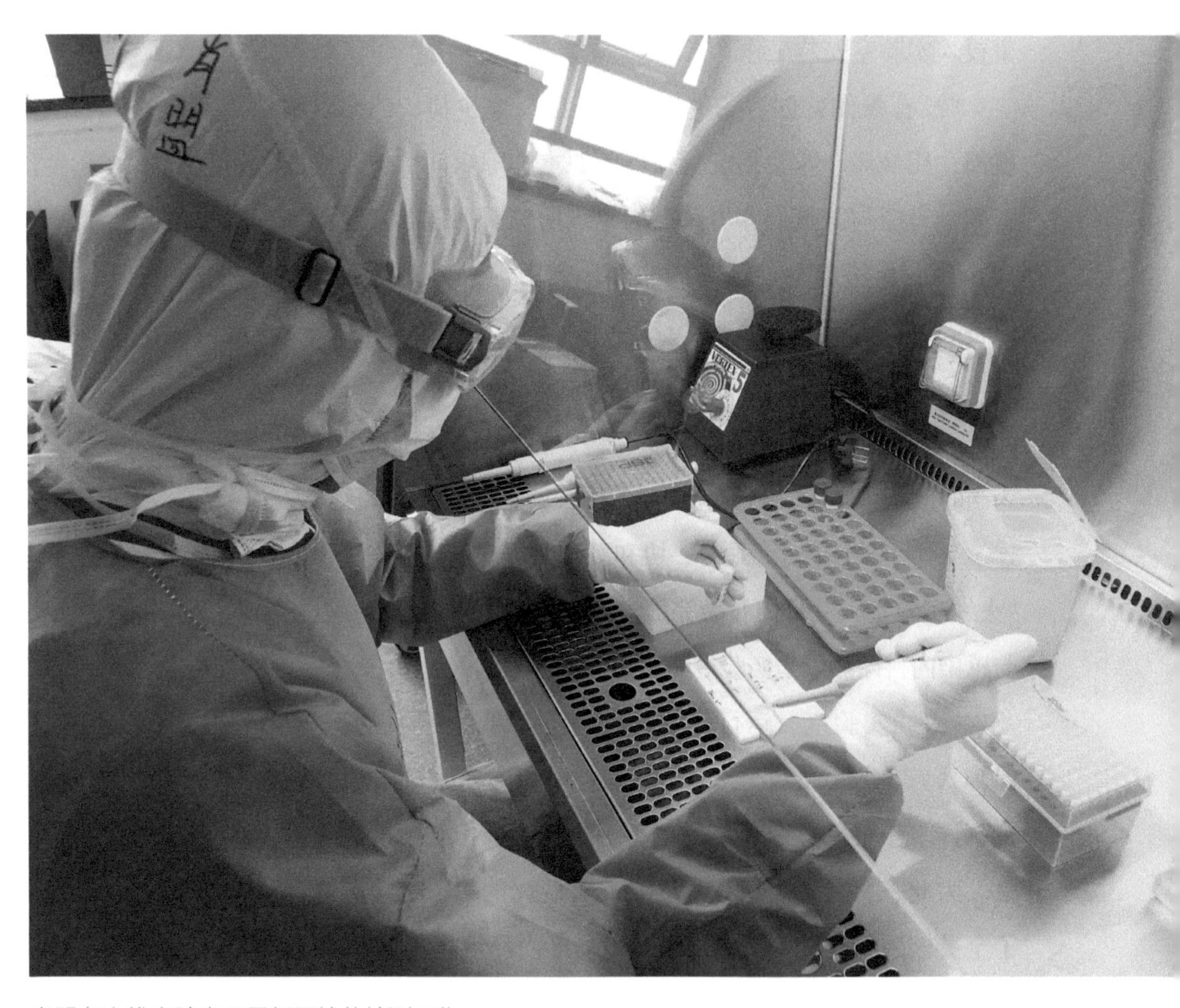

肖盟在火线实验室开展新冠抗体检测工作

免疫性疾病相关指标检测后发现，近50%新冠重症患者存在抗磷脂抗体指标转阳，许多患者表现为多项抗磷脂抗体持续性、高滴度阳性，与患者出现血栓、脑梗死等凝血异常事件高度相关。

问题不可小觑。通过与前后方血液、免疫、感染、重症医学等科室专家深入探讨后，肖盟与同事们认为抗磷脂抗体的出现可能与广泛内皮损伤、血小板激活有关，应重视新冠重症患者继发抗磷脂抗体综合征的风险。

藉此发现，医疗队开展了对所有患者的抗磷脂抗体监测工作，并对指标异常患者的血栓事件进行密切监测评估。同时，针对重症患者开展低分子肝素抗凝治疗，有效延长了患者生存时间、提高了患者治愈率。

虽是检验人员出身，但肖盟也是队伍里的“攻坚多面手”——面对超过半数待收治患者未经核酸确诊的急迫临床需求，肖盟迅速开展新冠病毒血清学抗体检测，确保患者不漏诊、不误诊；临床一线医护人员工作繁忙，他主动承担了绝大部分患者核酸拭子、包括高危开放气道标本的采集工作；当病区内多名患者出现继发感染时，肖盟与检验同事迅速建立下呼吸道病原细菌核酸检测、耐药基因检测及真菌血清学检测等方法，指导了抗菌药物的合理使用。同时他还协助医疗队进行院感监测，有效遏制了耐药病原在病区内的传播。

凭借其优异表现，肖盟在前线光荣入党，也在那里度过了他32岁的生日。

经历了生死考验，才能读懂全国抗击疫情过程中的真情与大爱。肖盟的女儿尚未满2周岁，一看到电视里出现穿防护服的高个子，就会指着喊“爸爸”。他希望多年后，这一段逆行出征的经历，也能成为自己孩子心中一笔宝贵的精神财富。

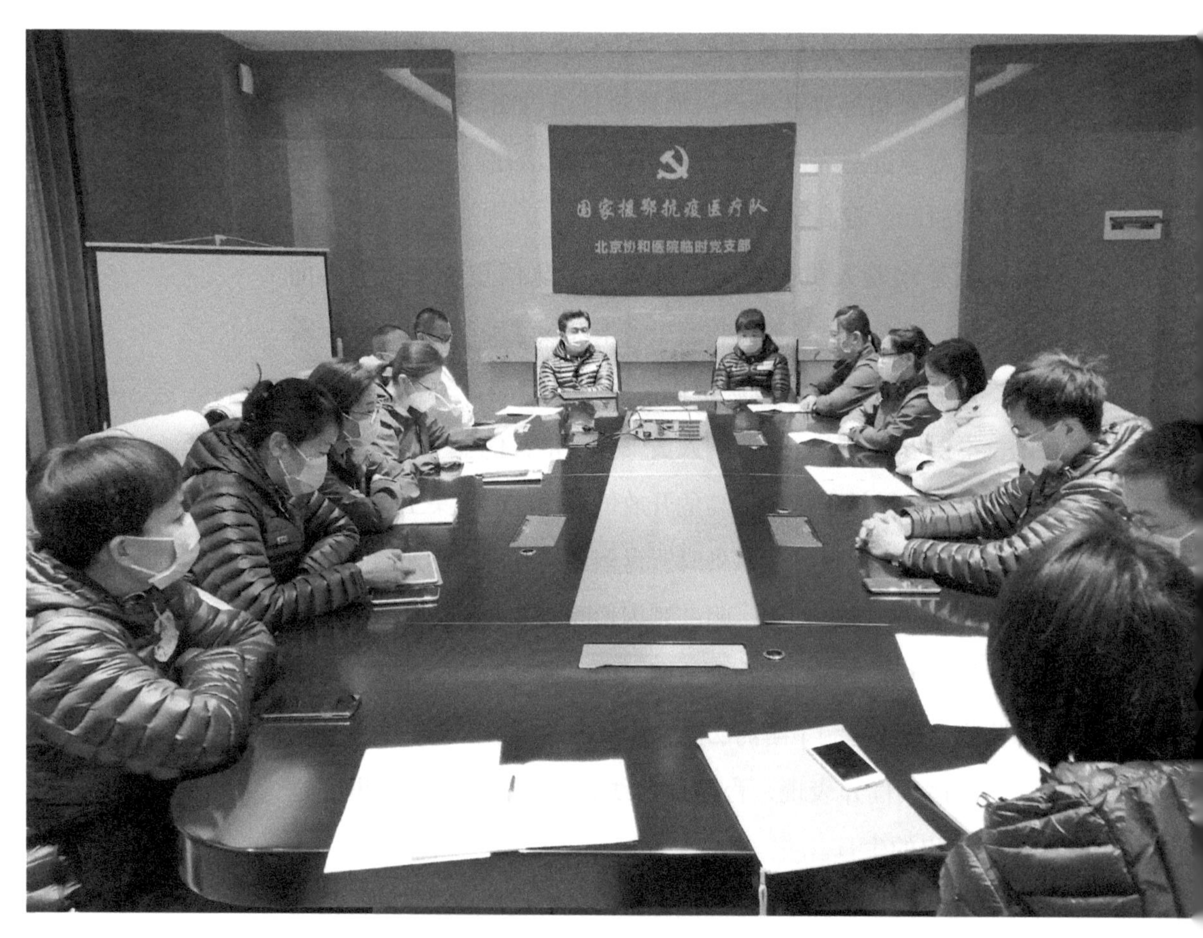

第六临时党支部书记孙红主持支部党员大会，发展新党员

在病毒肆虐的“战场”，他们冲锋在前

故事四

成立协和第一临时党支部的最初动议，是协和首批医疗队在从武汉天河机场到酒店的近3个小时车程中产生的。

2021年1月29日，临时党支部由医院党委正式批准成立，共计党员11人，在武汉前线有了第一座堡垒。

“我们虽然是临时党支部，但党心不临时、作用不临时。”从此刻起，临时党支部每一位党员的党徽在抗疫一线熠熠生辉。

一名党员就是一面旗帜。党员冲锋在前，这不是空洞的口号，而是身体力行的责任和担当。

第二临时党支部书记郑莹是缓和医疗组的核心成员，在武汉前线，她将安宁疗护与重症护理相结合，用温暖对抗着绝望。

许多患者在进入重症加强病房后容易产生消极情绪，郑莹便主动进入病房与患者沟通，送去祝福的纸鹤，提供精油按摩、音乐治疗等安宁疗护，缓和病人的情绪，为后续的治疗打下基础。

在前线度过生日的当天，她将安宁疗护的经验在“疫”线课堂与队员们分享，讲述如何让病人感受到尊重、理解和关爱。对医疗队员们，她也像热心大姐姐一样，深夜为胃痛的队友借药，制作协和小药柜；为队员们打扫清洁区的每个角落，只为队友能更放松地休息。

重症医学科副主任医师张宏民是民主党派人士。在前线，他看到医疗队党员干部们所言所行，内心受到极大触动。“通过这场战‘疫’，看到身边的共产党员冲锋在前，吃苦在前，这深深地影响了我，改变了我的世界观。我郑重向党组织提出入党申请，在以后的日子里，我会继续严格要求自己，尽全力去救治病人，在战疫一线锻炼成长、锤炼党性，用实际行动去带动周边的人，让他们感受到党员的力量。同时我也接受党组织对我的考验，一定不辱使命。”他在一线光荣入党，成为医疗队中唯一的双党人士。

一个支部就是一座堡垒。一位位党员冲锋在前的模样，激励着一线的医疗队员们纷纷向前线党支部靠拢。

赵华是具有15年工作经验的重症医学科主治医师，她还有另一个身份，那就是协和医疗队中唯一的一位重症医学专业女医生，也是二线医生中唯一的女性。

疫情发生后，赵华第一时间向科室递交了支援前线的申请书，并于2月7日随国家医疗队来到武汉。一到武汉，赵华就迅速投入到危重患者的抢救工作中，遇到困难从不退缩、迎头而上，创造一切条件去解决临床面临的各种问题，积极提高重症救治的质量，将重症超声应用于患者的评估和治疗中。

在武汉的这段时间，赵华主动向党组织靠拢，并递交入党申请书。“加入中国共产党是我一直以来的梦想。在武汉，身边的党员榜样很多，他们严谨求精、以身作则的态度促使我向他们学习，向他们靠拢。”

心内科副主任医师吴炜早在2020年1月就已递交入党申请书。接到驰援武汉的通知，他毫不迟疑地奔赴前线，深明

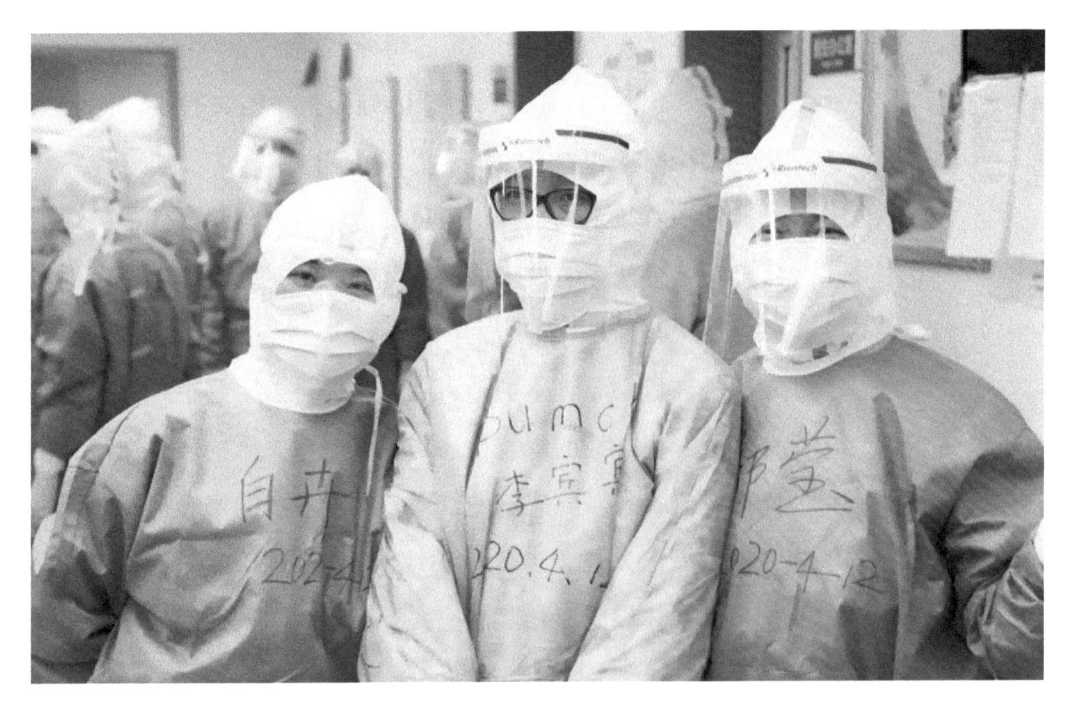

2020年4月12日，病房关闭时队员合影，左起：白卉、李宾宾、郑莹

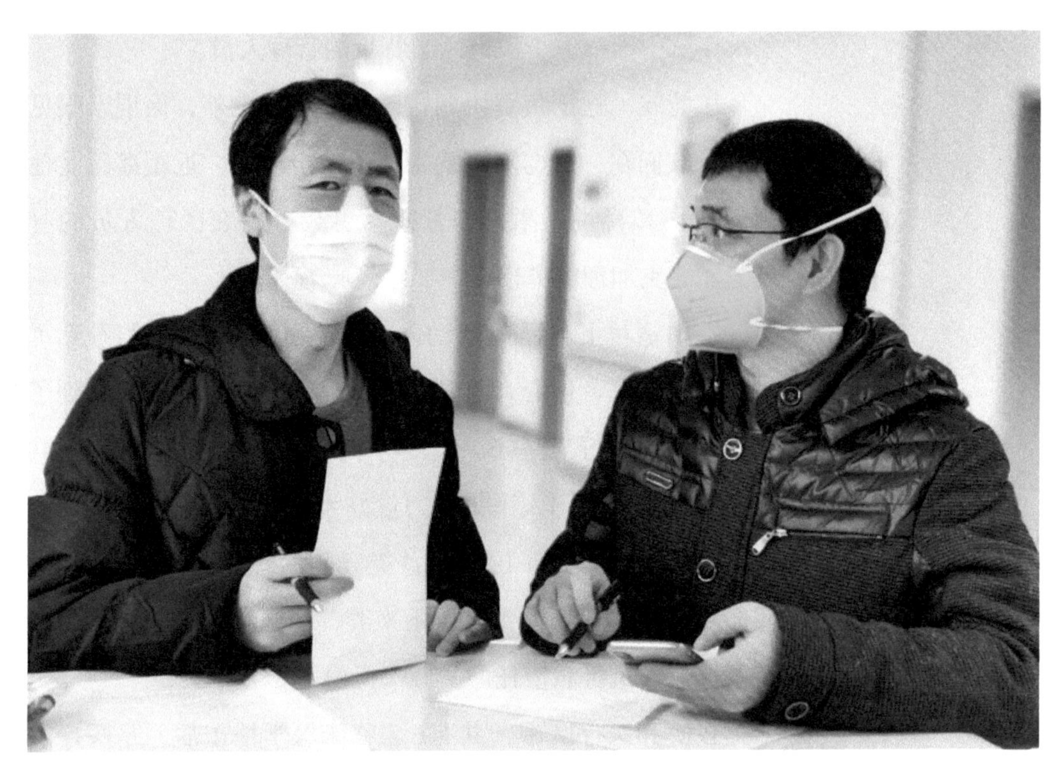

张宏民（左）与赵静讨论患者情况

大义的老父亲是他背后坚定的精神支持。

吴炜出发前，父亲说："国难当头，匹夫有责，你应该去。要相信党和国家的领导。"

怀揣着父亲的嘱托，肩负着协和心内科的责任，吴炜笃定前行，行使医者使命，用实际行动向党组织和老父亲再表入党的决心！

心内科心导管室护师袁胜和心外科护士赵小东不仅是同一小组并肩奋战的战友，还是有着血缘关系的表兄妹，更是同样有着一颗对党忠诚的红心。七十多岁的奶奶得知兄妹俩在前线一起入党，老人激动地流下了眼泪。"一定要注意保护自己，你们俩要相互照应，要多吃饭，我在家等你们平安回来！"

还有党委办公室的徐琨，她随第二批医疗队前往武汉，是医疗队中唯一一个没有医学背景的管理人员。

在前线，除了负责协调行政后勤事务之外，徐琨亲眼见证了队友们在一线与新冠病毒斗争的全过程，近距离感受他们的悲伤和喜悦、激情与梦想。也只有站在医护人员的身边，才能更加理解"使命"二字意味着什么。

她用笔写下自己的感动："历经疫情磨难，我们看到了担当重任的医者仁心，看到了践行誓言的青春风采，看到了中华儿女的逆行与坚守、大爱与奉献。我们更看到了中国共产党团结带领中国人民集中力量办大事的强大领导力、组织力、执行力，看到了国家日益提升的治理能力和治理水平。我们更加深切地认识到，风雨来袭，中国共产党的领导是最重要保障、最可靠依托。"

在协和医疗队中，共有6名临床医学博士后，是医疗队伍中一支不可忽视的青年精英力量。他们或冲锋在前，或留

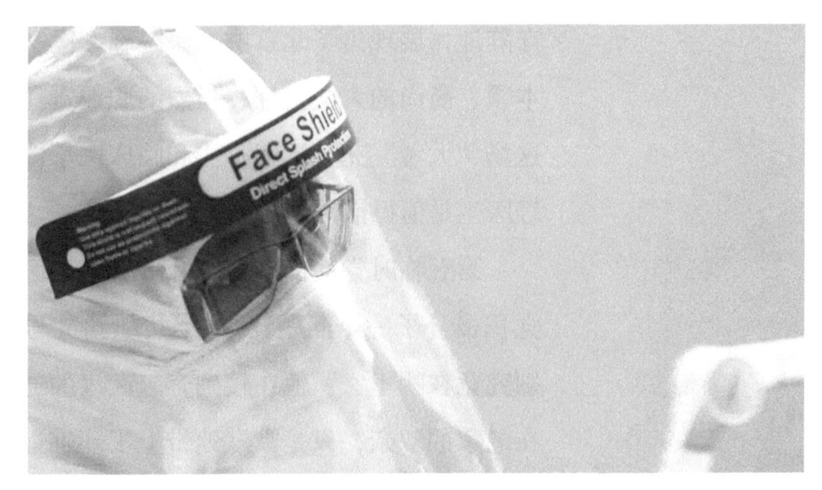

吴炜是第三批增援的“特种兵”，在抗疫一线光荣入党

北京卫视　李潇摄

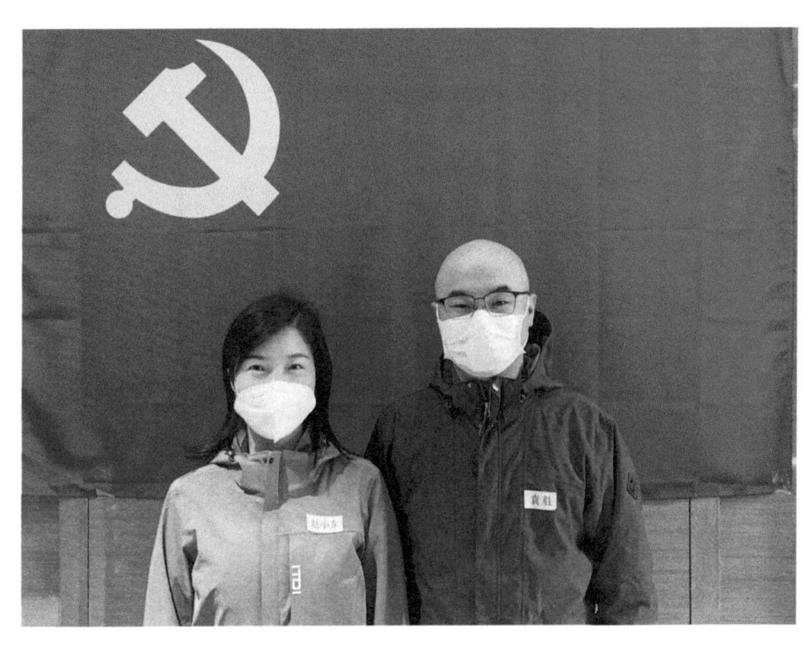

袁胜（右）和赵小东（左）是表兄妹，一起援鄂，一起入党

守阵地，展现出了北京协和医院临床医学博士后过硬的临床本领、高尚的人文情怀、强烈的职业责任感与使命感。疫情这场“大考”充分证明了协和临床医学博士后项目培养的年轻医生是值得信赖、堪当大任的！

第五临时党支部书记、麻醉科主治医师宋错澄经常问人党积极分子一个问题：“一个共产党员与一个优秀的人，区别究竟在哪里？”他在接到奔赴武汉的通知时，不敢告诉远在老家的双亲，只是默默地带上了能够证明身份、联系到家人的户口本和结婚证，做好了可能一去不回的准备。“在平时工作和生活中有很多业务优秀、品格高尚的人，但与一个党员相比，所不具备的是坚定的共产主义信仰，是为党和人

张抒扬与前线的临床医学博士后合影

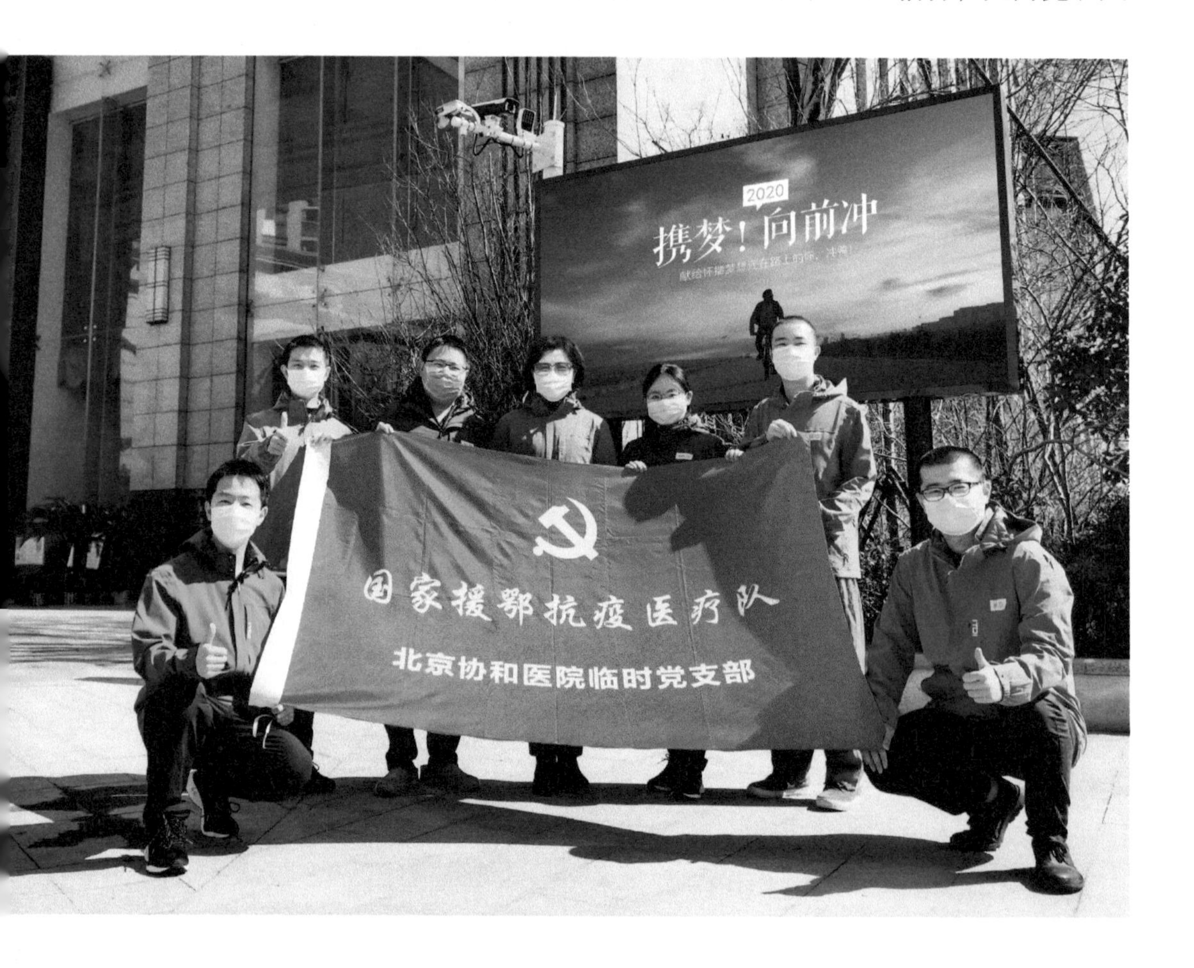

民奉献自己的决心，是关键时刻站出来、冲上去的勇气。”随时准备为党和国家牺牲一切，这不是一句空话。

从武汉凯旋后，北京协和医院国家援鄂抗疫医疗队第三临时党支部在集中休整住地召开全体党员大会，集体学习习近平总书记关于新冠肺炎疫情防控的重要讲话和指示精神，围绕“结合国际疫情形势和变化，进一步筑牢国内疫情防控体系建设”这一主题，深入思考、共同探讨作为国家援鄂抗疫医疗队党员，如何在今后的抗疫斗争中发挥先锋模范作用。

一个国家对生命的态度，是最有说服力的文明标尺。在抗疫斗争中，党和政府始终把人民生命安全和身体健康摆在第一位，全力以赴投入疫病救治，救治费用全部由国家承担，最大程度提高治愈率、降低病亡率。为了抢救生命，全国约十分之一的重症医护力量集中在武汉，约四分之一的“救命神器”ECMO集中在湖北……回想着全国抗击疫情的艰苦努力，支部党员们深刻明白“人民至上、生命至上”这八个字的千钧重量。

春日暖阳下，队员们共同唱起《我和我的祖国》《真心英雄》，在歌声中结束了这一次别开生面的支部党员大会。

没有一个冬天不可逾越，没有一个春天不会来临。绿色草坪上高高飘扬的党旗如同一轮暖阳，照亮并温暖着每一个人。

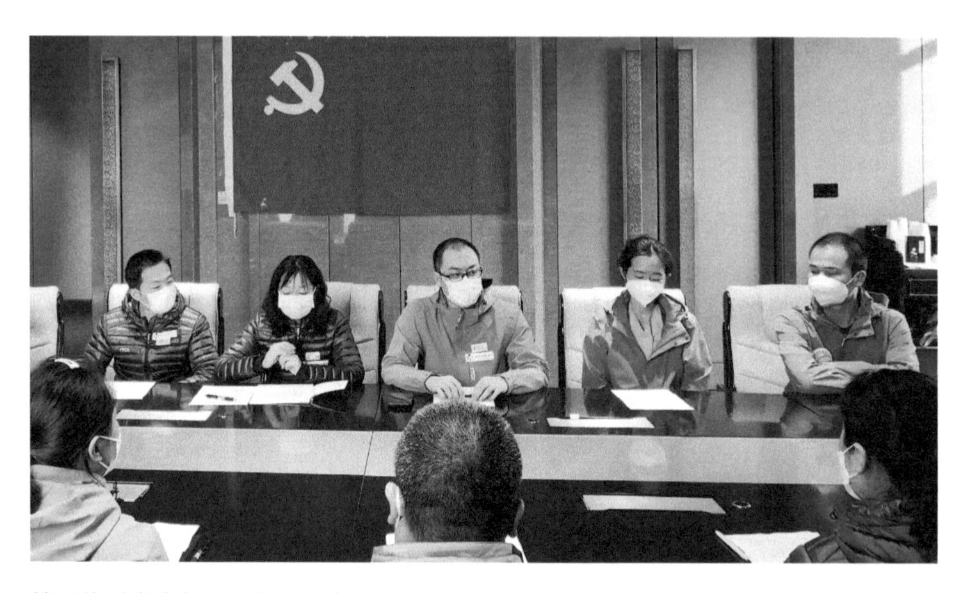

第五临时党支部召开党员大会

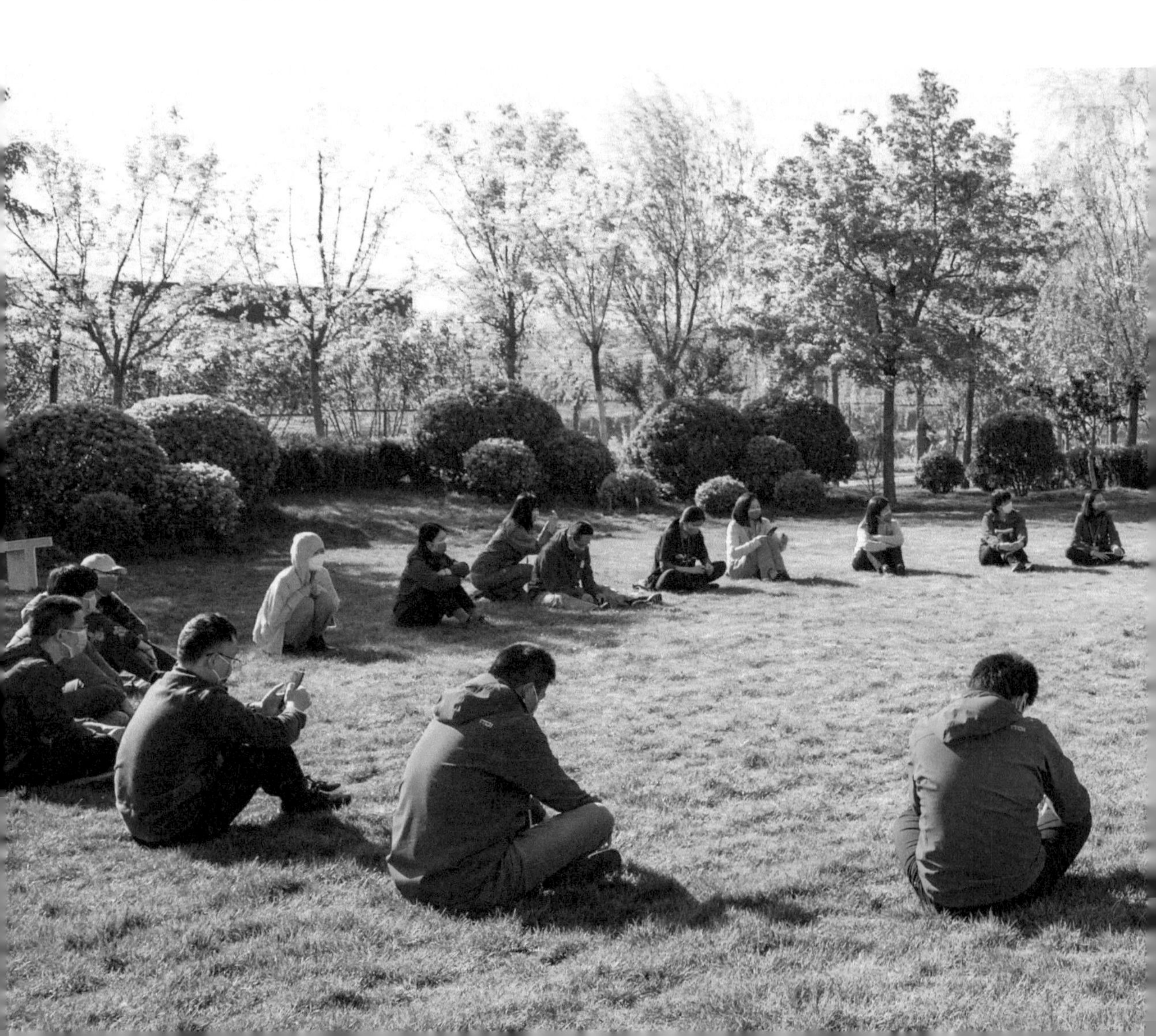

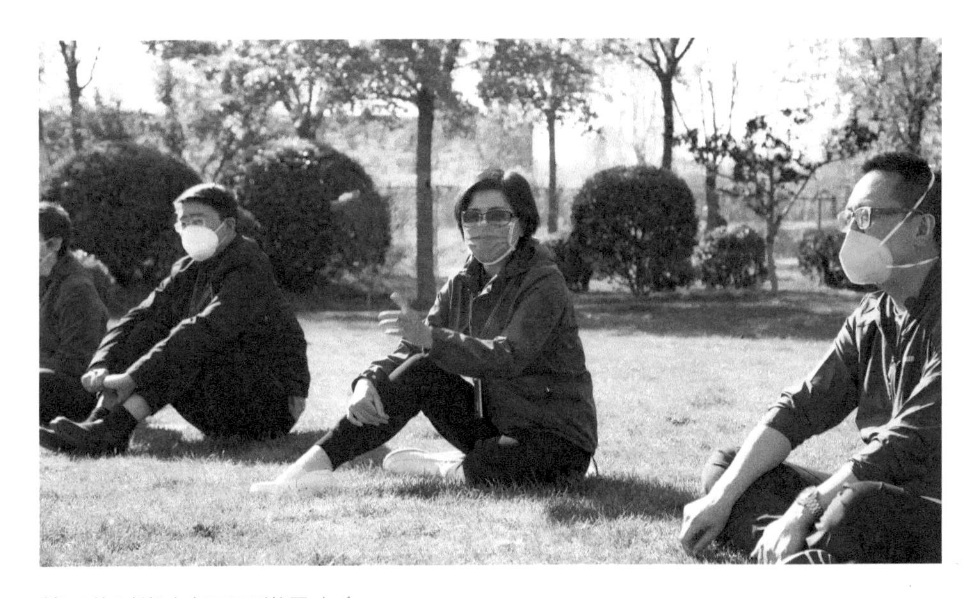

第三临时党支部召开党员大会

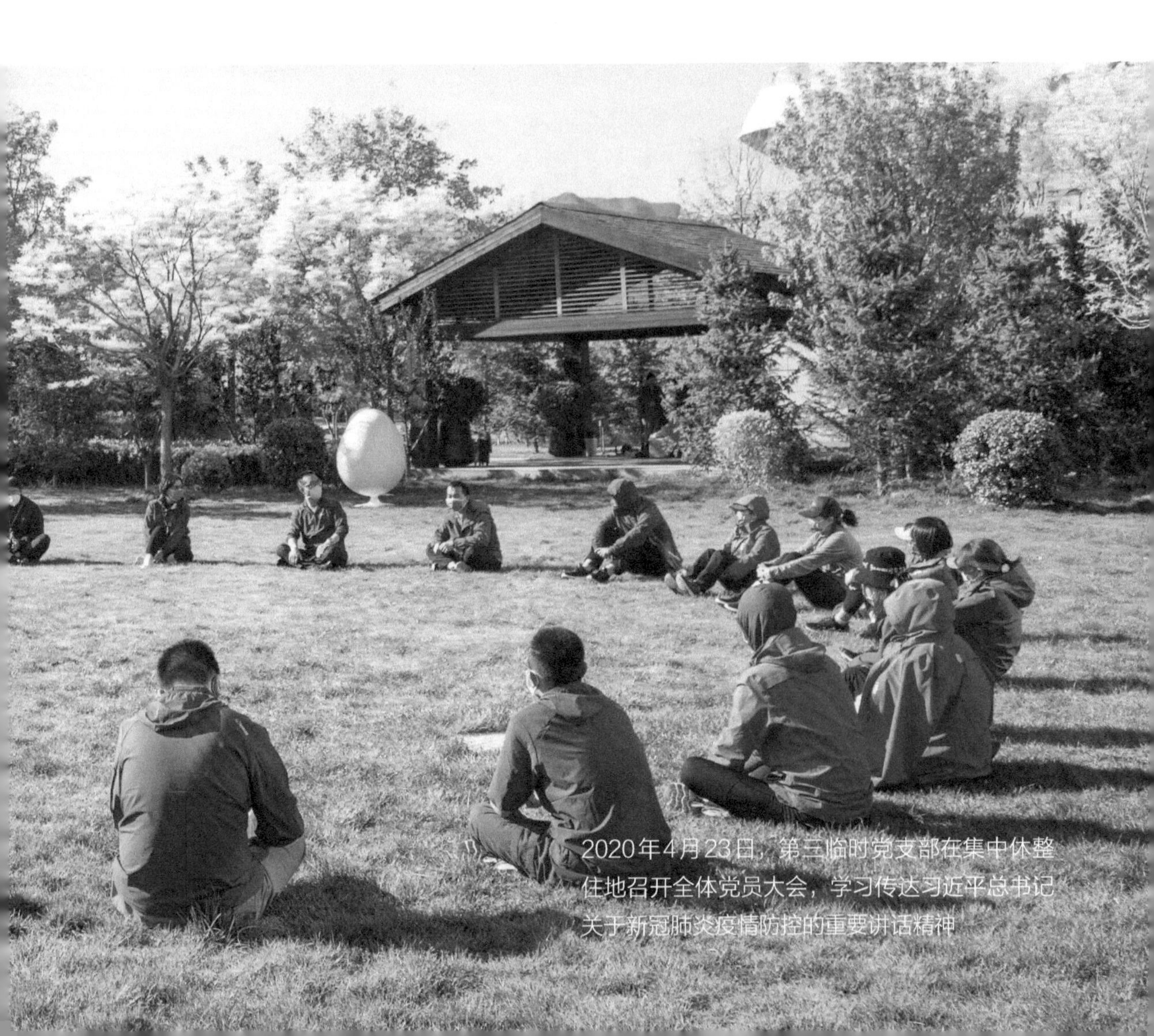

2020年4月23日，第三临时党支部在集中休整住地召开全体党员大会，学习传达习近平总书记关于新冠肺炎疫情防控的重要讲话精神

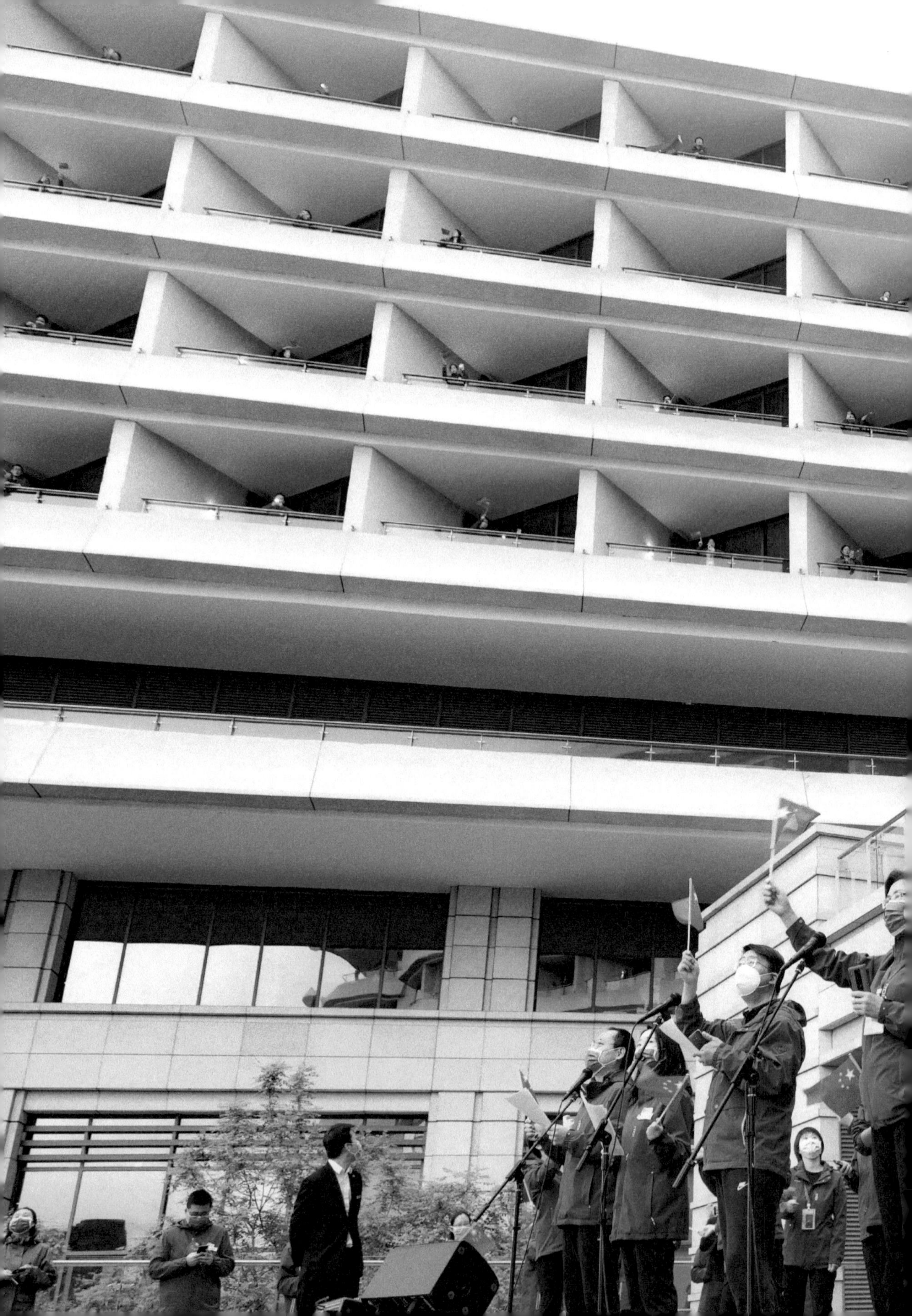

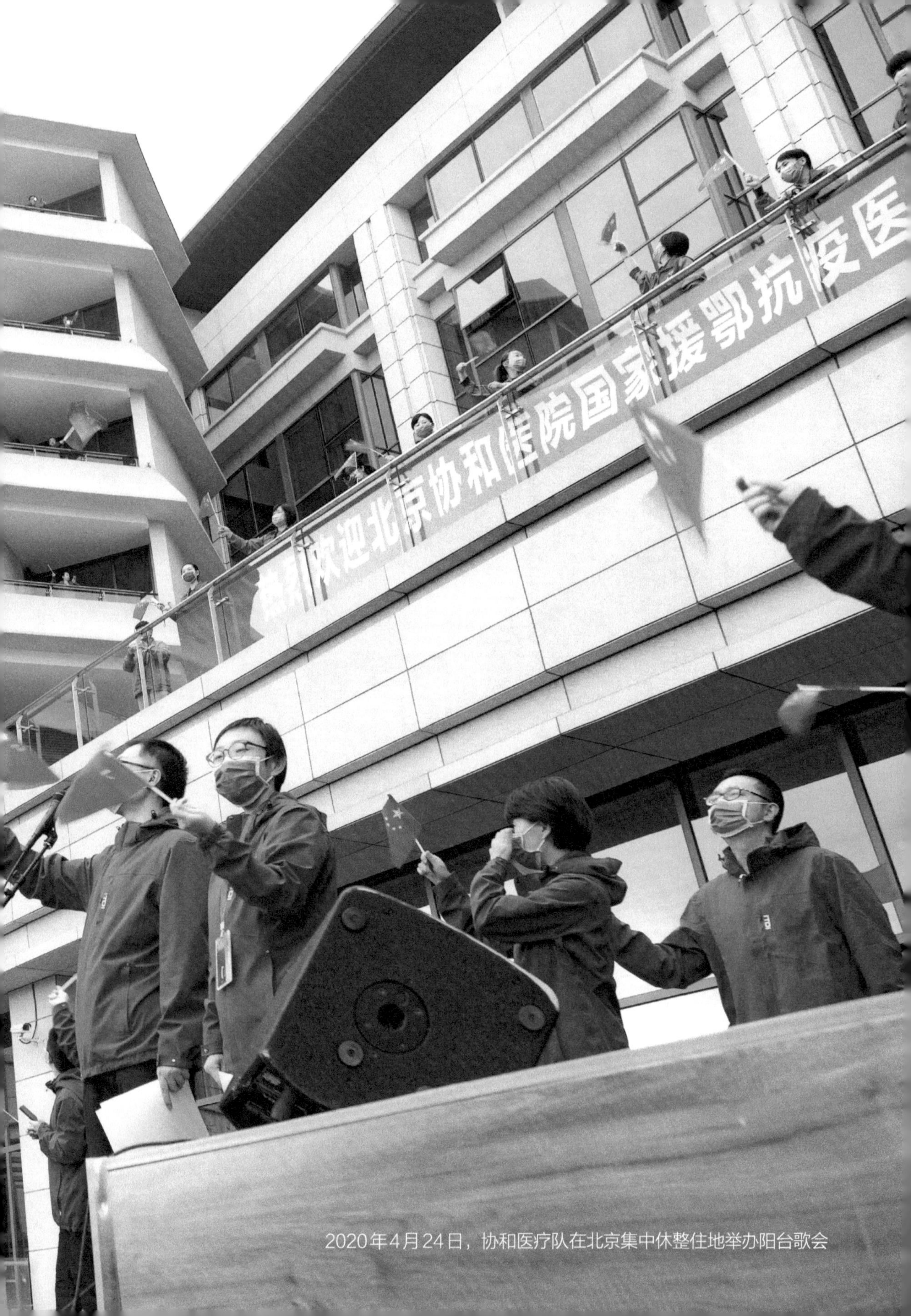

2020年4月24日，协和医疗队在北京集中休整住地举办阳台歌会

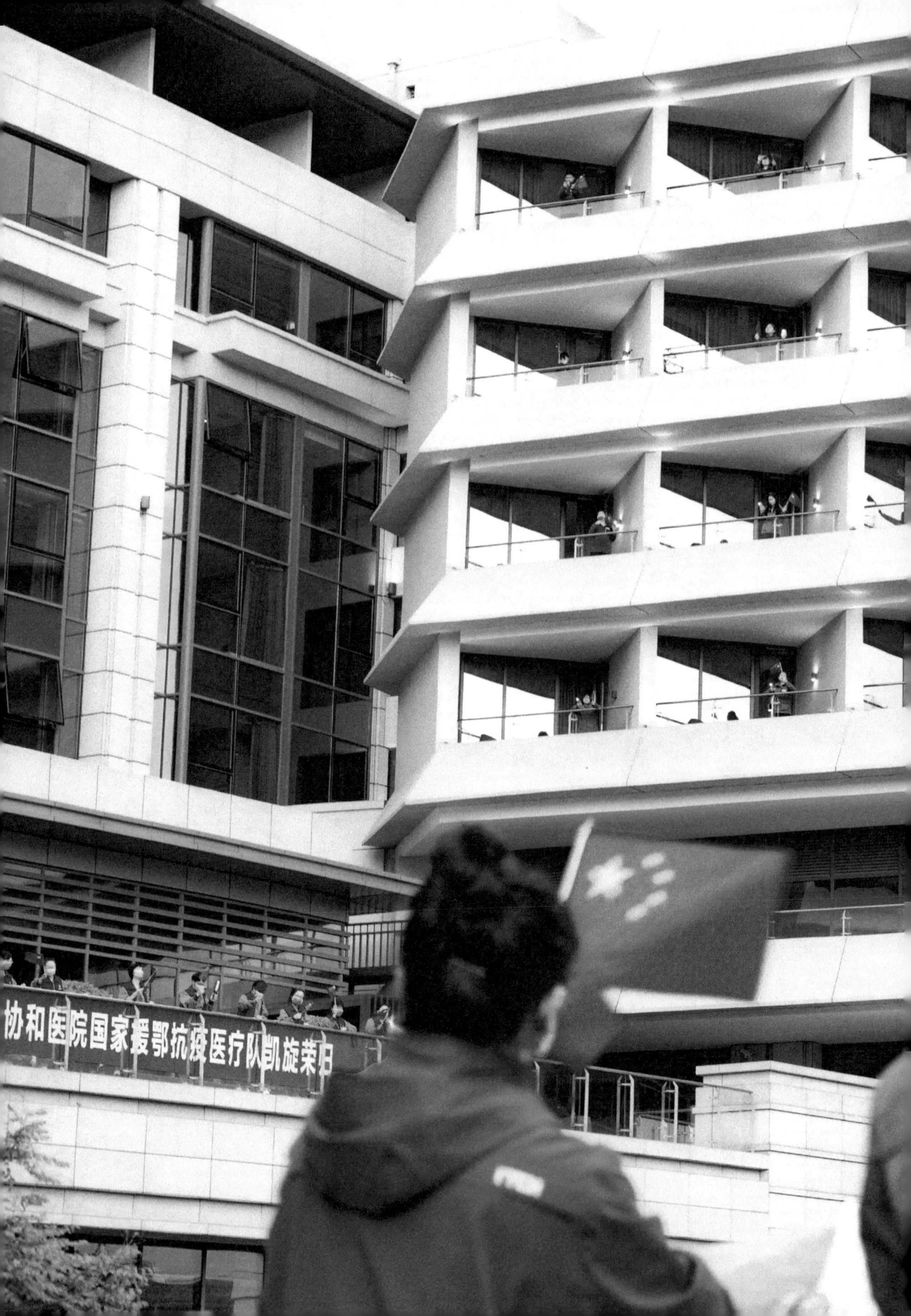
协和医院国家援鄂抗疫医疗队凯旋荣归

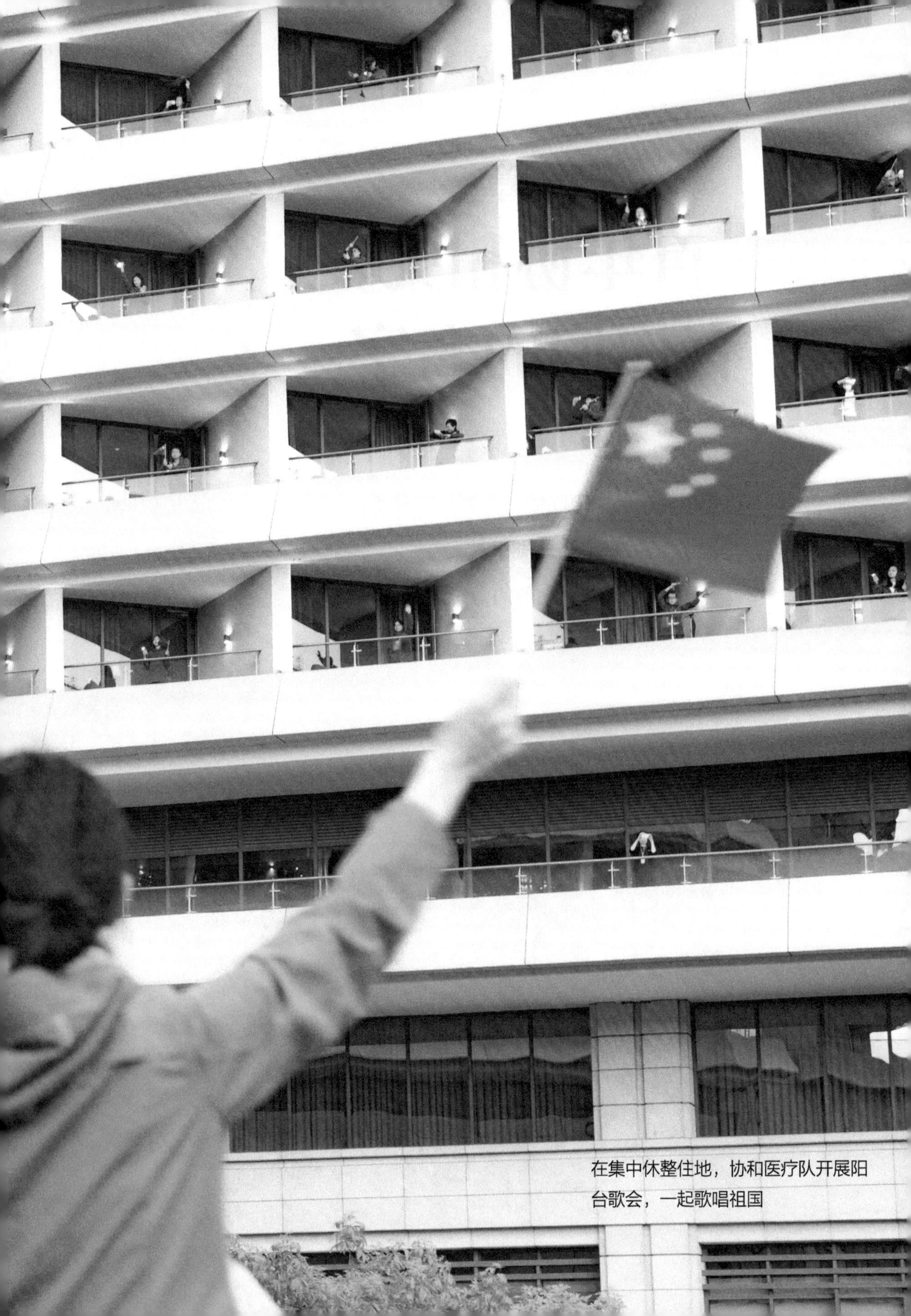

在集中休整住地，协和医疗队开展阳台歌会，一起歌唱祖国

第五章

百年协和史，有你们的名字

协和精神在抗疫中淬炼、在磨砺中升华，

它永远是协和人

砥砺前行、奋勇向前的力量之源。

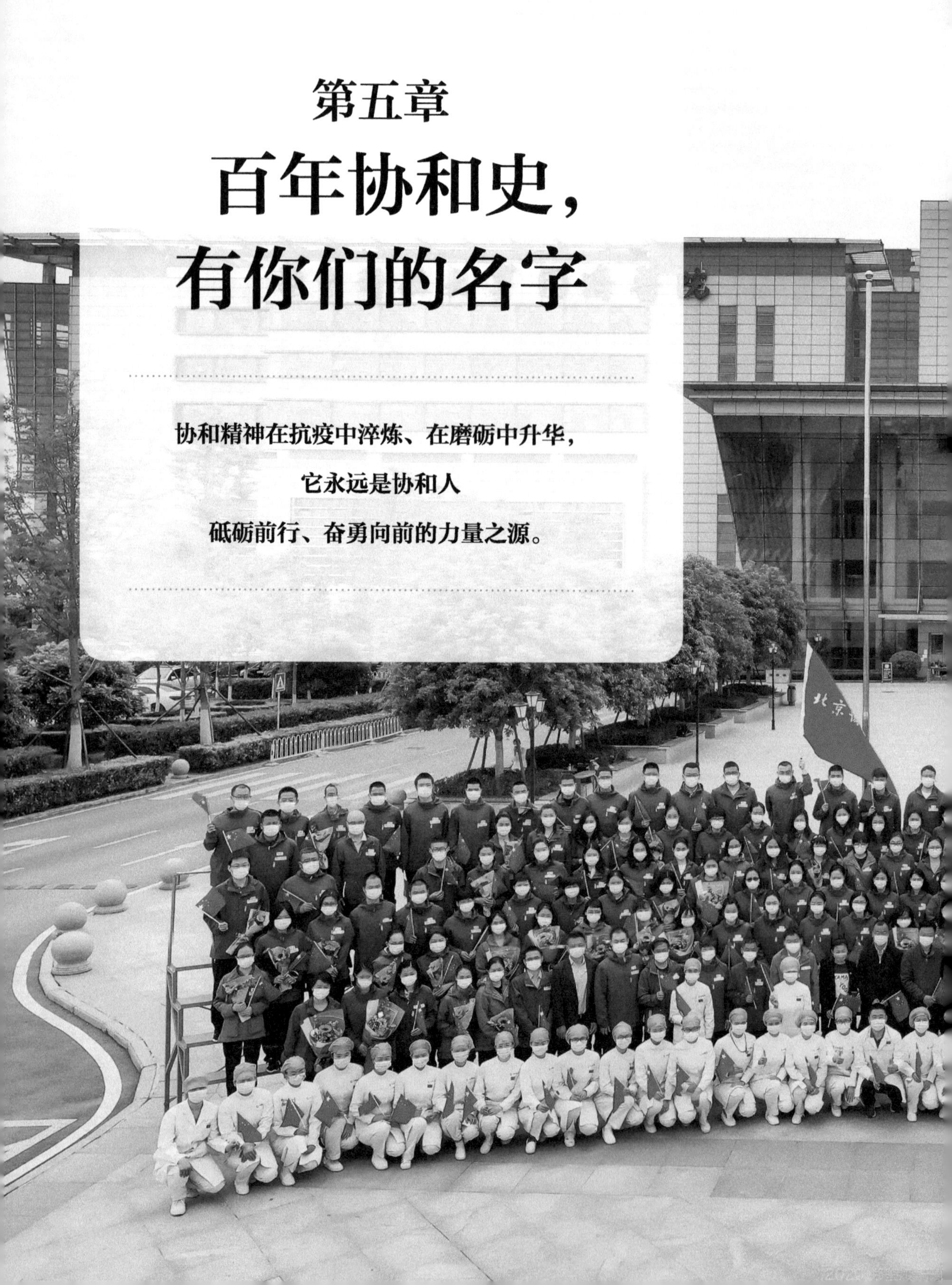

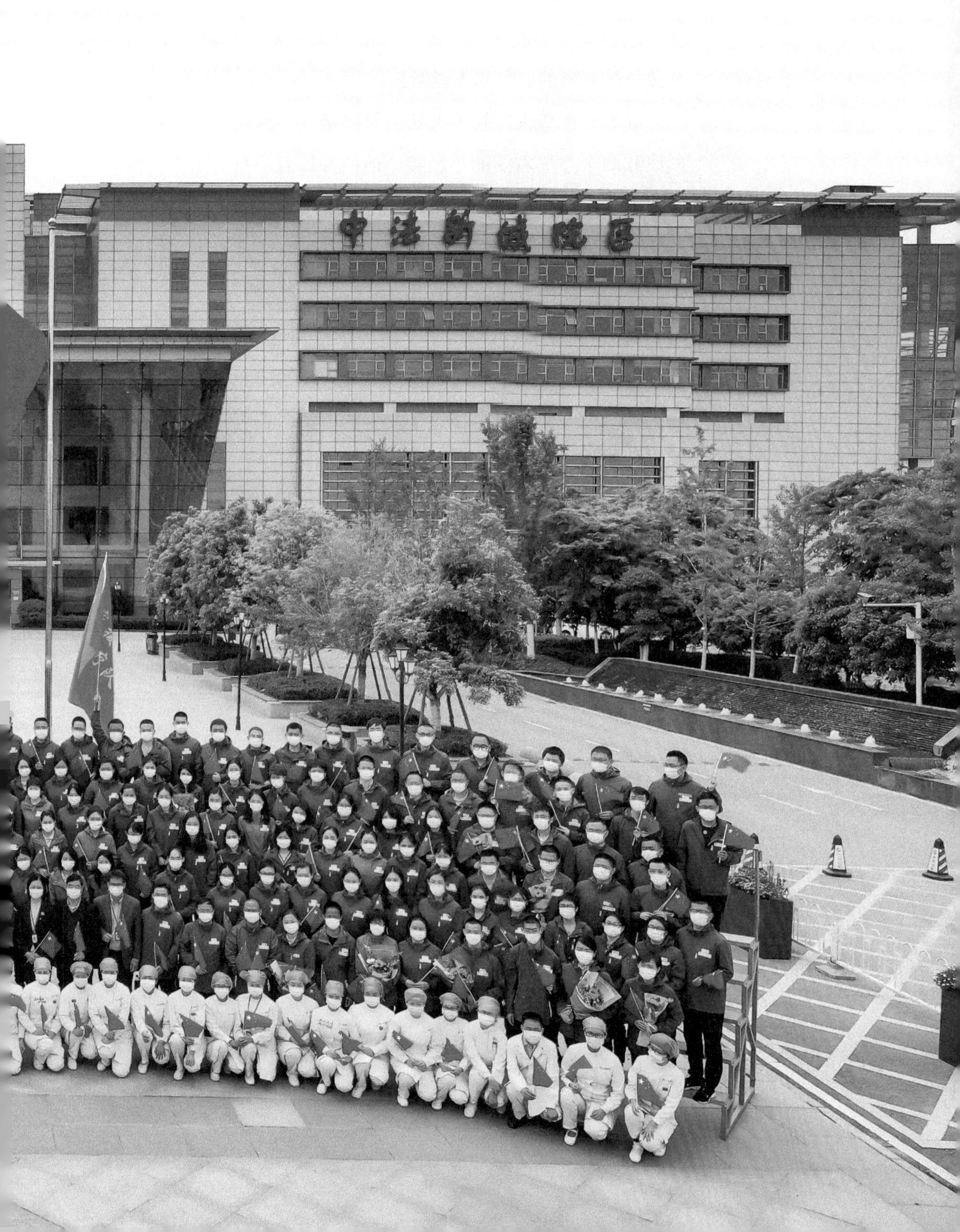
中法新城院区

2020年4月15日，是协和医疗队离鄂返京的日子。

在协和医疗队驻地酒店门口，到处是依依惜别的人们。站在人群中仰望着天空，湛蓝的空中飘着大朵大朵的白云，突然一抹耀眼的红色飘入视野！

寻着红色望去，是不远处的居民楼上，两面挥舞着的小国旗和两个左摇右摆的小脑袋。他们挥舞着手里的国旗，稚嫩地喊着："叔叔阿姨，谢谢你们，我们爱你们！"

看到他们的身影、听到他们的声音，喉咙发紧、视线模糊的人们只能用力挥舞着手里的国旗……

当协和医疗队员们用手中的国旗作别这座英雄的城市，心中有一种浓得化不开的情感，融入了以2020年春天为名的历史的永恒——不只是在这里发生的事情，还有一座城、一国人共同的抗疫精神。

团结一心，众志成城，这就是疫情下的中国。

加油，中国！加油，中国人！

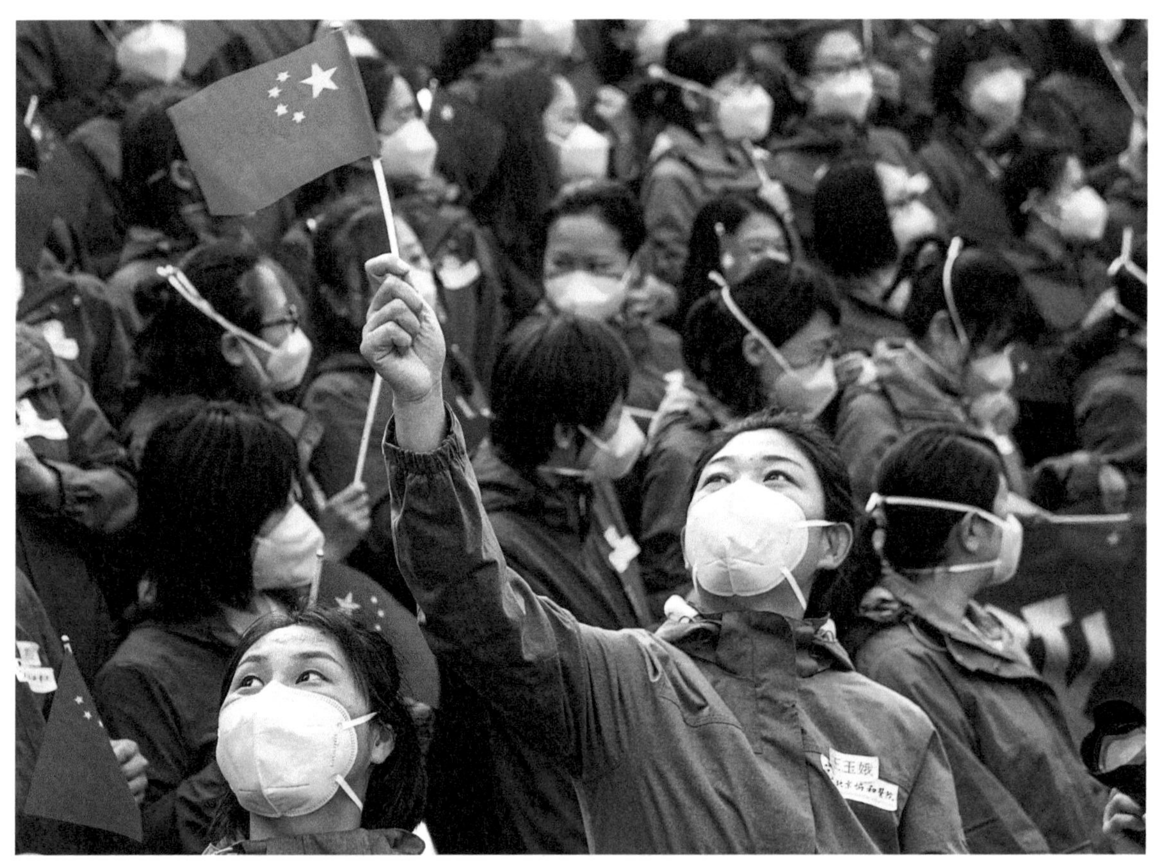

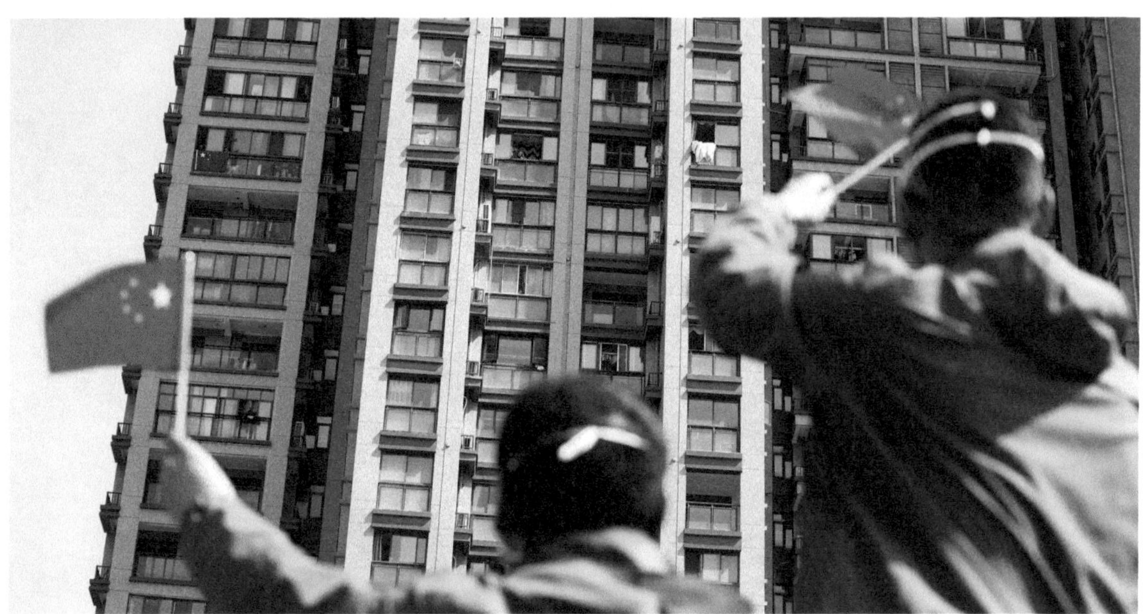

协和医疗队即将离汉，居民隔窗挥舞着国旗送行，队员们也挥舞着国旗与他们呼应　新华社 熊琦摄

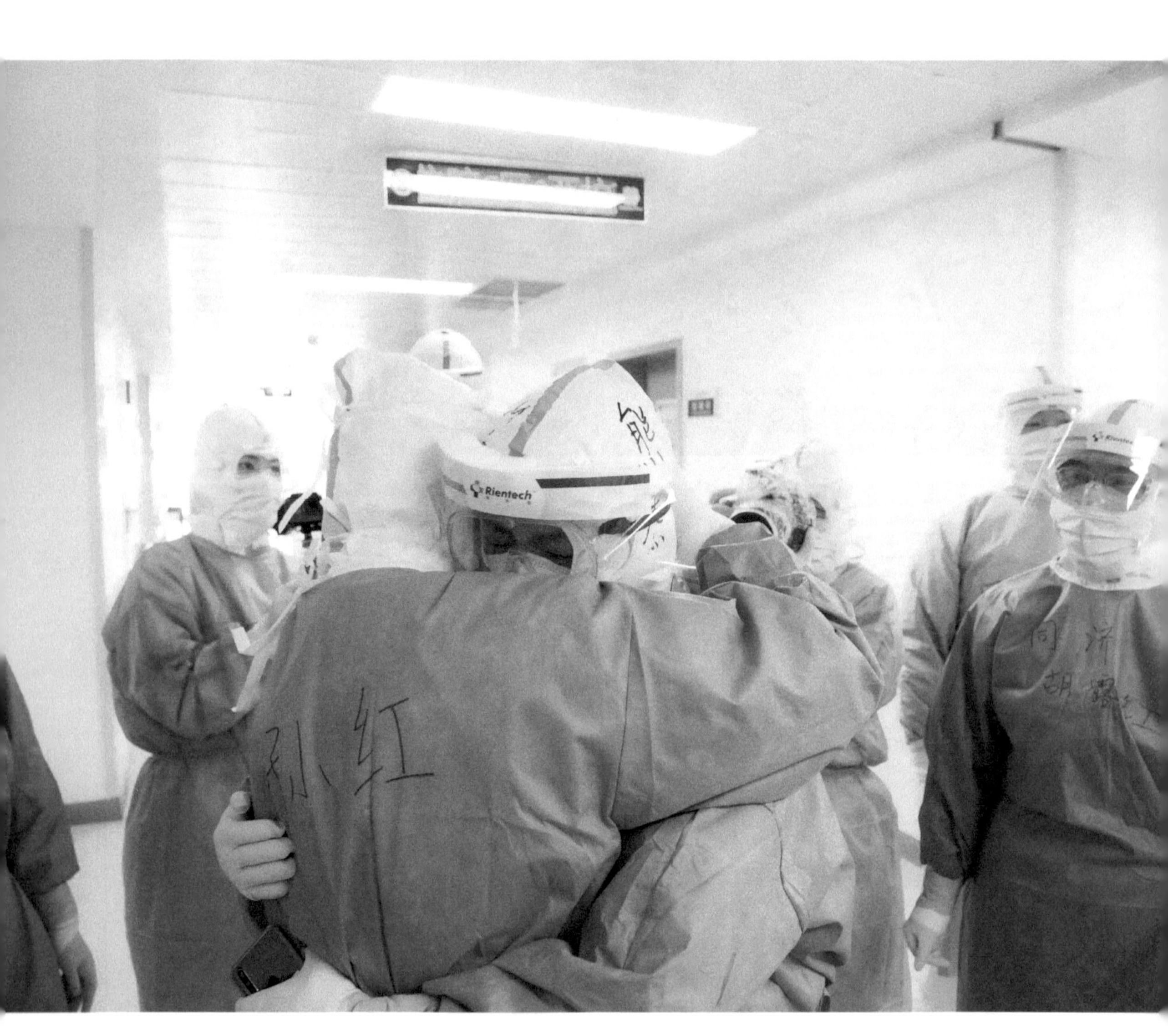

2020年4月12日病房关闭，协和医疗队孙红和武汉同济医院重症医学科护士长熊杰相拥而泣

英勇逆行，坚持到最后一刻

4月12日下午3时38分，武汉同济医院中法新城院C栋9层病区，还有最后两名新冠肺炎患者。

“最后检查一遍管路”“注意观察血压和氧合”……参加患者转运的医务人员分工合作、密切配合，彼此大声提醒观察患者情况。

氧气钢瓶、监护仪、转运呼吸机……病床扶手上挂满了仪器设备，在七八名医务人员的全程护送下，最后两位患者被顺利转至位于B栋12层的ICU病区，其中一位患者在转运过程中，ECMO还在持续工作。

“您的爱人是英雄的白衣战士，我们是同一个战壕的战友，全力救治是我们义不容辞的责任。”当天转出的最后一位患者，是一名在疫情防控一线感染的当地医务人员，张抒扬在病区拨通了患者家属的电话，代表医疗队送去了安慰和鼓励。“我们过两天就要回北京了，不过您放心，即使撤离，我们也会心系武汉。”

通过医疗队几十天的日夜守护，这名病情一度十分危重的医务人员从死亡线上一步一步被拉了回来。“感谢你们对医疗队的帮助和照顾，我们都留下了联系方式，如果需要，可以随时联系我们发起会诊。”在病房里，张抒扬向武汉同济医院的医生频频叮嘱。在她身后，C9病区作为最后一个由国家医疗队接管的病区，运行了69天后正式关闭。

这是一支载入协和史册的医疗队——81天前的2020年1月26日，北京协和医院派出首批21名医务人员加入国家援鄂抗疫医疗队驰援武汉，此后又三度增援，累计共派出涉及17个专业的186名医疗队队员。

这是一个在前线与死神作战的冲锋连——自整建制接管武汉同济医院中法新城院区重症加强病房以来，协和医疗队共收治新冠肺炎危重症患者109人，其中75人使用了有创呼吸机，6人进行了ECMO治疗，18人进行了96例次的血液净化治疗，46人进行了俯卧位通气，38人次使用了床旁气管镜。每一个患者背后都是不计人力的付出。医疗队员们勇担使命、冲锋在前，依靠团队作战、科学施策，同时间赛跑，与病魔较量，从死神手中抢回了一条条生命，创造了一个又一个生命奇迹。

4月14日上午，武汉同济医院为协和医疗队举办了欢送仪式，惜别共同战斗过的战友们。同济医院中法新城院区胡俊波院长深情地说："协和医疗队是中法新城院区23支医疗队中抵达最早、坚守到最后、投入人数最多、累计收治危重症患者最多的队伍，无愧于国家医疗队的风采！"

武汉同济医院向协和医疗队员赠送中法新城院区抗疫纪念证书和以抵汉日期为编号的特制职工胸牌，协和回赠了含两院标志性建筑的精美画作。正如张抒扬所说："同济协和精诚协作，共同捍卫江城人民的健康和生命，加深了两家医院生死之交的战友情谊。"

"协同作战，和济苍生，协和同济，凯旋胜利！"两院医务人员一阵欢呼，最后一批医疗队员脱下隔离服，李太生是其中之一。

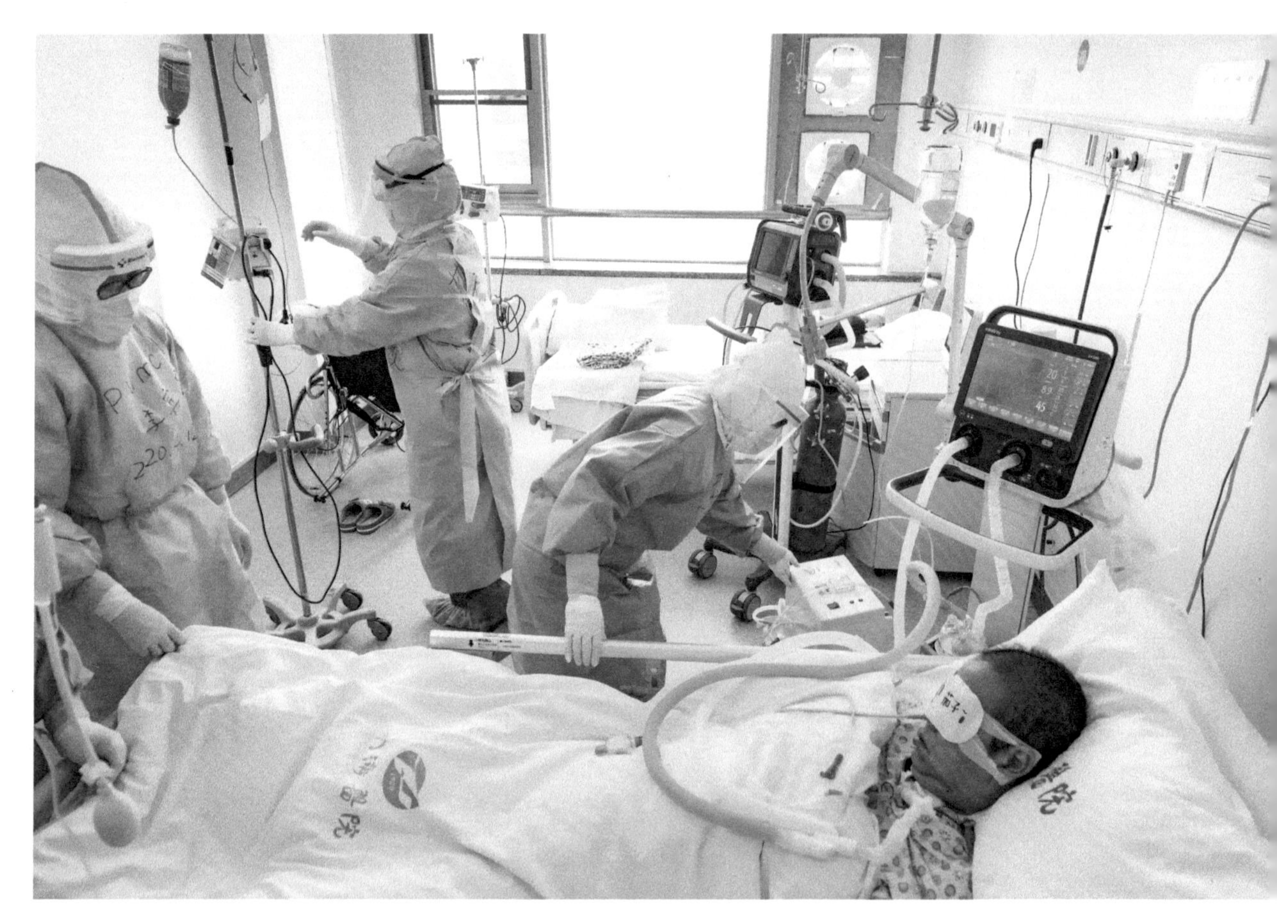

医护人员正在检查仪器和管路，准备转出病人 《中国人口报》潘松刚摄

“我们一直希望它（病区）能尽早关闭，69天的经历给我们留下很多难忘的印记。”脸上还留有口罩勒痕的李太生说，“两家医院的医务人员共同创造了很多生命奇迹，感觉就像一个大家庭。”

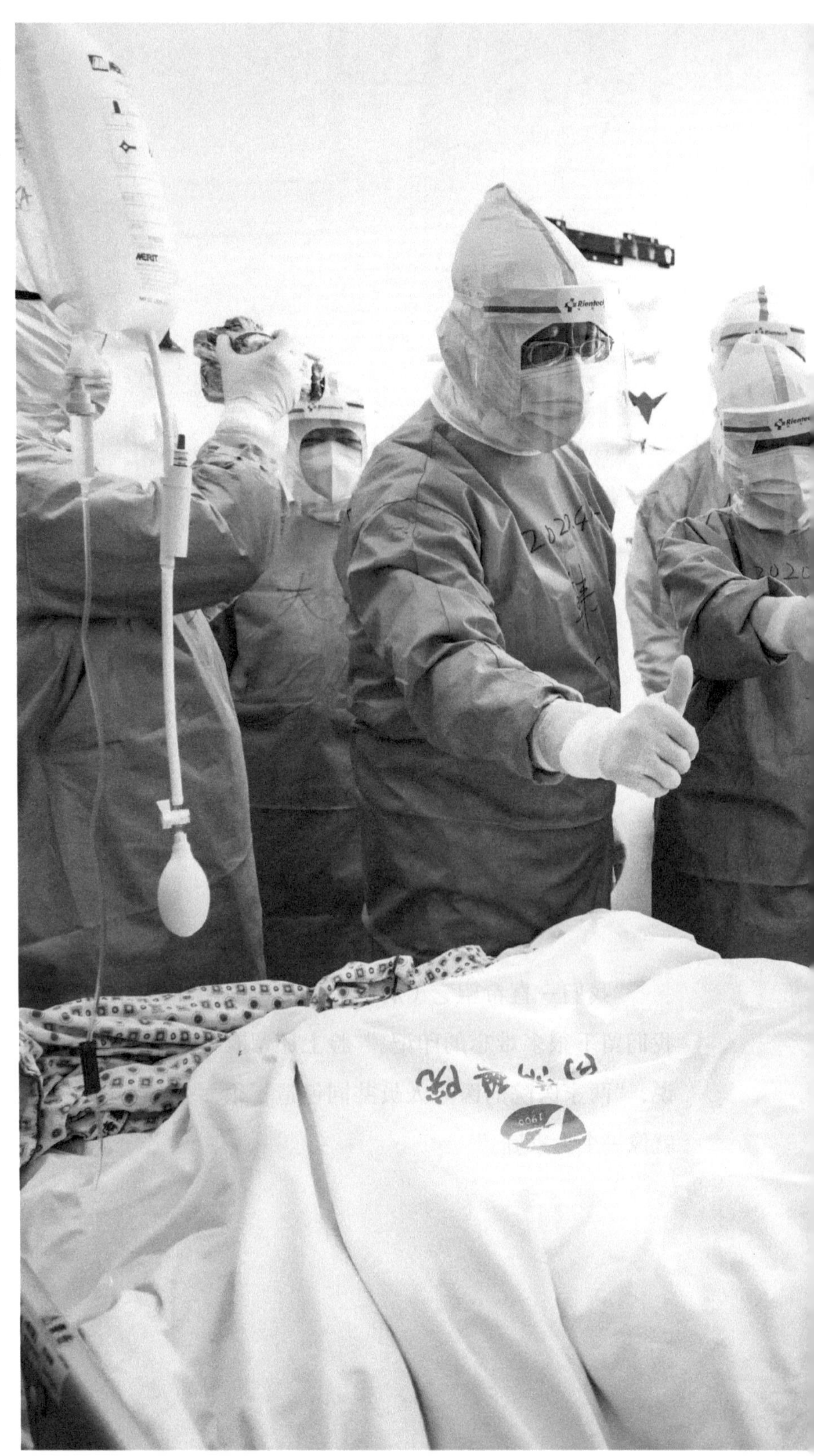

最后一名患者即将转出重症加强病房，协和医护人员集体送上祝福
《中国人口报》潘松刚摄

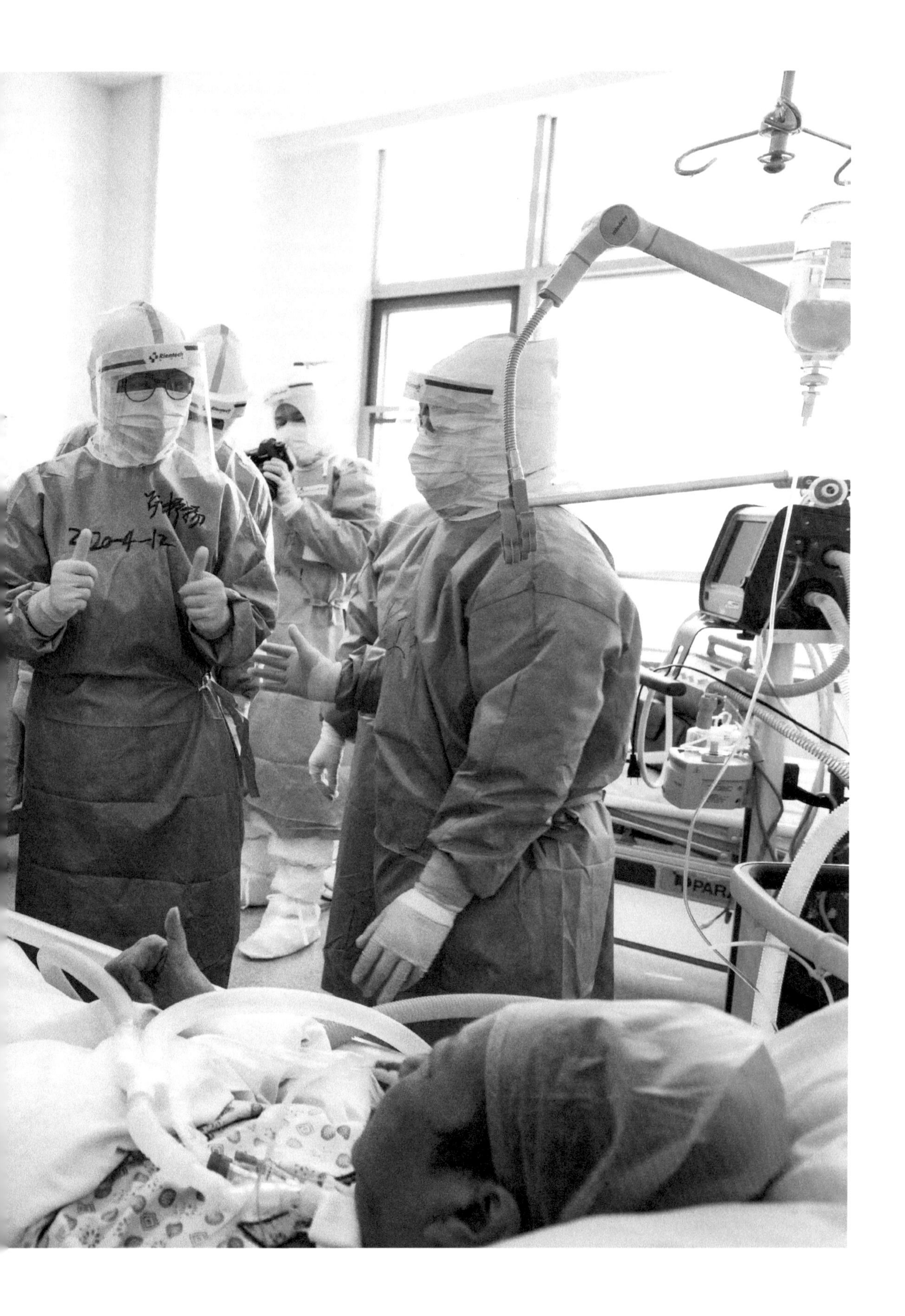

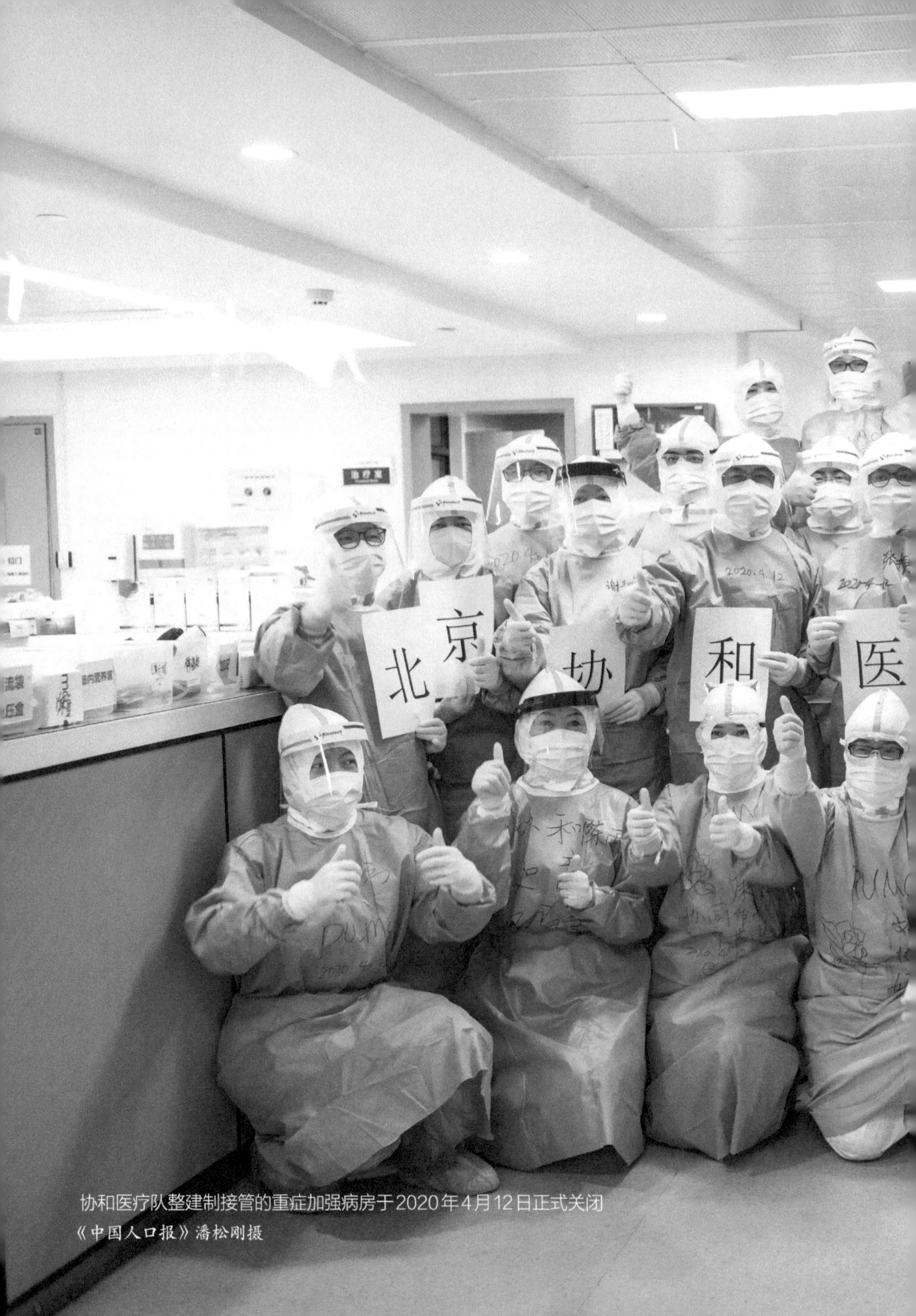

协和医疗队整建制接管的重症加强病房于2020年4月12日正式关闭

《中国人口报》潘松刚摄

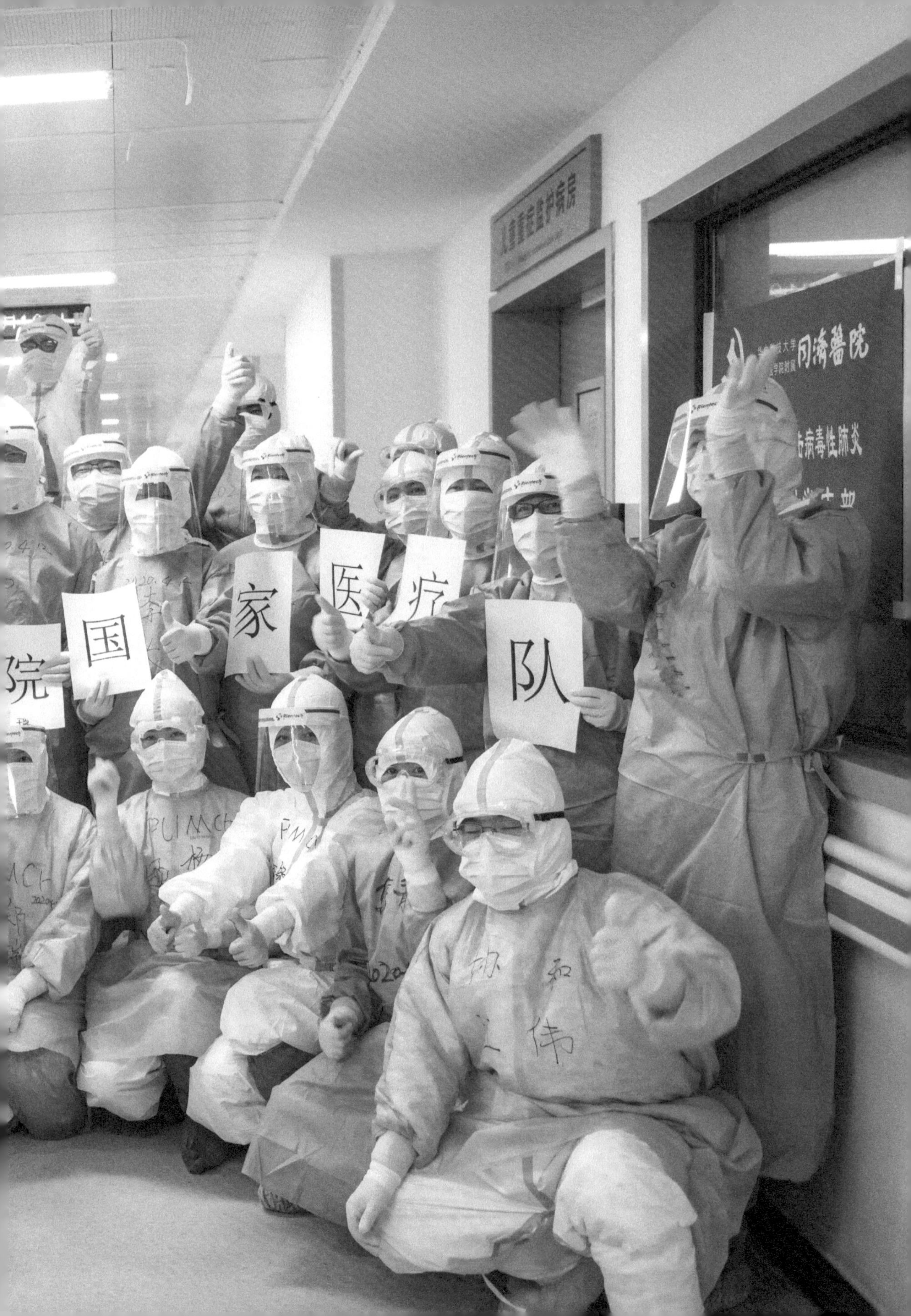
儿童重症监护病房
同济醫院
院
国
家
医
疗
队

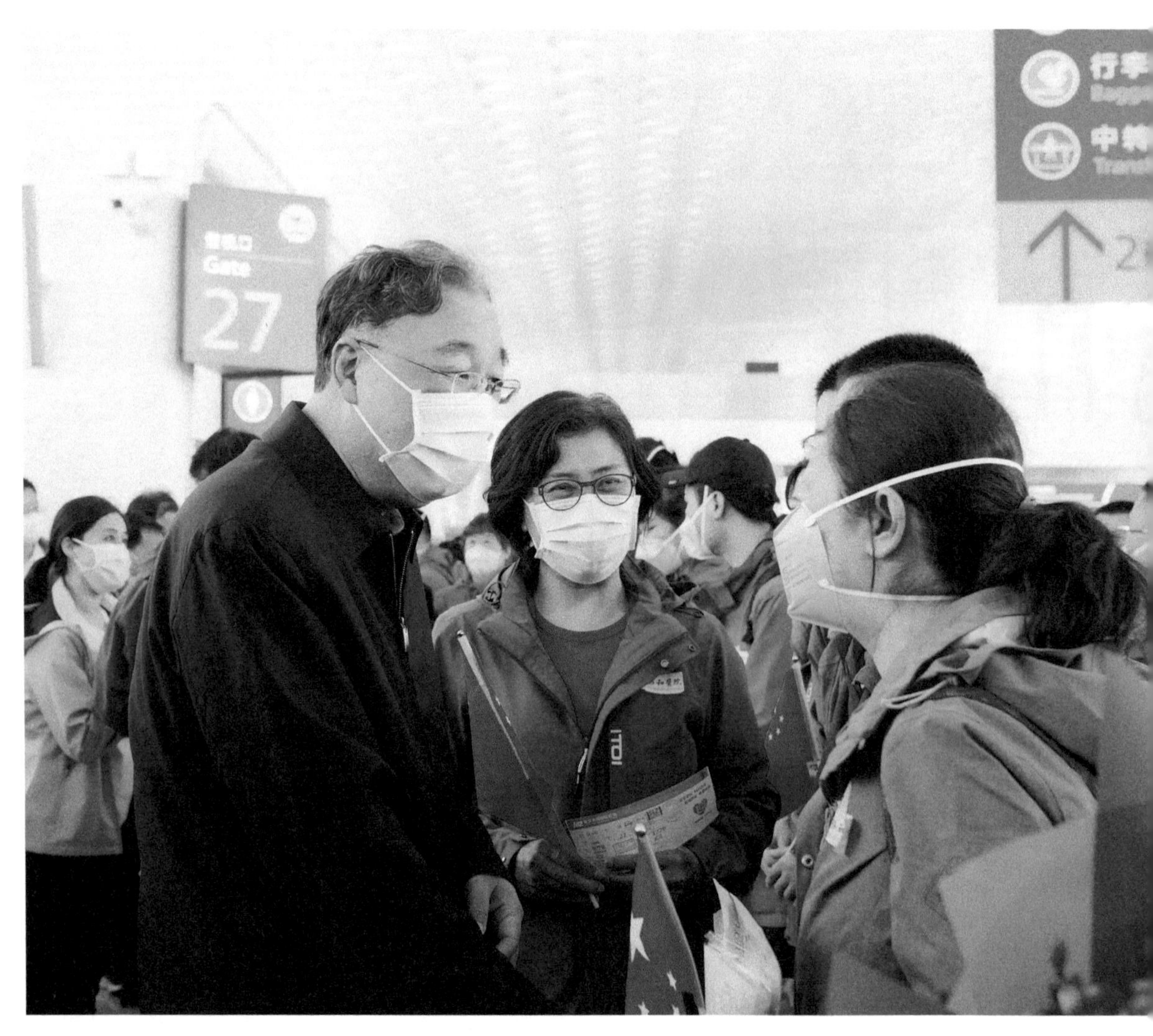

2020年4月15日，国家卫生健康委党组书记、主任马晓伟（左一）到武汉天河机场送行，他在讲话中高度肯定了协和医疗队的工作

踏上归途，也伴着不舍和牵挂

在日夜鏖战的武汉一线“战场”，这里的形势就在大家的呼喊和拼搏中一天天好起来。虽然协和医疗队员们的表情藏在口罩和面屏后面，但所有人都明白，武汉的春天已经到来。

从后官湖畔隔水远眺，协和医疗队驻地的大厦尖端，仿佛触手可及。向东极目望去，小山的后面是火神山医院，4月14日是它关停清零的日子。而第二天，协和医疗队也将踏上返京的归途。

可临近归期，队员们的心中却多了几分彷徨。

——不免牵挂着，7床的老徐开始脱机了，然而他每次床旁活动前，吸痰的顺序很有讲究：先吸囊上，再用密闭吸痰管吸气道，顺序不能错，否则他会有剧烈的呛咳。

——不免担心着，6床的老万心脏怎么样了？每次一激动，心衰就加重了。他心尖上可还有一个室壁瘤呢。老万是意识最清楚的一个，所以在重症加强病房治疗期间也格外地痛苦，但好在他终于转至普通病房，应该很快就能和家人相见了。

还有1床、11床、14床……因为合并脑血管疾病，所以在可以预见的将来，他们都还要和病痛继续斗争……“还会再回来看看大家！”行囊还未成装，队员们就和武汉同道们定下了半年之约。

4月15日这一天终于来到了。

协和医疗队回家的那天，在驻地送别现场，武汉市及蔡甸区各级领导、市民、志愿者们用各种方式表达着感恩之情。

接送队员上班的司机周师傅满眼热泪地与大家道别，志愿者请队员们在“红马甲”上写下他们的名字……前往机场的路上，汉警快骑开道，汽车鸣笛致敬，百姓夹道相送，红旗鲜艳招展，标语情真意切。队员们感受到了来自武汉人民最真挚的爱和敬意，也回馈以深情。

到机场登机时，送行的队伍一直高喊：“感谢协和，感谢首都，祖国万岁！”协和医疗队也齐声回应：“不辱使命，不负协和，英雄城市，英雄人民，我们爱你！”

如果世间有永恒，那一刻的情感应该是永恒的。队伍中不断有队员情难自已，默默抹着眼泪。武汉的这段岁月，英雄的武汉人民，已经融入他们心底最深的记忆——

忘不了那阳台上飘扬着的五星红旗和竖起的大拇指，忘不了驱车几十公里来驻地送行的患者家属、志愿者，忘不了“‘热干面’感谢‘炸酱面’”的标语……

“明年，我会再来看看武汉！我最舍不得的是病人和武汉的同仁，我们走了，但他们还要继续战斗。”“这里已经成了我的第二故乡，我爱上了为之奋斗过的这片土地，爱得深沉！”

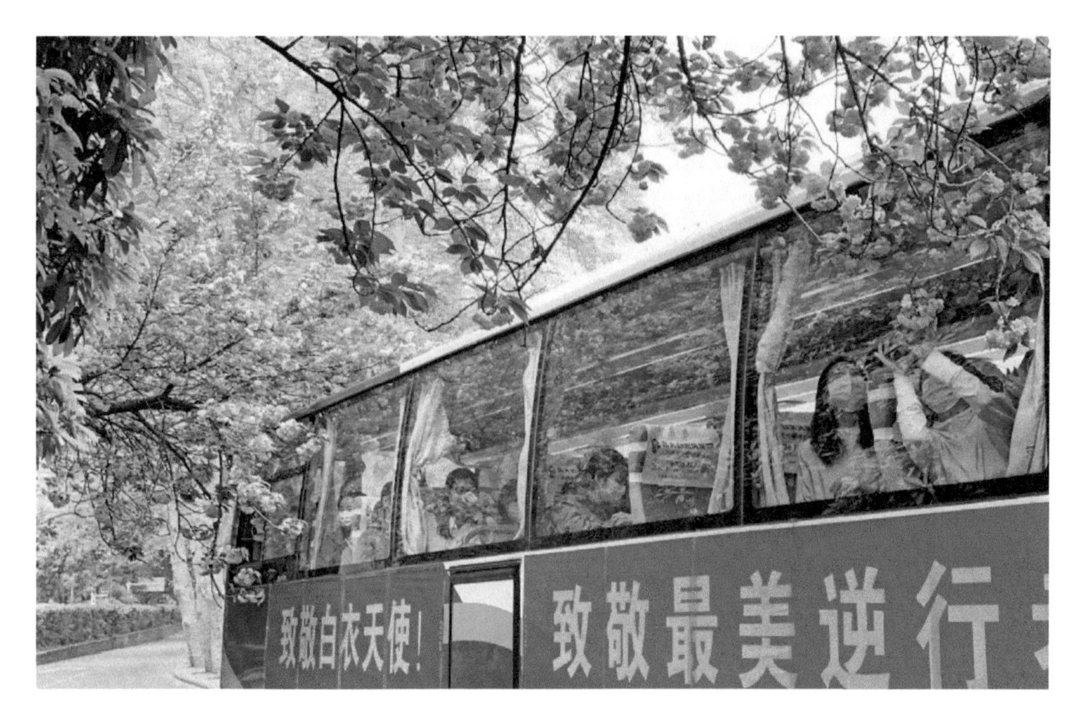

致敬白衣天使！
致敬最美逆行

樱花树下的大巴车

敬赠华中科技大学同济医学院附属同济医院
协同作战
和济苍生
北京协和医院
2020年4月

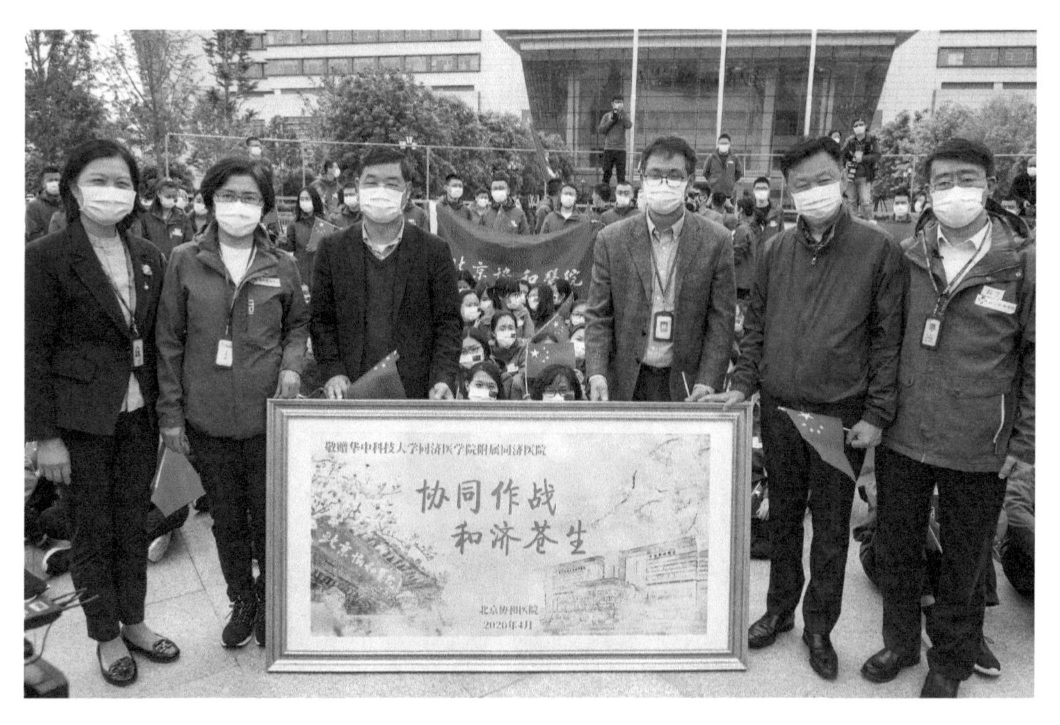

2020年4月14日，协和赠送给同济医院的精美画作，玉兰花映衬着古香古色的协和老建筑，樱花瓣装点着美丽的中法新城院区　新华社 肖艺九摄

张抒扬
赠：北京协和医院援鄂医疗队
不忘初心忠职守
牢记使命战疫情
武汉市新冠肺炎疫情防控指挥部
二〇二〇年四月

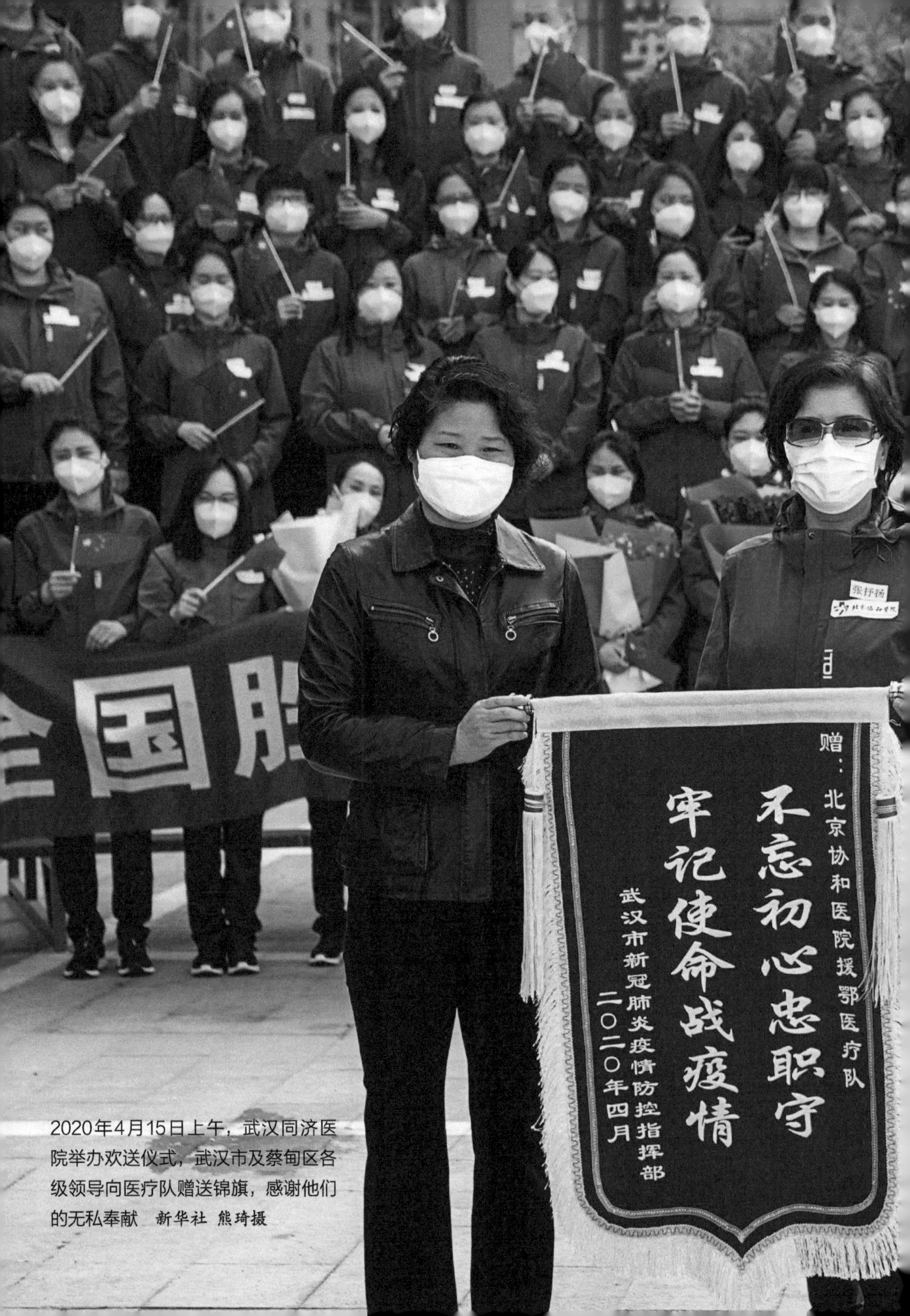

2020年4月15日上午，武汉同济医院举办欢送仪式，武汉市及蔡甸区各级领导向医疗队赠送锦旗，感谢他们的无私奉献　新华社 熊琦摄

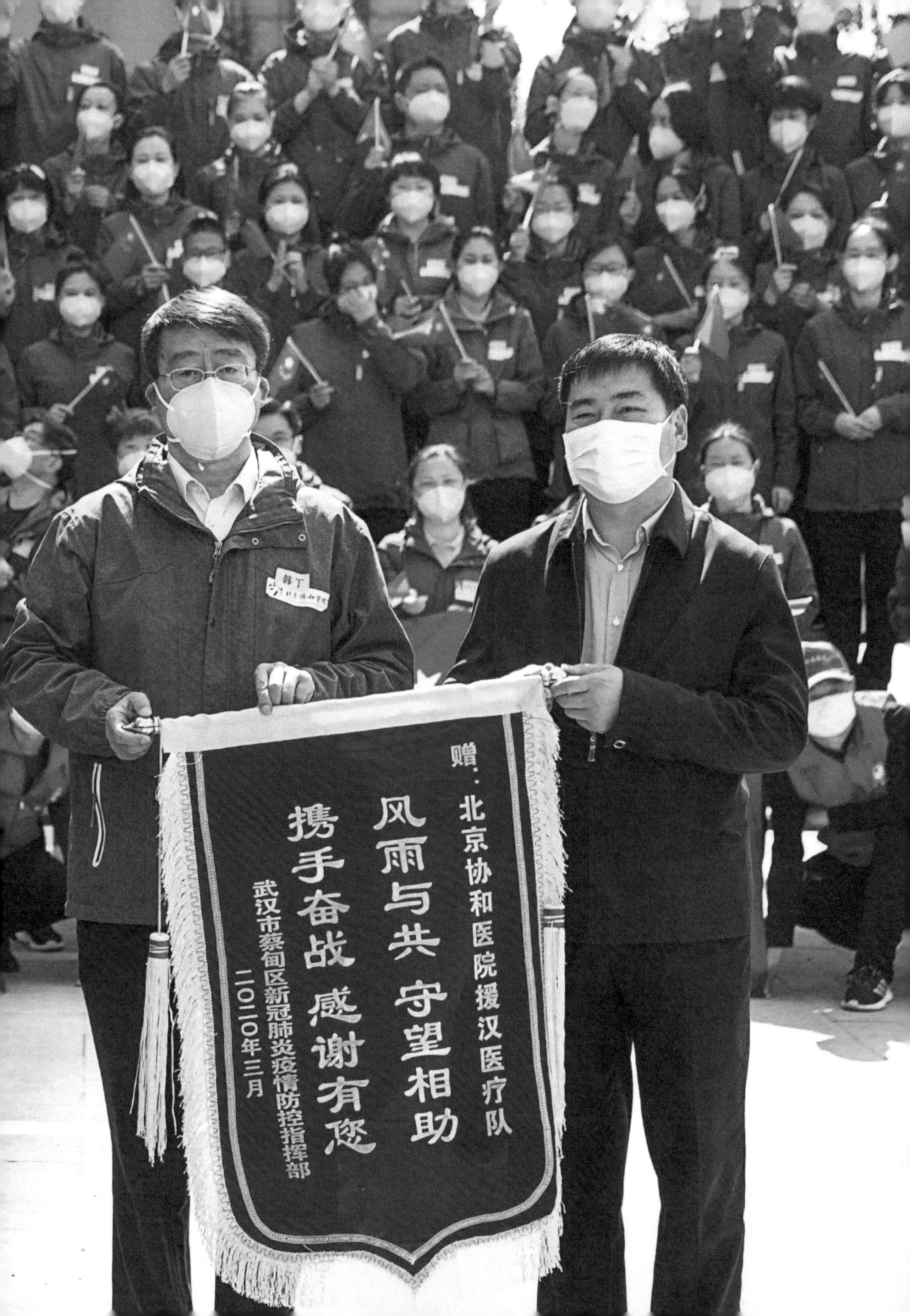

赠：北京协和医院援汉医疗队
风雨与共 守望相助
携手奋战 感谢有您
武汉市蔡甸区新冠肺炎疫情防控指挥部
二〇二〇年三月

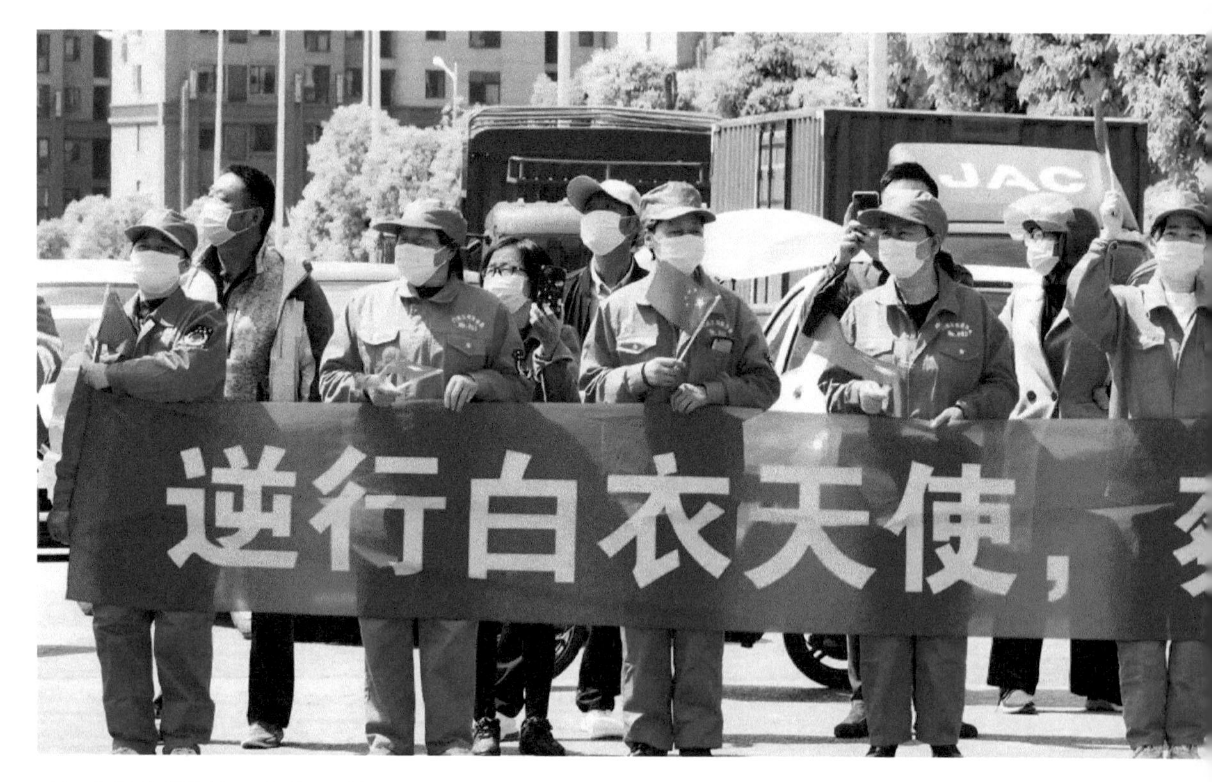

武汉市民拉横幅为医疗队员送行

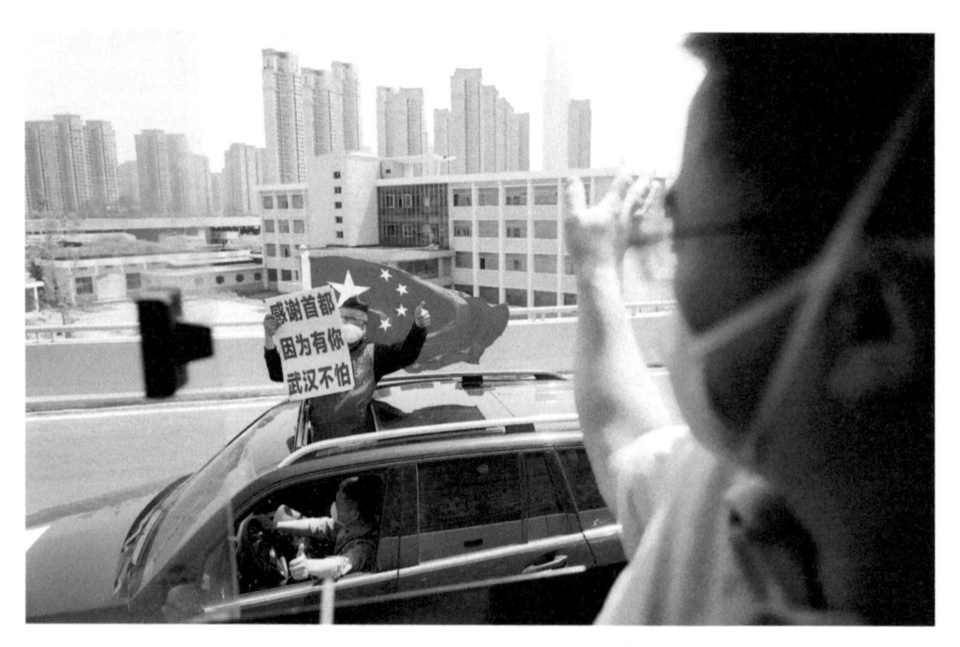

武汉市民高举“感谢首都，因为有你，武汉不怕”的牌子，护送医疗队抵达机场

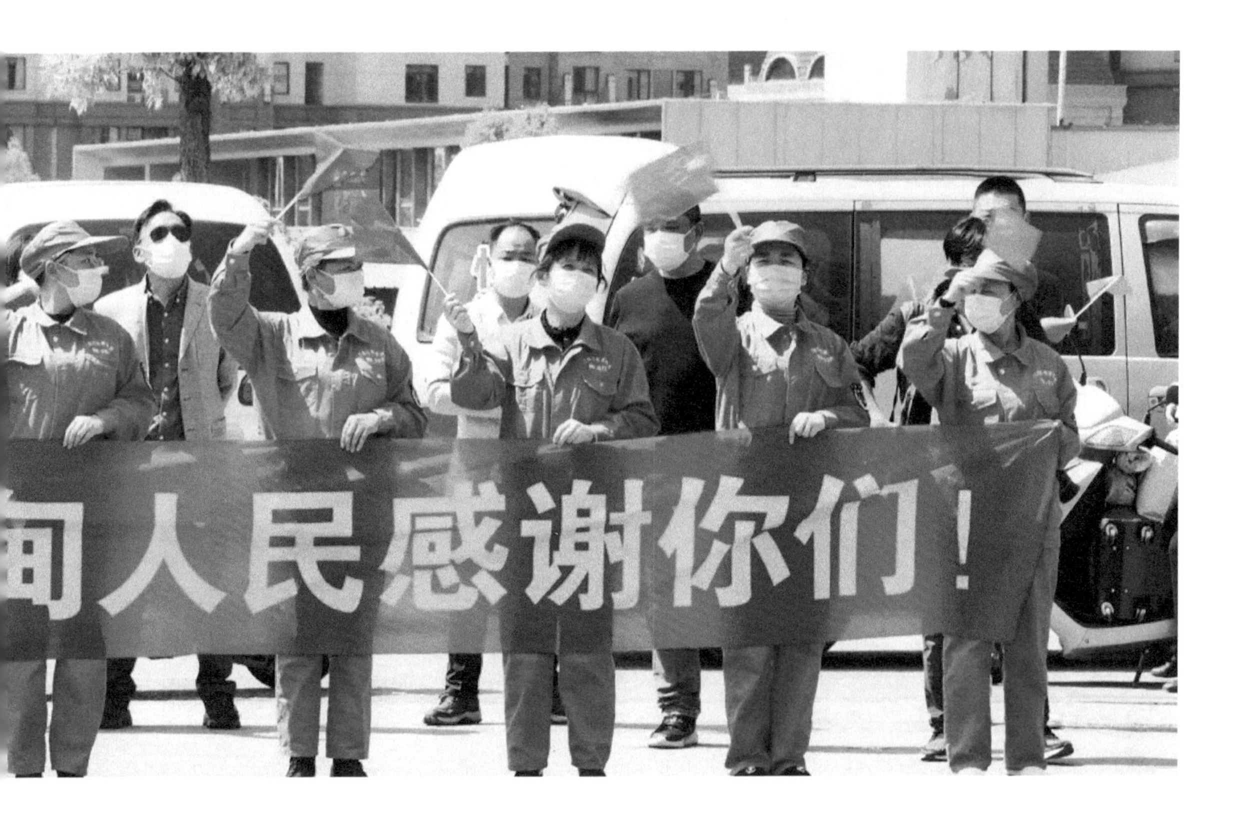

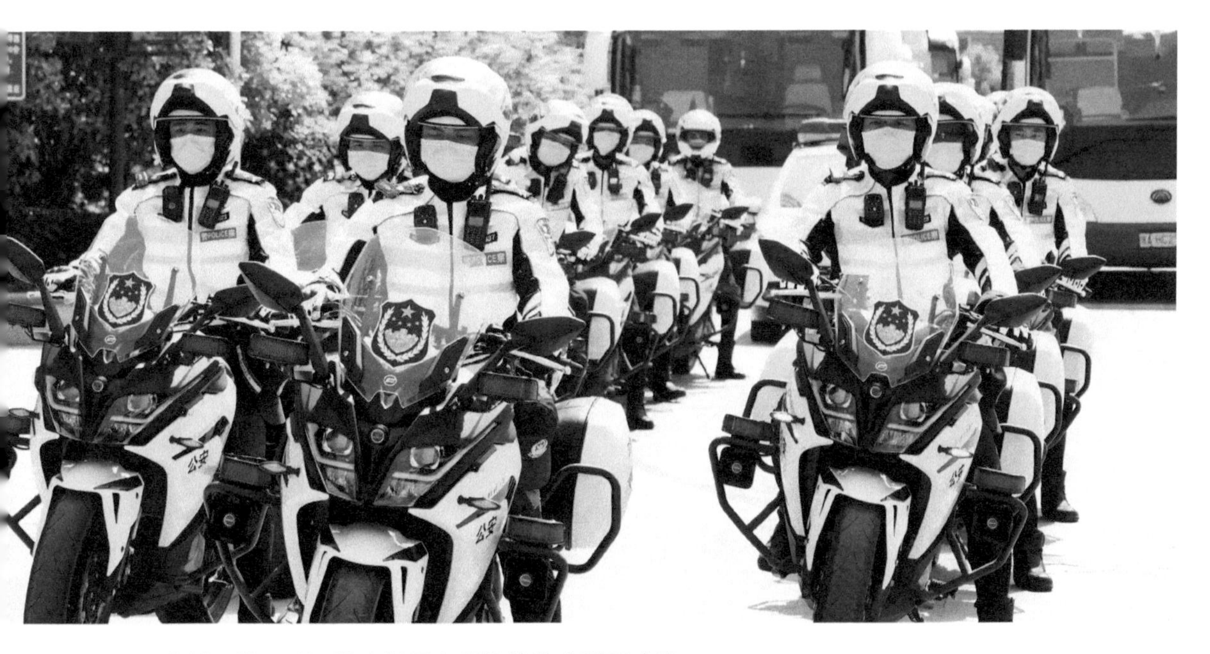

摩托开道，武汉警方以最高规格礼仪欢送医疗队

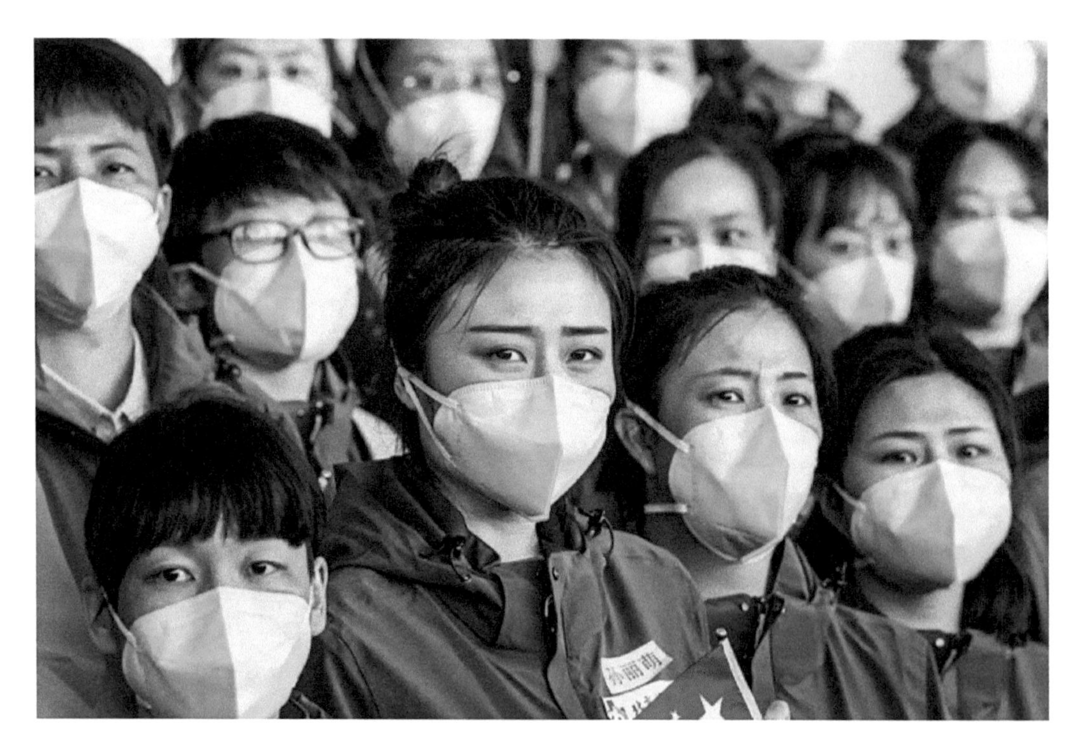

即将离开武汉，医疗队员们依依不舍

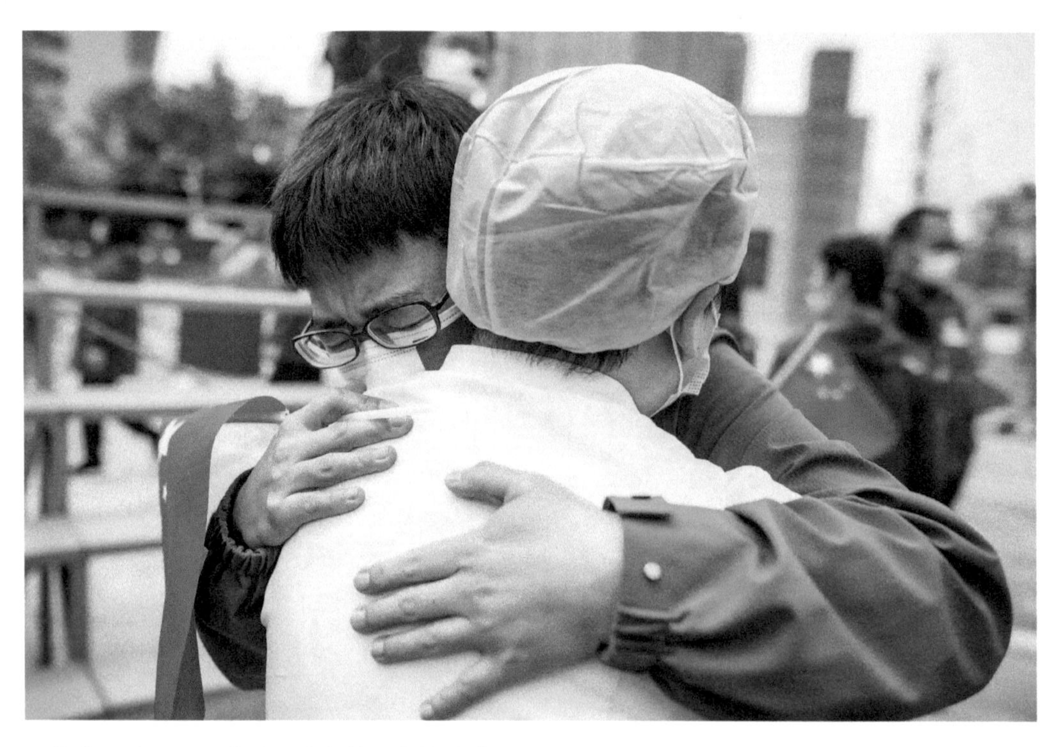

即将离开武汉，医疗队员难舍共同奋战的武汉同济医院医护人员　新华社 肖艺九摄

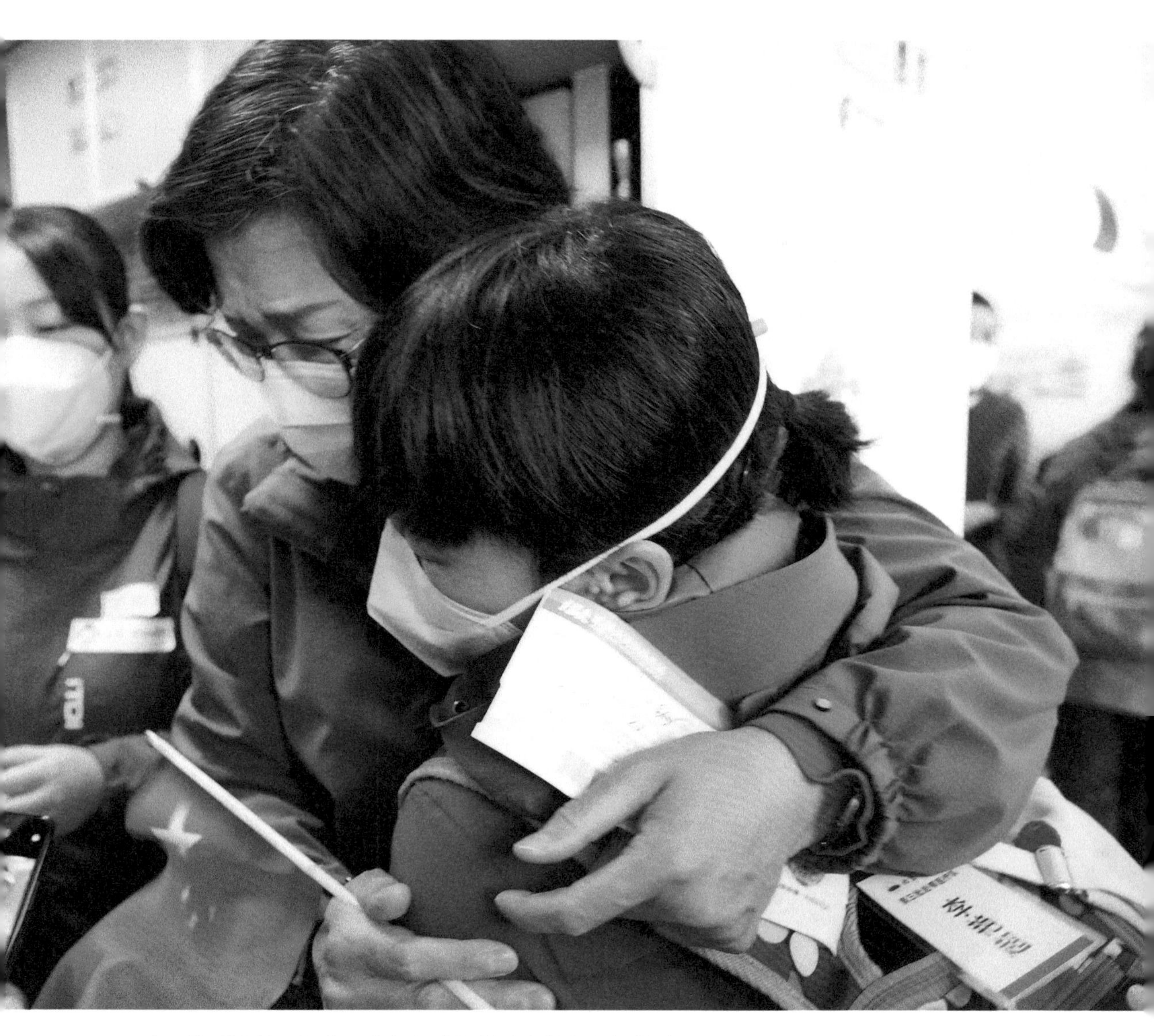

在即将返京的飞机上，张抒扬难掩激动之情紧紧拥抱队员

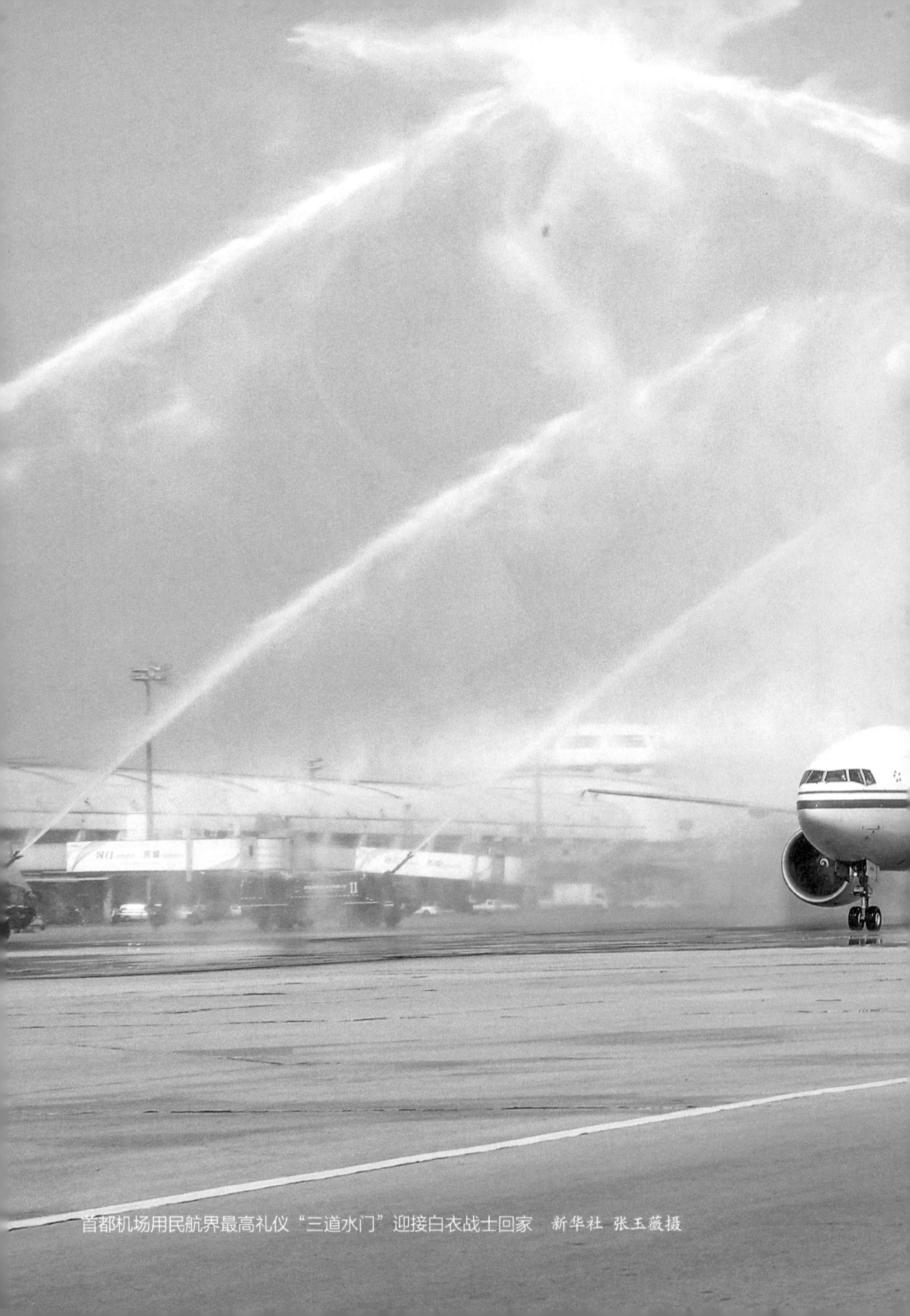

首都机场用民航界最高礼仪“三道水门”迎接白衣战士回家　新华社 张玉薇摄

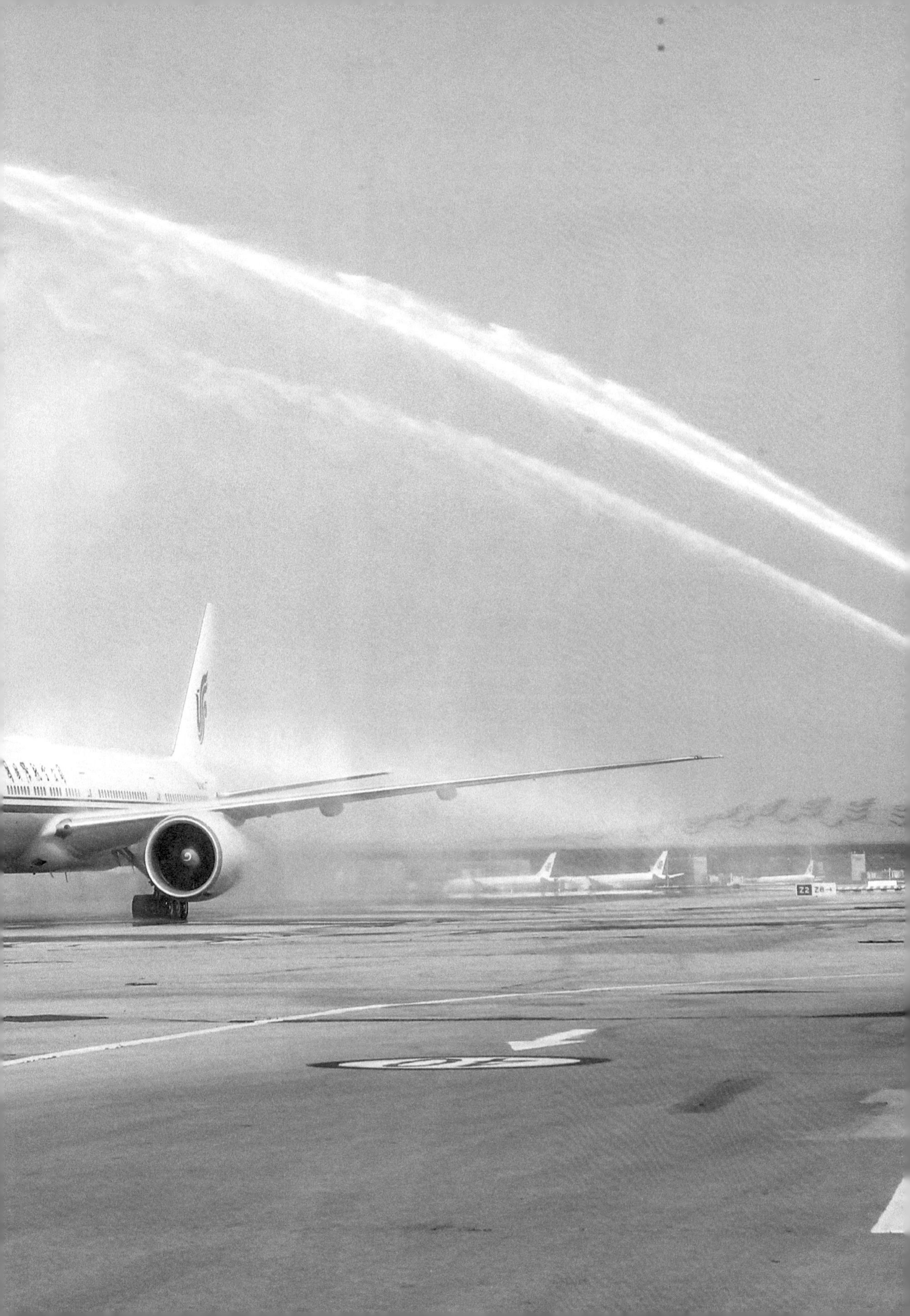

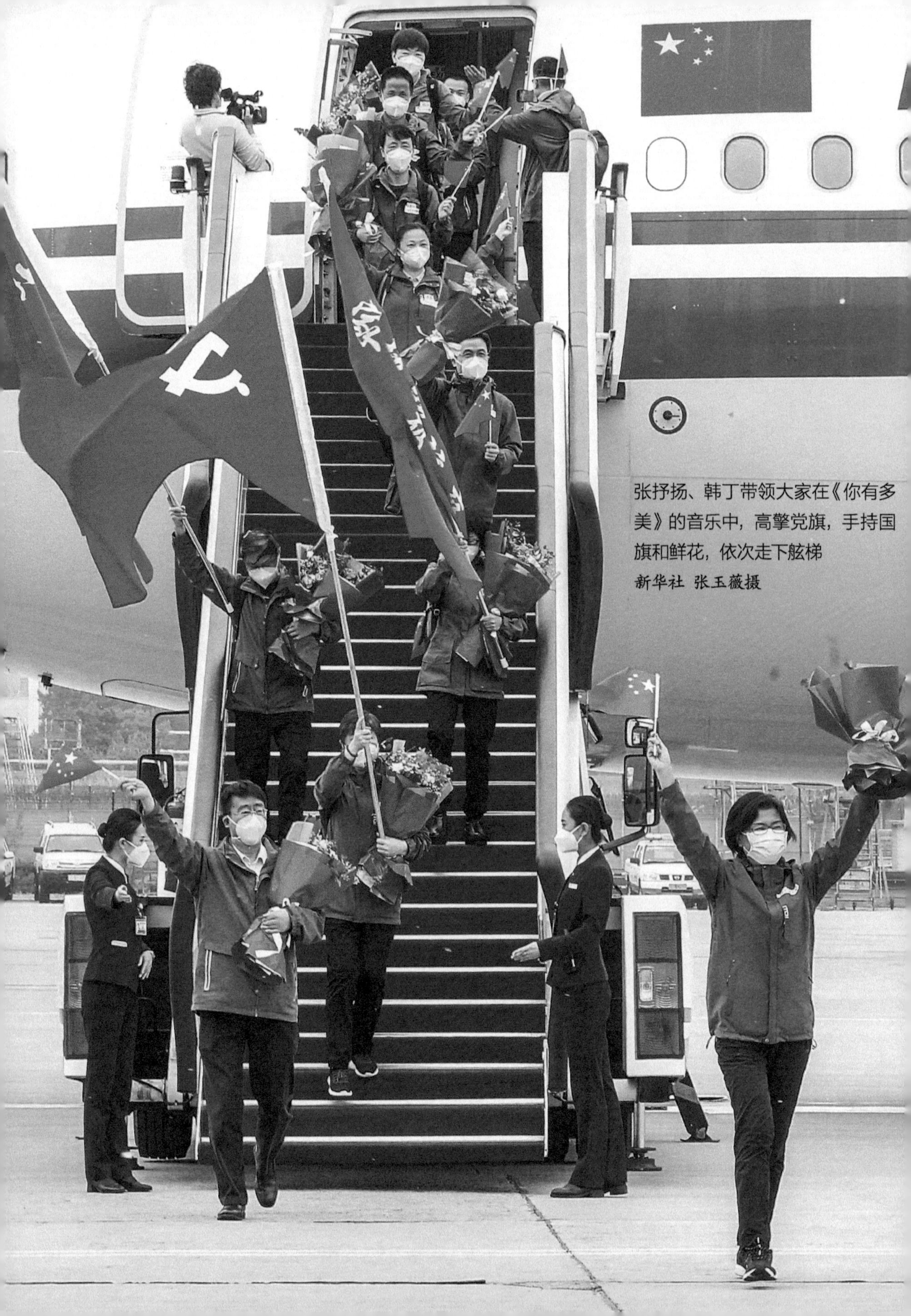

张抒扬、韩丁带领大家在《你有多美》的音乐中，高擎党旗，手持国旗和鲜花，依次走下舷梯
新华社 张玉薇摄

百年协和，有他们的名字

2020年4月15日下午3时，搭载着北京协和医院国家援鄂抗疫医疗队队员的飞机由武汉抵京。

首都机场用民航界最高礼仪“三道水门”迎接白衣战士回家。至此，最后离汉的一支国家医疗队终于平安凯旋！这标志着协和医疗队援鄂抗疫任务圆满收官。

前往接机的赵玉沛院长带领“协和亲友团”在停机坪外翘首等待已久。队员们走下舷梯的那一刻，现场沸腾了，欢迎队伍中响起嘹亮的口号：“协和亲人，欢迎回家！英雄凯旋，为国争光！”一束束鲜花、一双双泪眼、一声声问候，无不表达着亲人重逢的巨大喜悦。

现场举行了简短而隆重的欢迎仪式。医疗队队员代表夏莹难抑激动之情：“我们战斗在疫情最前线，深感到责任重大、使命光荣，协和人用赤子心续写了忠贞爱国的英雄篇章！”

我们没有想到这么短的时间，全国的疫情取得了全面的控制，我们取得了阶段性的胜利，这是中国速度，只有中国才能做到。感恩我们伟大的国家，感恩中国人的积极努力，没有战胜不了的困难，没有走不过来的路，我觉得明天一定会更美丽。”张抒扬在现场接受记者采访时说。

国家卫生健康委党组成员王建军讲话指出：“协和医疗

队作为国家援鄂医疗队的中坚力量，在抗击疫情最前线承担着风险最高、难度最大、任务最重的危重症患者救治任务，第一批到达、最后一批撤离，慎终如始，为打赢武汉保卫战立下赫赫战功！”

这一刻，百年协和的历史上有了他们的名字——在疫情防控阻击战中，北京协和医院秉持国家医疗队的职责与使命，最早一批援鄂，最后一批撤离，把医疗救治工作摆在第一位，在科学精准救治上下功夫，不放弃任何一个生命，圆满完成了新冠肺炎重症救治任务，在协和百年发展史上写下了不可磨灭的光辉篇章。

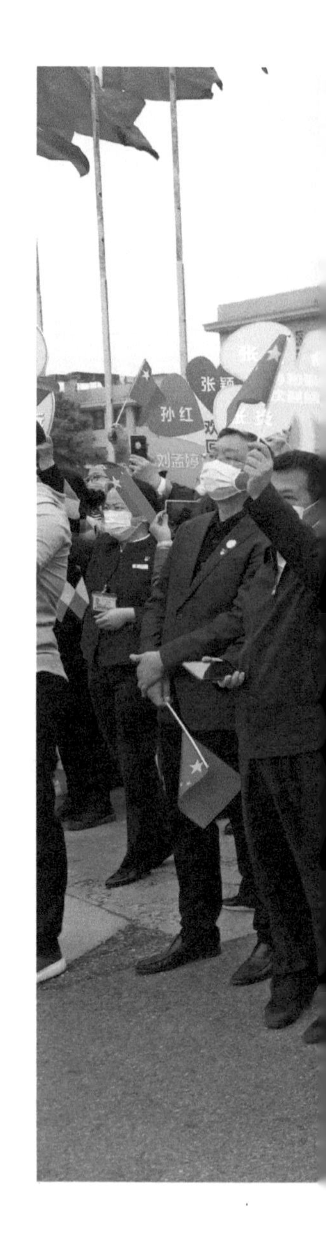

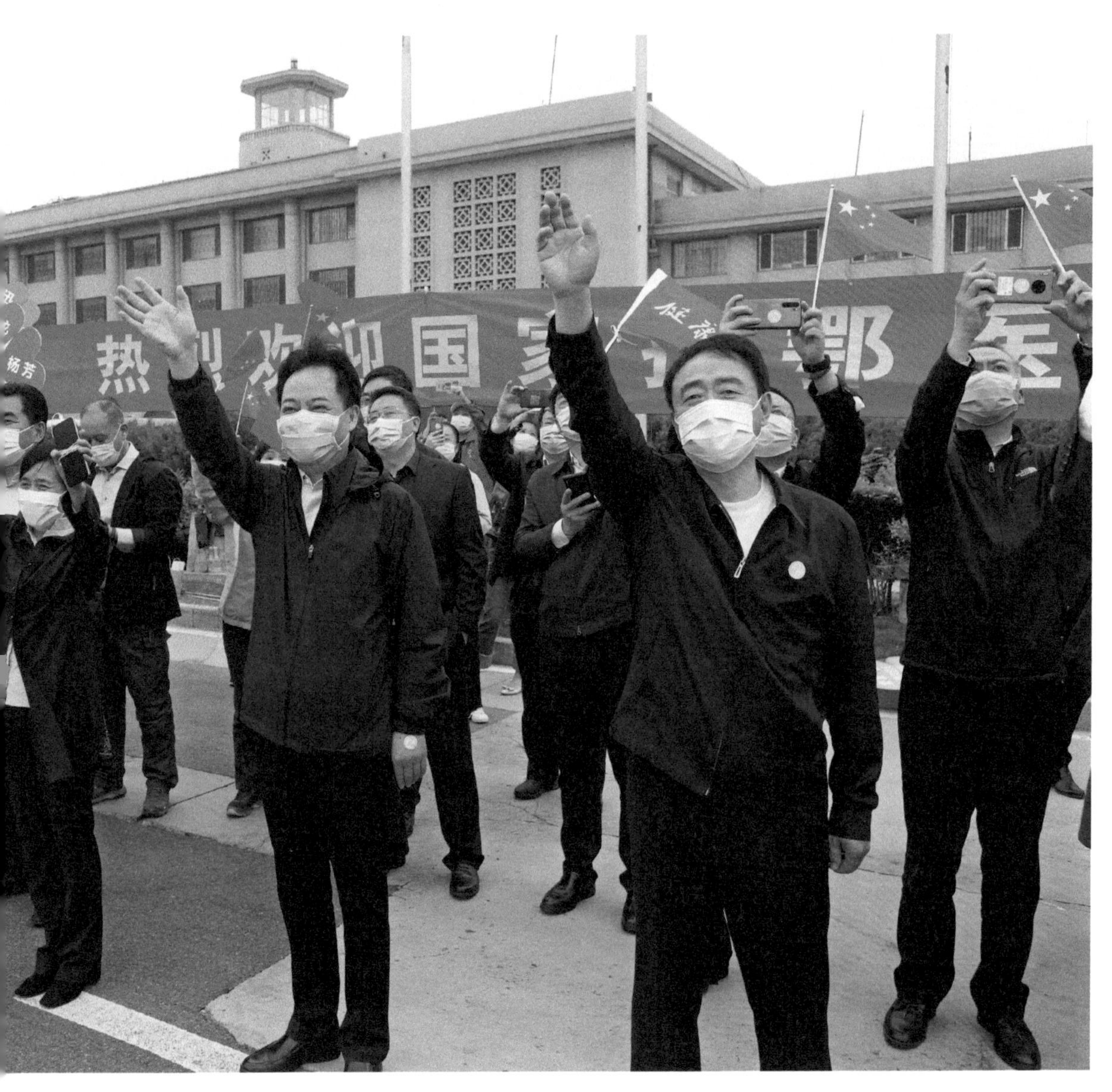

赵玉沛院长带领“协和亲友团”热烈欢迎医疗队员回家

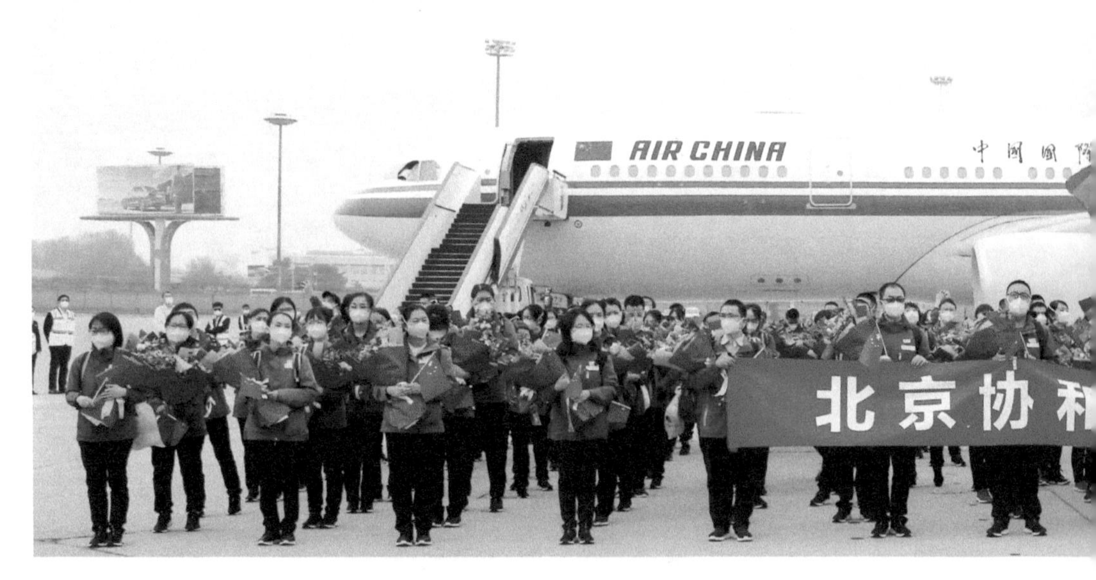

平安凯旋的北京协和医院国家援鄂抗疫医疗队

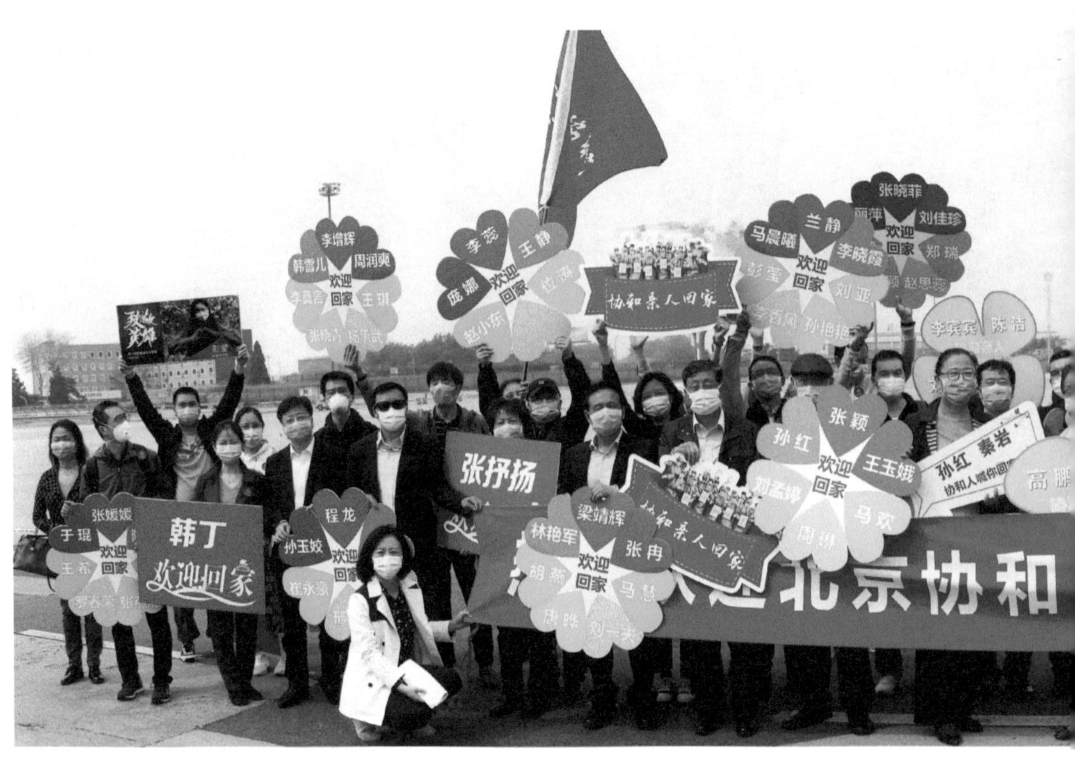

在首都机场迎接的“协和亲友团”

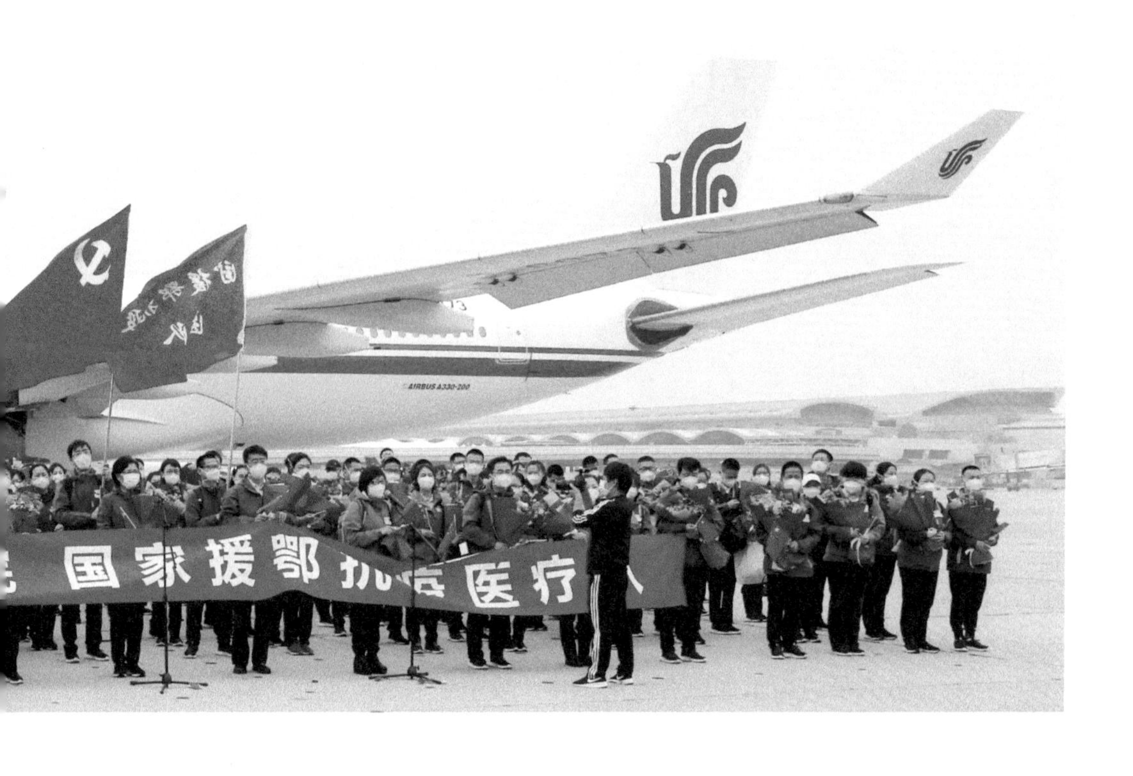
国家援鄂

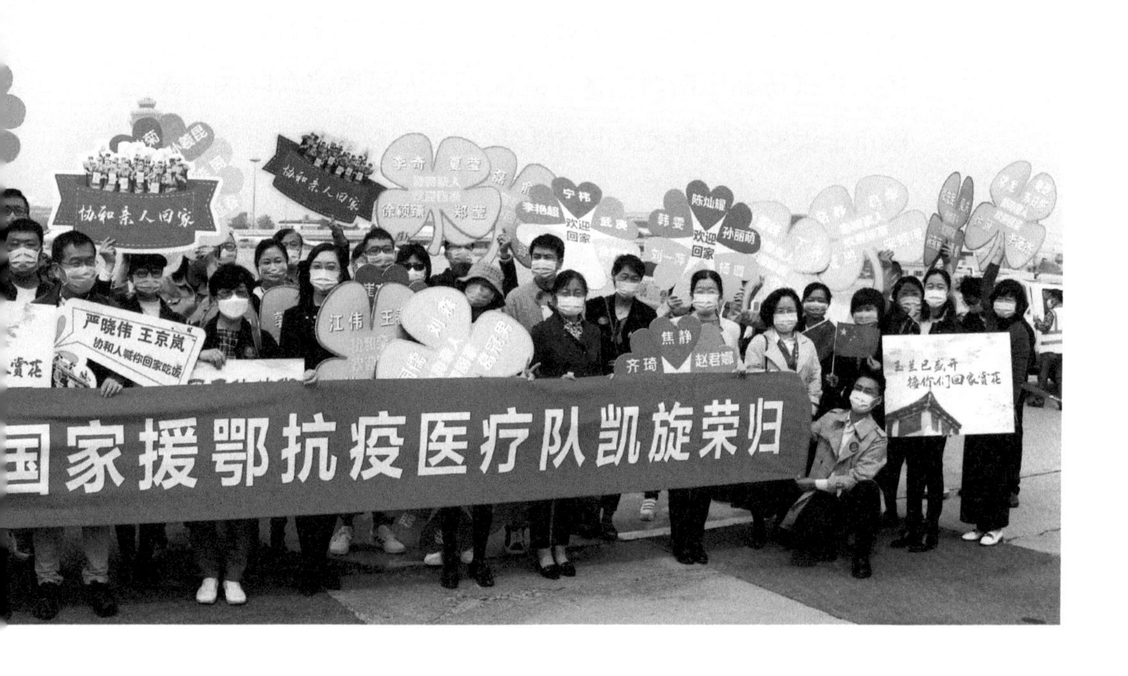
国家援鄂抗疫医疗队凯旋荣归
协和亲人回家
严晓伟 王京岚
协和人喊你回家吃饭
玉兰已盛开
接你们回家赏花
宁伟
欢迎回家
孙丽萌
韩雯
焦静
齐琦
赵君娜
江伟

故事四

留守，为了更多人心中的希望

在协和医疗队大部队返回时，仍有6名专家留守武汉，包括内科ICU杜斌教授，感染内科李太生教授、刘正印教授，重症医学科周翔副教授、李尊柱副主任护师、刘金榜主管护师。他们将加入国家专家督导组20人团队，继续指导当地医务人员进行重症患者救治工作，攻坚最后的“重症堡垒”。

这支被称为抗疫“压舱石”的20人“顶配专家团”受国家委派继续留守，承担会诊、巡诊、疑难危重和死亡病例讨论等工作。20名专家分为4个工作组，每组含4名医疗专家和1名护理专家，分别进驻武汉同济医院中法新城院区、武汉协和医院西院区、武汉大学人民医院东院区、武汉市金银潭医院和武汉市肺科医院5家医院，指导重症患者的救治工作。

4月20日，孙春兰副总理与他们座谈，北京协和医院李太生教授和李尊柱副主任护师在会上分别介绍了协和医疗队的医疗救治和护理工作经验。孙春兰副总理对始终战斗在最前线、承担了大量急难险重救治任务的医疗和护理专家的工作予以充分肯定。

李太生、刘正印、周翔、刘金榜进驻武汉市金银潭医院和武汉市肺科医院，与北京地坛医院蒋荣猛教授组成一个工作团队，奔波于两家医院之间开展工作。期间累计查房760

余人次，指导含多种并发症的重症、疑难病例的诊治；召开12次研讨会，针对特殊患者病例资料进行调研，最终形成工作建议上报国家卫生健康委；多次参加肺移植评估与围手术期处理等指导工作。

根据每个专家组配备一名护理专家的安排，李尊柱进驻武汉协和医院西院区，指导新冠肺炎危重症患者的护理工作。他与该院护理人员紧密配合，以高超的专业技能和丰富的重症管理经验，为抗疫护理工作提供强大的技术和管理支持。

周翔说："ICU里唯一不变的，就是它一直在变，每一刻都是生死间的变数。在救治新冠肺炎重症患者的战"疫"中，没有'放弃'两个字。ICU是生命中的最后一扇门，在这扇门里，我们是在绝望中寻找希望。"

在ICU病房里，没有太多语言的交流，这里只有灵魂的交流，或者说是用爱在交流。为了将在生死线上求生的病人拉回，家人的爱对于他们而言，是人间最不舍的牵挂。

当12床的晏女士听到从来不做饭的女儿说，学会了做她最爱吃的红烧肉，等她回家，不能言语的她还是努力地点着头；当儿孙们对14床的老顾表达自己对他的想念，虚弱的他还是努力地睁开了眼睛；当57岁的女患者为了亲眼看到月底女儿的婚礼，病重的她还是拼命地想要活着……只要心中有光，生命就有希望。

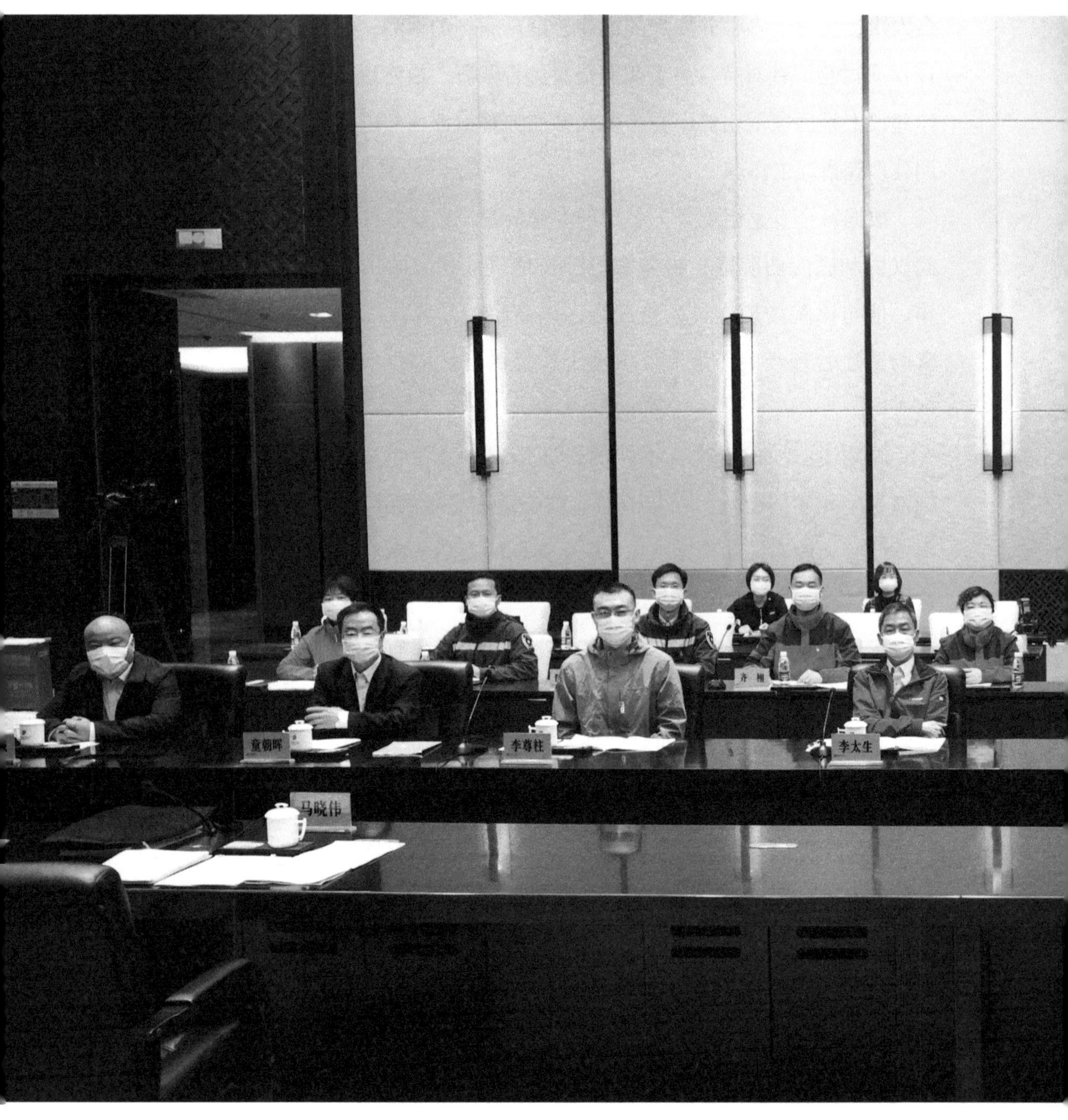

2020年4月20日，孙春兰副总理与留守武汉的20名多学科重症救治专家进行座谈

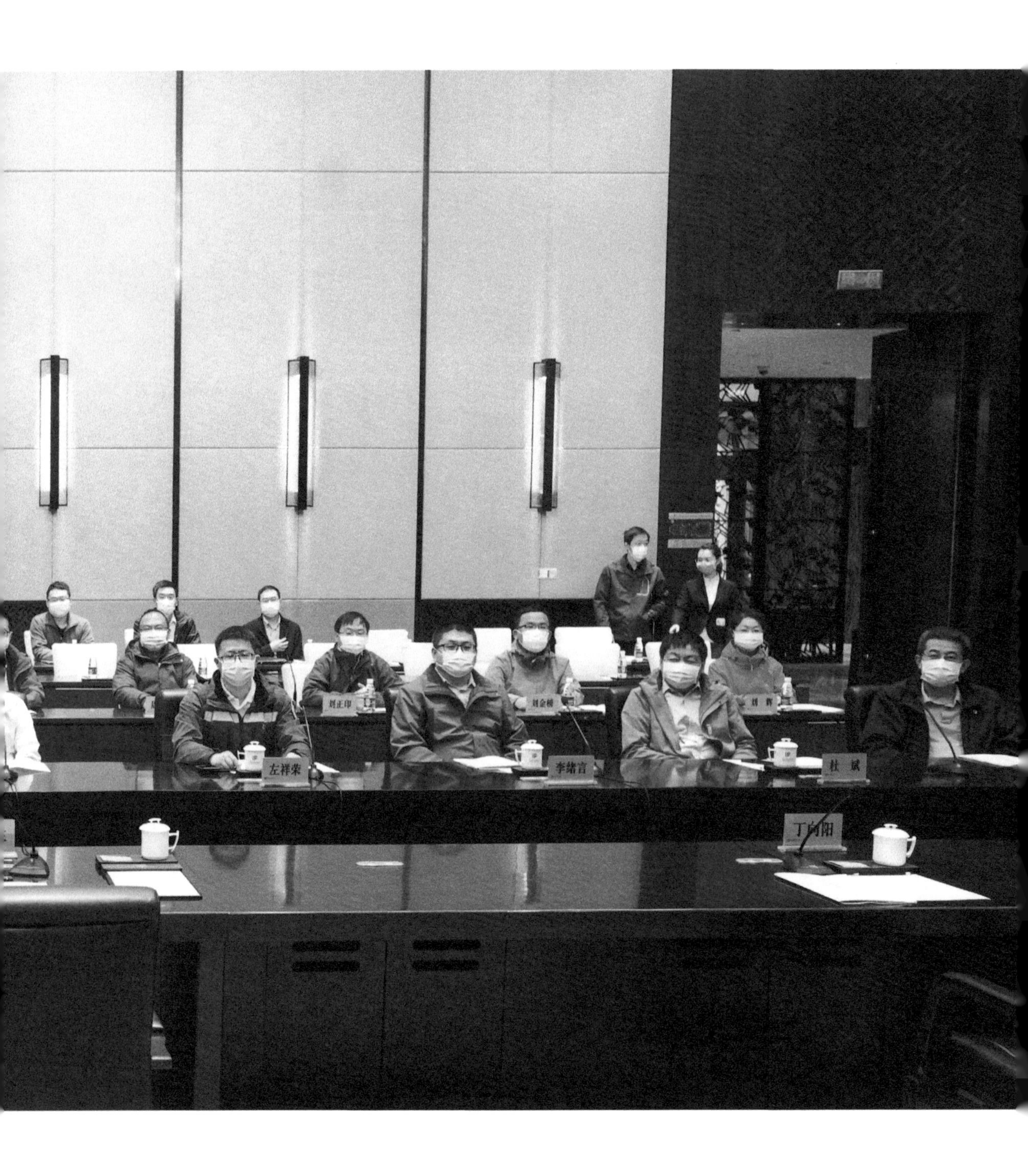
刘正印
左祥荣
李绪言
杜 斌
丁向阳

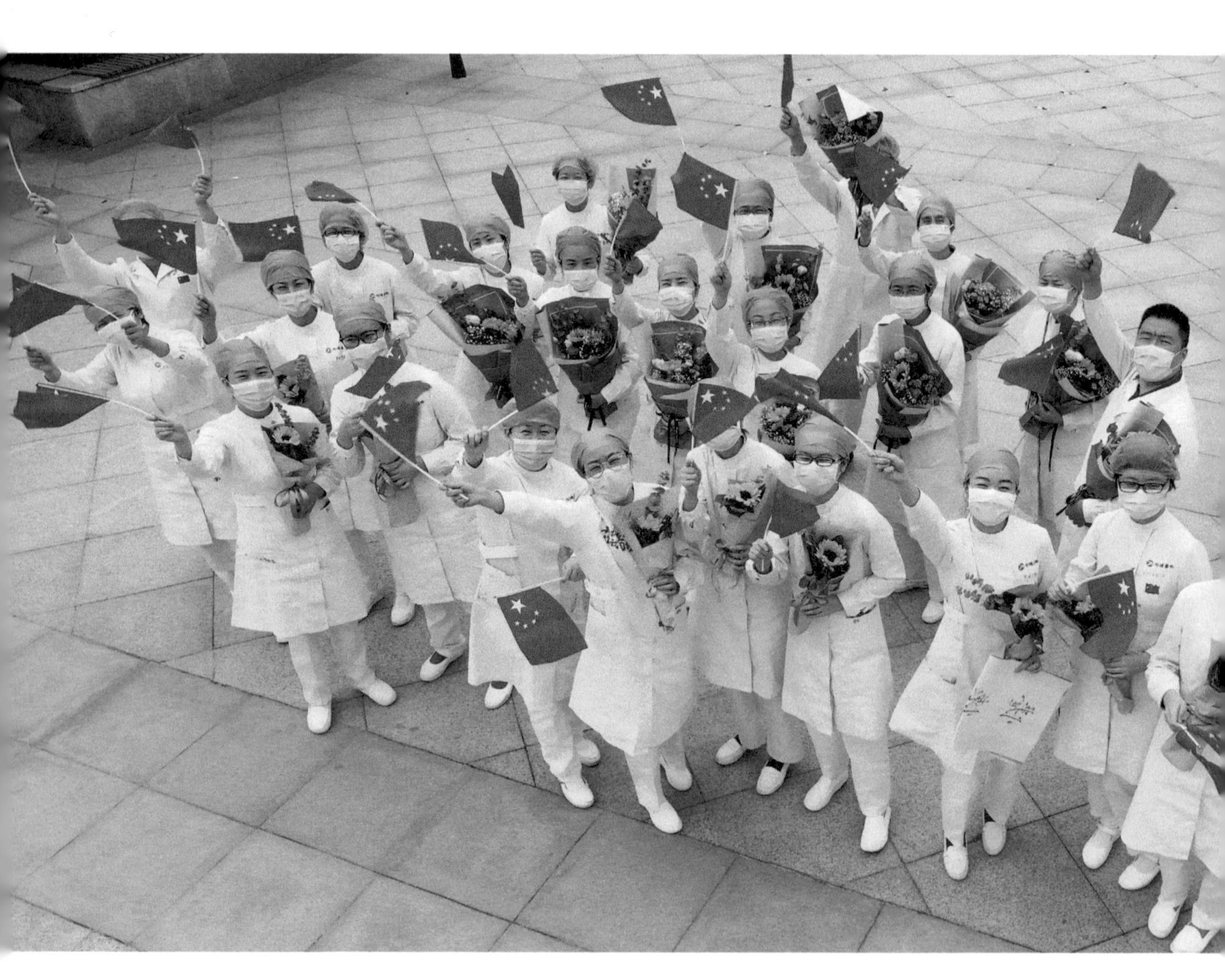

为协和同仁送行的武汉同济医院医护人员　新华社 肖艺九摄

向英雄的城市和人民致敬

人类为什么害怕死亡？

对于这个问题，很多人或许没有真切的体会。然而，经历这次突如其来的新冠肺炎疫情，很多人渐渐意识到，其实我们真正害怕的，是死亡会让我们失去爱和感受爱的能力。

在与死神搏斗的重症加强病房里，医务人员们注定无法看到病人彻底康复的过程，但是每个病人眼神中一点点细微的变化，对他们来说都是生命之光。

重症医学科主治医师丁欣说："我们以为生命和死亡是对立的。不是，爱和死亡才是对立的。也只有爱，可以对抗死亡。"

他说："治病救人，是医生义所当为，没有什么值得骄傲的。在过往的岁月里，我们的老师当年就是这么做的，现在我们也这么做了，今天的医学生，明天也还会这么去做。我们的经验，将会是他们以后的积累。"

人都有一死，对于医生来讲，仁心仁术的传承是另一种意义上的永生。而对于患者和患者家属而言，奉献又是另一种意义上的永生。

20床的周女士，最终因感染性休克不幸离世。在询问家属意见的时候，周女士女儿同意尸检，她的话让每一位医务人员深受感动："我妈也是大学教授，通过这种方式能够为整个国家、为医学作出一份贡献，我想她能够理解我作出的这个决定。”

12床晏女士的女儿，由于疫情已经失去了父亲，父亲留下的最后一句话：“就是你，慌慌地出门，没带充电器。”因为这句话，她一直很自责，觉得是自己做得不好。为了能够帮助更多人，她同意捐献父亲的遗体，“我希望妈妈能够回来，不要让我一下子变成孤儿。”

截至4月9日，武汉市因新冠肺炎去世患者中37例接受系统遗体解剖，42例接受死亡后器官穿刺。

“我们坚信会通过遗体解剖，对这个疾病，有更深的理解、认识，会转化成我们临床救治水平的提升，所以我们特别发自内心地感谢家属，也特别感受到武汉人民的英雄伟大。”张抒扬说。

坚韧顽强的武汉人，在与病魔短兵相接中，在用行动守卫家园中，展现出不惧困难、坚毅前行的英雄气概。浩浩长江水，见证着武汉这座英雄城市的不屈不挠；巍巍黄鹤楼，铭记下武汉人民的众志成城。武汉的樱花开了，他们用一个春天为一个冬天送行。

国在则家在，国强则民安，愿武汉人岁月静好、心灵常惬！

在伟大抗疫精神的照耀下继续前行

随着武汉新冠肺炎重症病例实现清零，在国家援鄂抗疫医疗队撤离后仍留守武汉的6名北京协和医院专家，光荣完成重症救治攻坚的使命，为援鄂抗疫征程画上圆满句号。

4月27日，5名协和专家“收兵”撤离武汉，乘坐高铁顺利返京。

还有一名则继续奋战在抗疫一线。作为国家卫生健康委高级别专家组成员的杜斌，于4月26日从武汉直接转战黑龙江省，继续他的战“疫”征程。

第一个抵汉，最后时刻撤离，正是杜斌的写照。从武汉到哈尔滨，从北京到乌鲁木齐，辗转华夏大地，到8月30日结束任务返京为止，杜斌没有一天回过协和，没有一天回过家。

从冬到春，从春到夏，从夏到秋，他用自己的实际行动写下誓言：不打赢这场战“疫”，不退！

杜斌的故事，是疫情中的协和人以生命赴使命的缩影。

忘不了，在前线医疗队员们被雾气和汗水打湿的护目镜背后，一位位白衣天使牵挂患者的目光，那就是生死时刻千万患者的希望之光。

忘不了，一场场远程会诊、一次次前后方联动，北京协和医院举全院之力支援武汉前线医疗队，从学术支持到物资

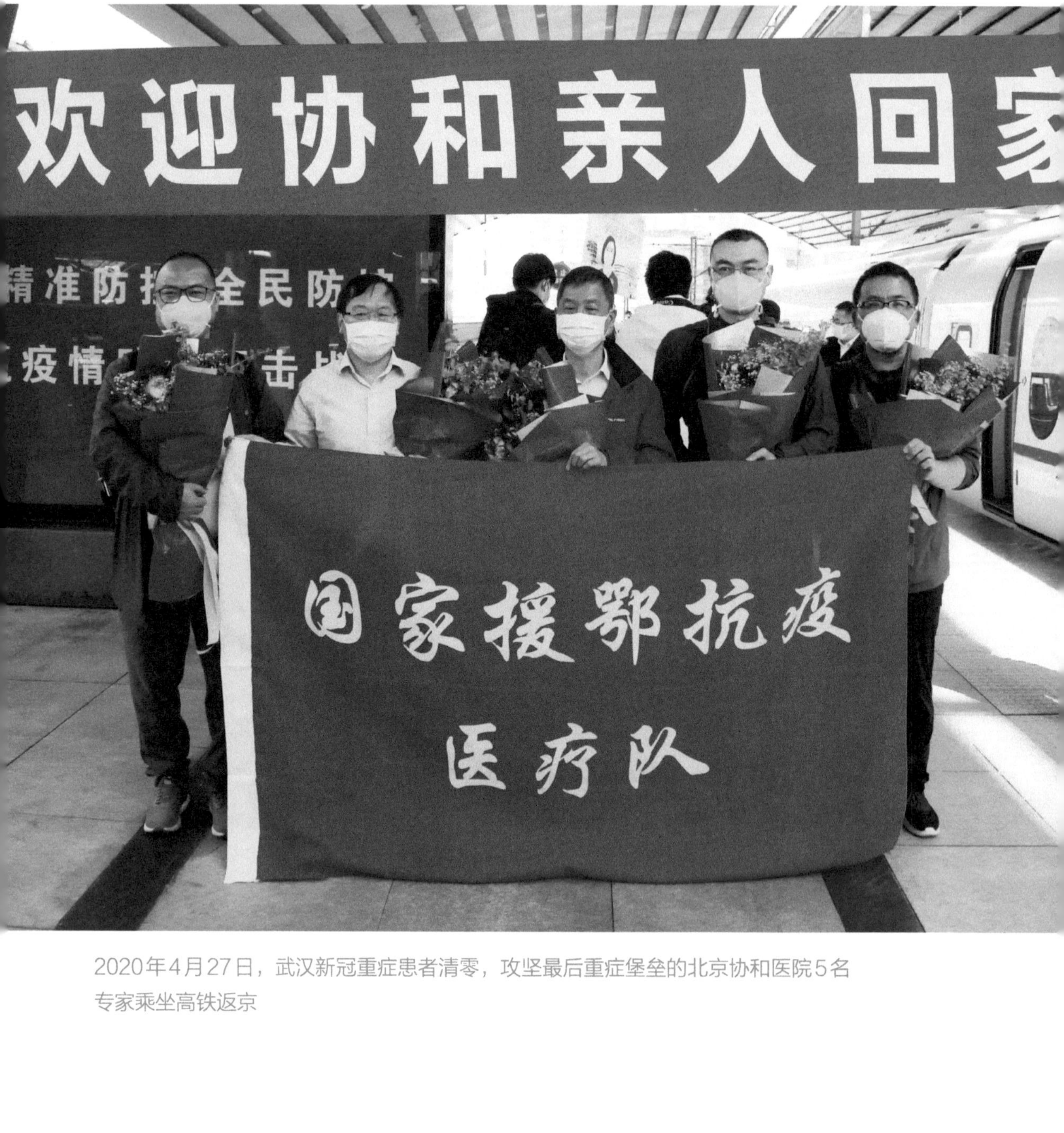

2020年4月27日，武汉新冠重症患者清零，攻坚最后重症堡垒的北京协和医院5名专家乘坐高铁返京

调配，从科学救治到精准施策，以期新冠肺炎危重症患者的救治早日见到曙光。

忘不了，在一个个不眠之夜，从工会、器材处、开发公司，到总支、支部、科室、个人……物资设备源源不断地输向前线，几乎每天都有数十个甚至上百个箱子承载着全院职工的牵挂，风雨无阻地向着武汉进发。

从生死一线的白衣战士，到协和大后方的支援力量，他们都是中国抗疫的壮阔画卷中不可忽视的一笔。

英雄凯旋，江山无恙。在这个特殊的年份，对于协和大家庭的人们来说，最令人欣慰的事情莫过于此。

善始善终，善作善成。协和精神在抗疫中淬炼，在磨砺中升华。这笔弥足珍贵的精神财富，将永远是协和人砥砺前行、奋勇向前的力量之源。

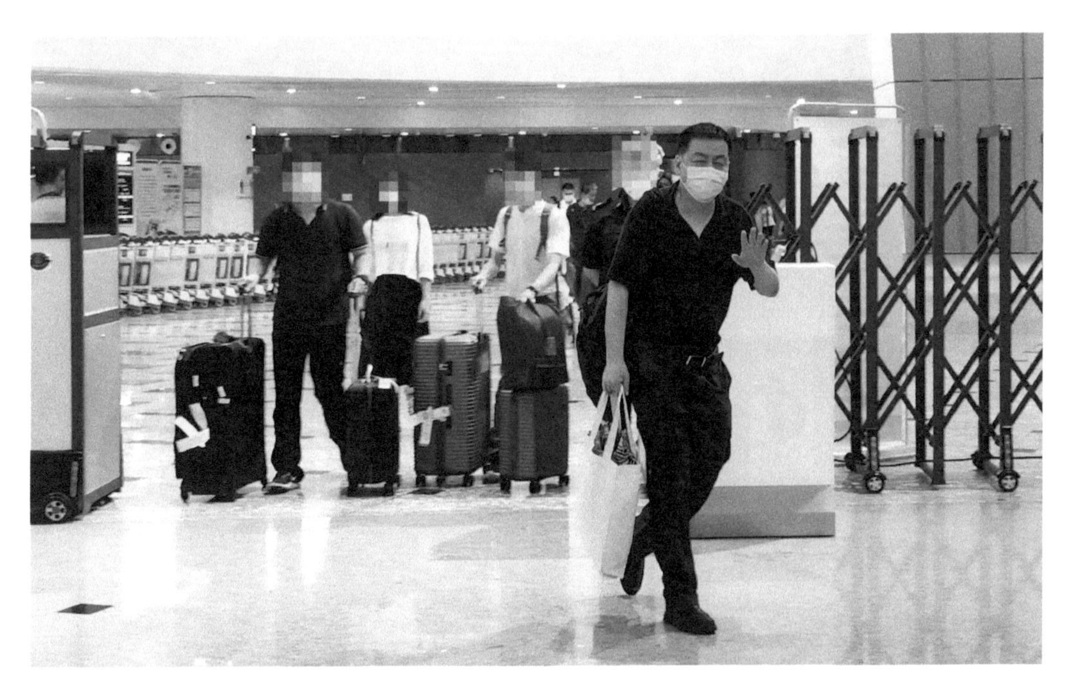

2020年8月30日，杜斌乘飞机抵达北京

北京协和医院国家

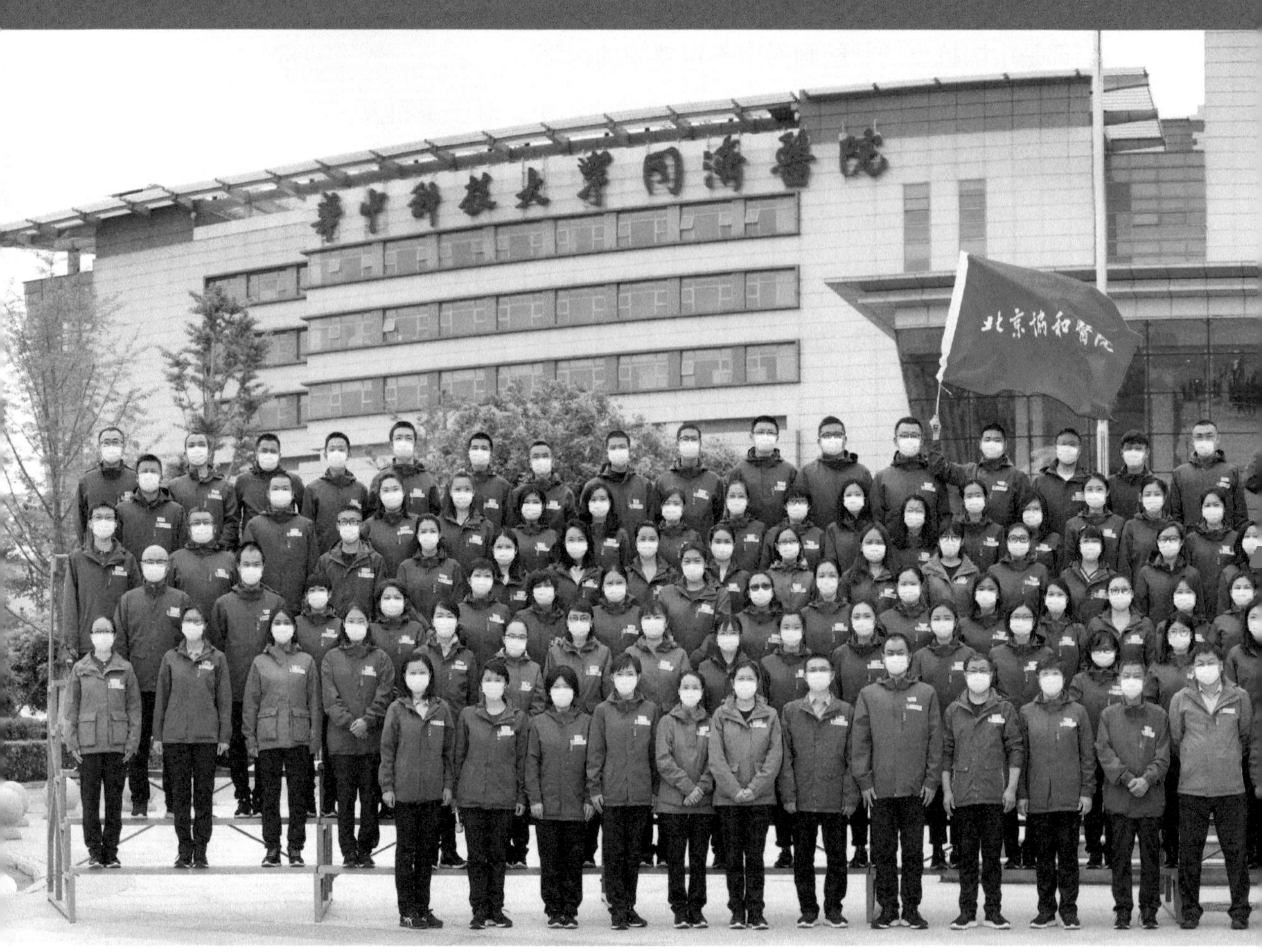

北京协和医院国家援鄂医疗队全体队员合影

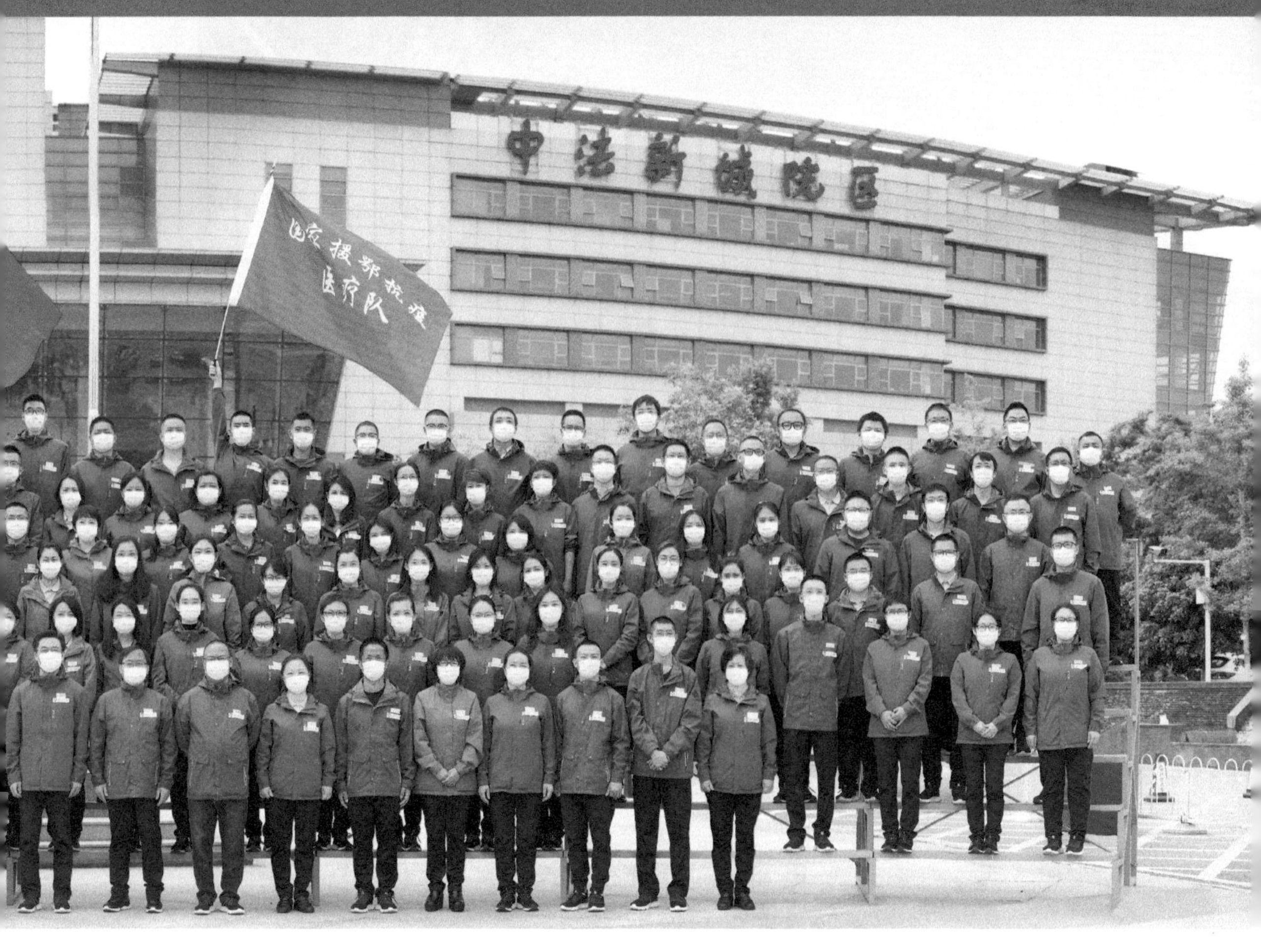
医疗队合影留念 2020.4.14 武汉
国家援鄂抗疫
医疗队

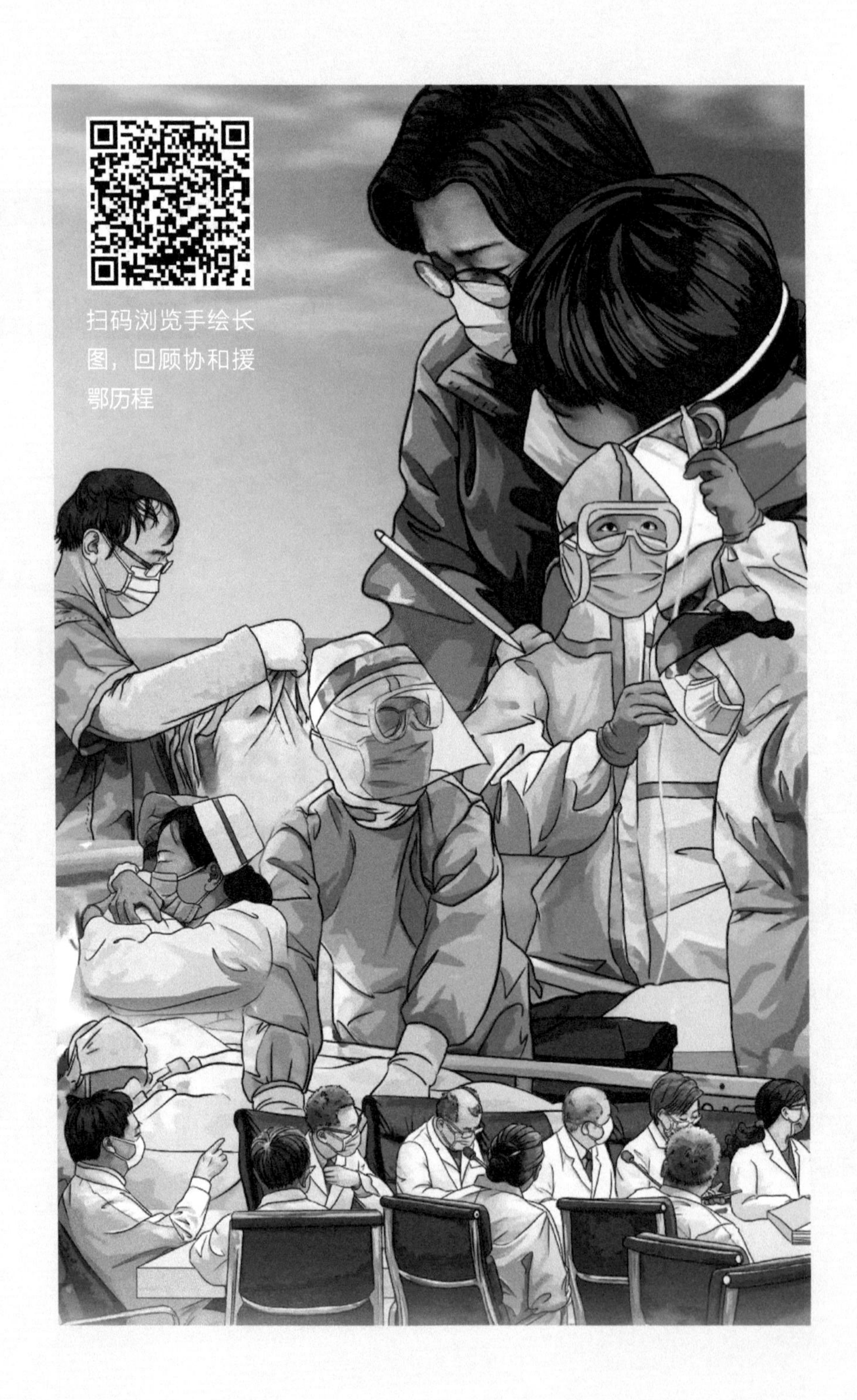
扫码浏览手绘长
图，回顾协和援
鄂历程

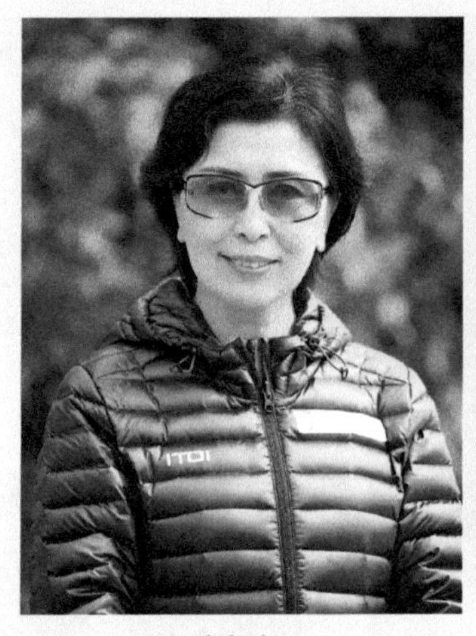

张抒扬
北京协和医院党委书记
医疗队领队

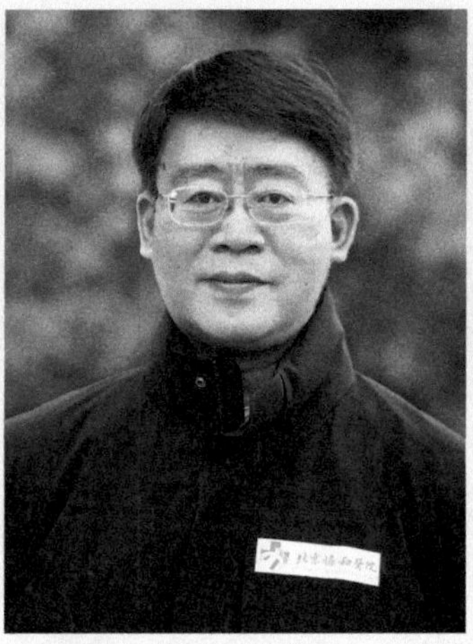

韩　丁
北京协和医院副院长
医疗队领队

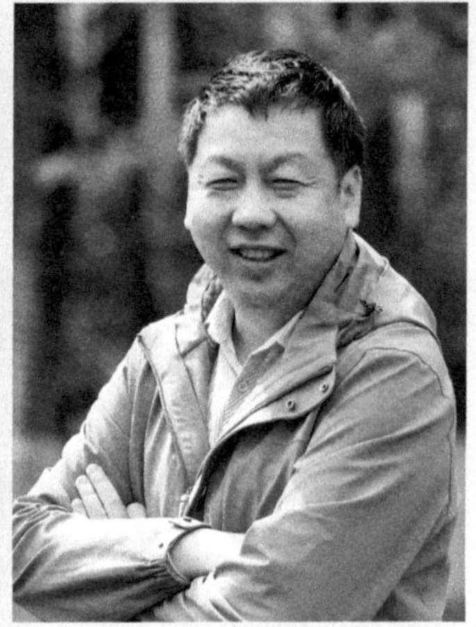

杜　斌
内科ICU、国家卫生健康委
高级别专家组成员

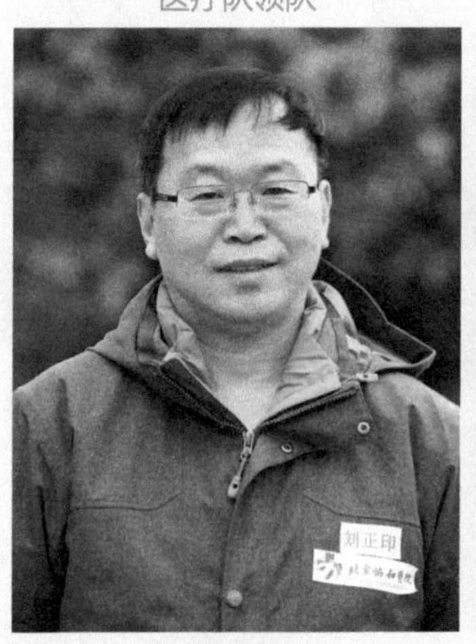

刘正印
感染内科
第一批医疗队队长

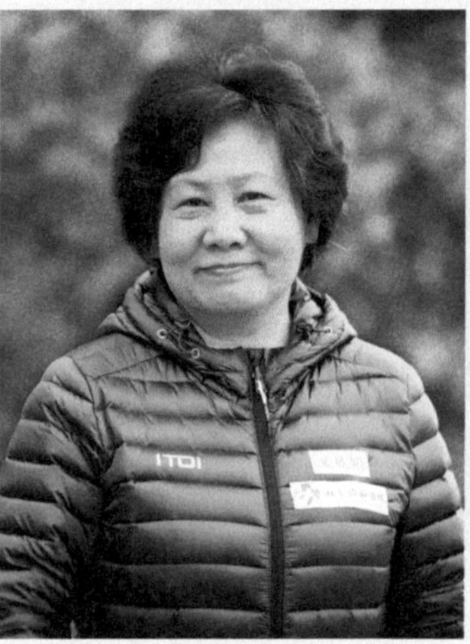

吴欣娟
护理部
第二批医疗队队长

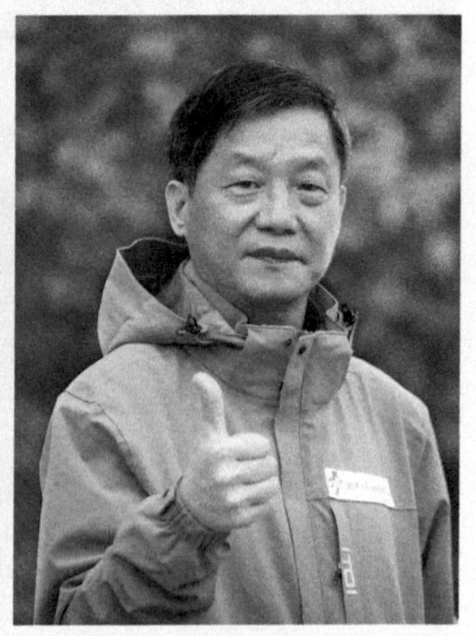

李太生
感染内科
第二批医疗队队长

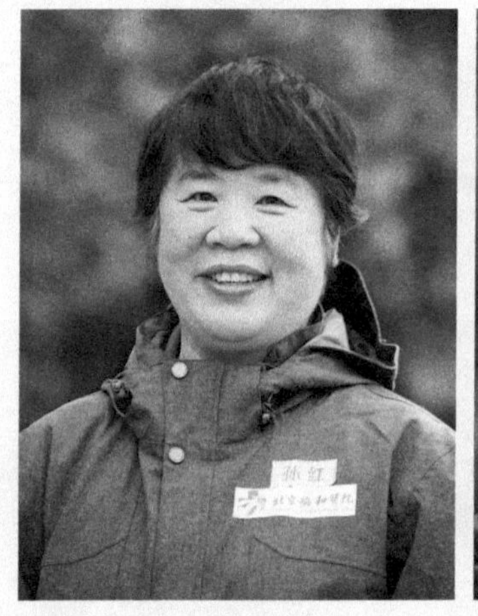

孙　红
妇儿党总支
第三批医疗队队长

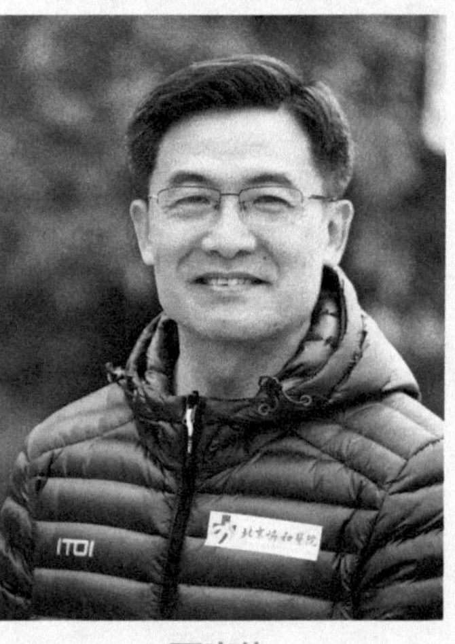

严晓伟
心内科
第三批医疗队队长

注：所有职务以时任职务为准。

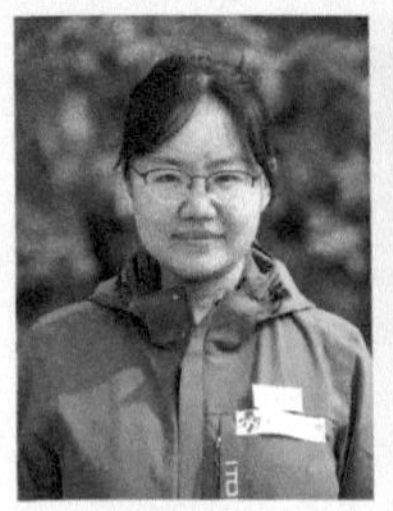

奥登苏日塔
耳鼻喉科

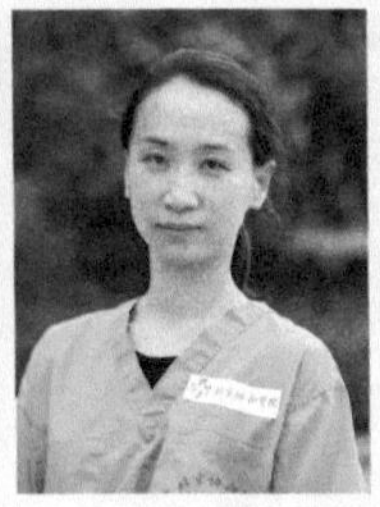

白　卉
感染内科病房

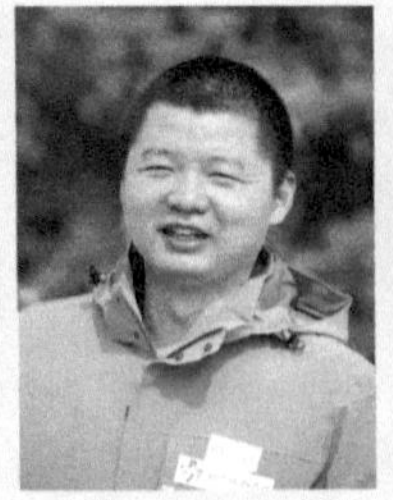

柏小寅
消化内科

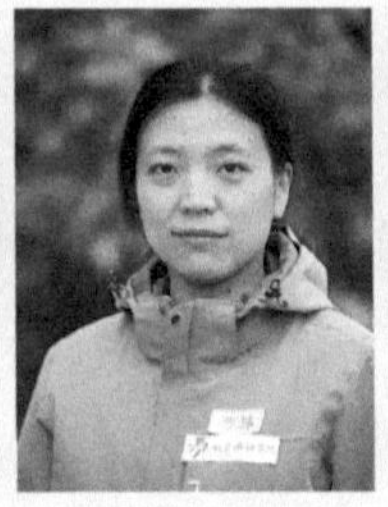

曹　玮
感染内科

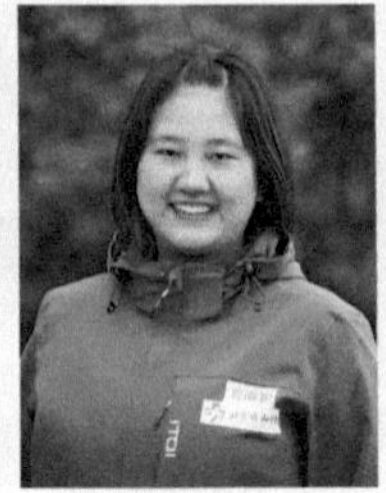

曹海颖
骨科二病房

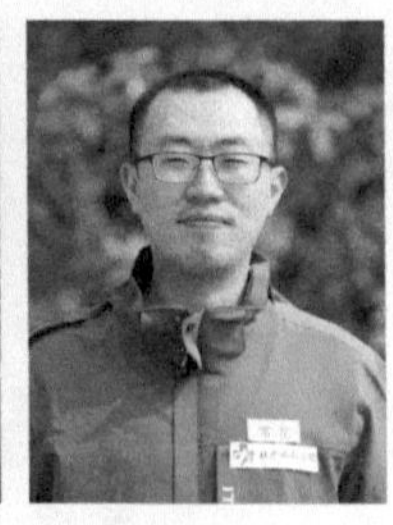

常　龙
内科

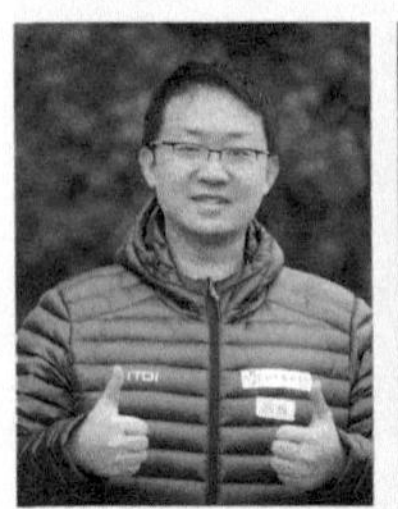

陈　焕
重症医学科

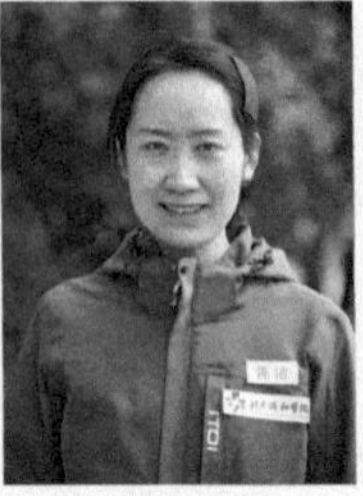

陈　洁
妇科内分泌与生殖中心病房

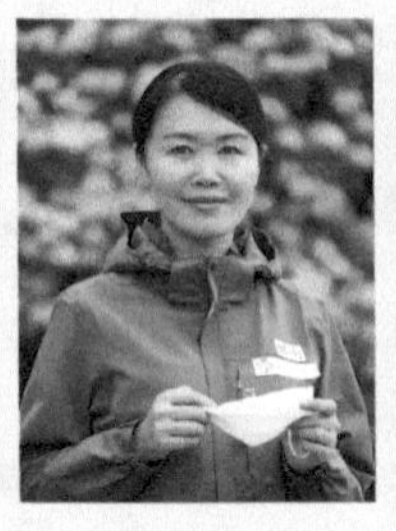

陈　雨
检验科

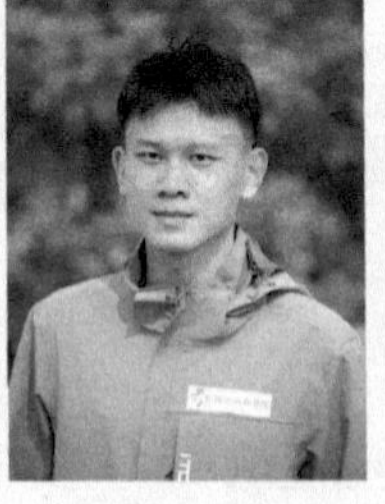

陈灿耀
国际医疗部外科楼十层二病房

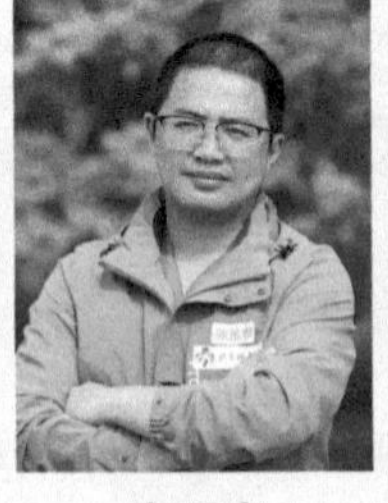

陈延春
手术室

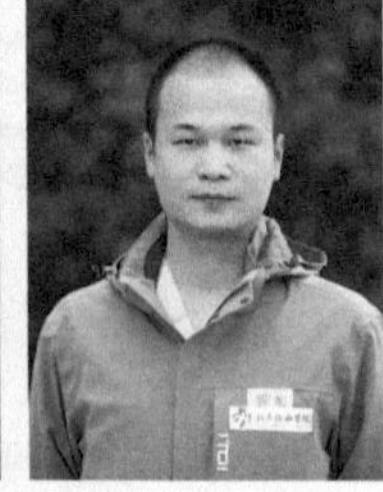

程　龙
泌尿外科二病房

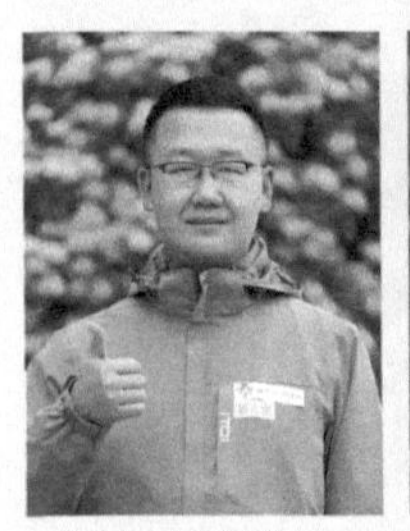

崔立强
外科

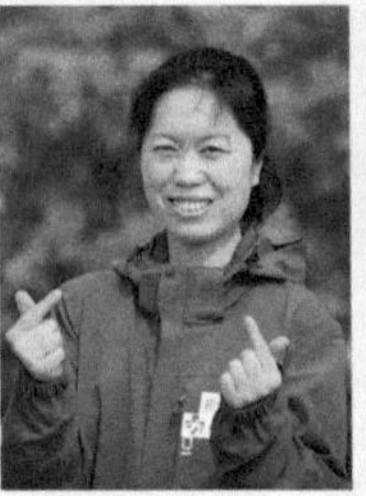

崔秋菊
手术室

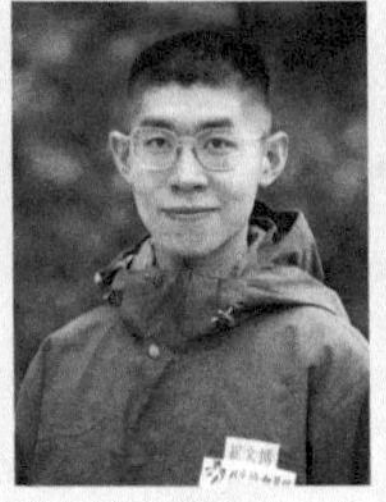

崔文博
重症医学科一病房

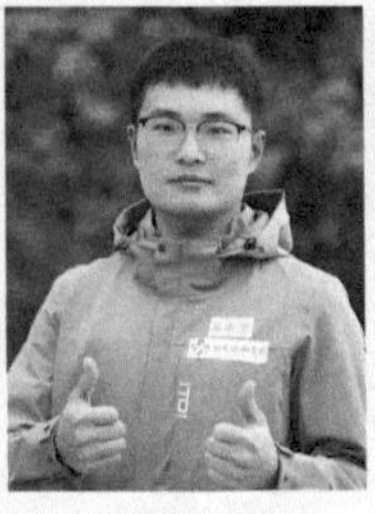

崔永豪
泌尿外科二病房

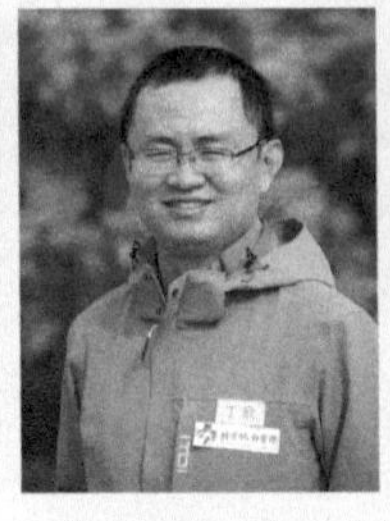

丁　欣
重症医学科

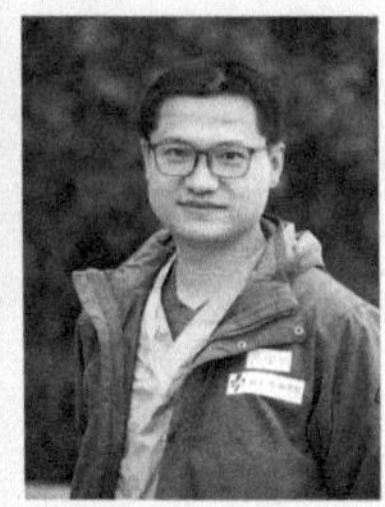

范俊平
呼吸与危重症医学科

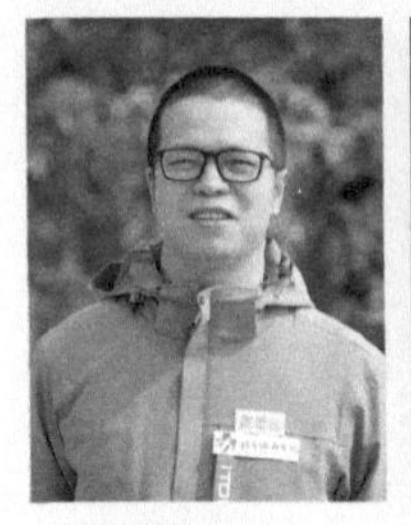

范思远
神经科

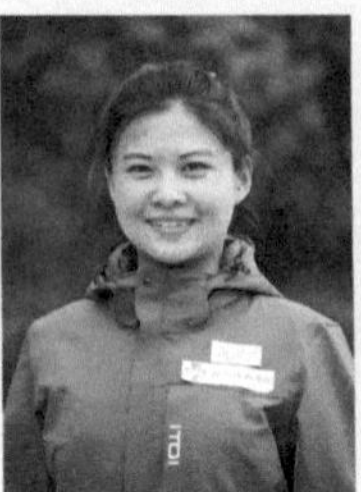

冯卫兰
产科二病房

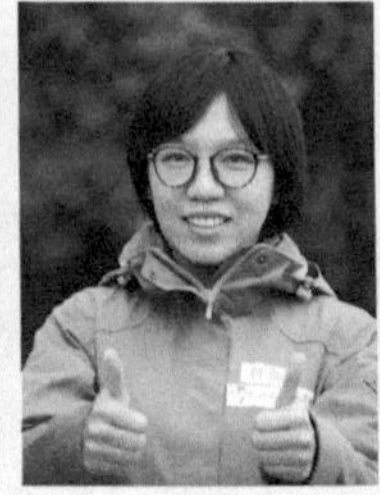

付　静
心内科一病房

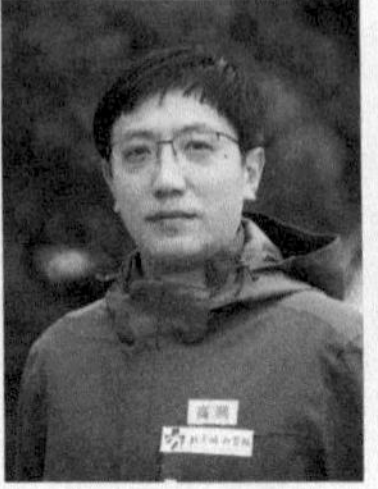

高　鹏
心内科

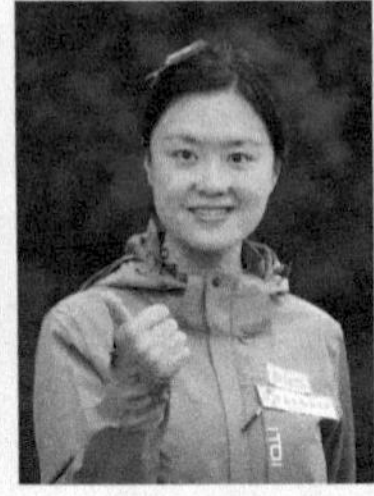

高婧勃
国际医疗部综合二病房

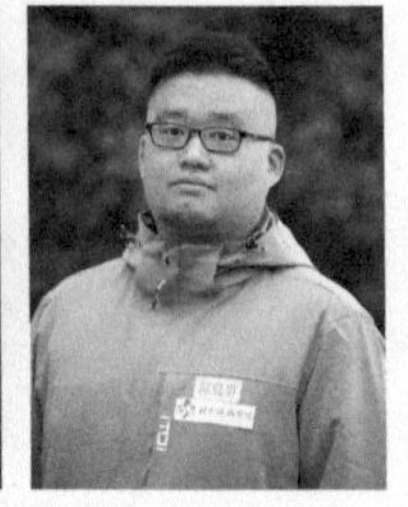

葛冠男
外科

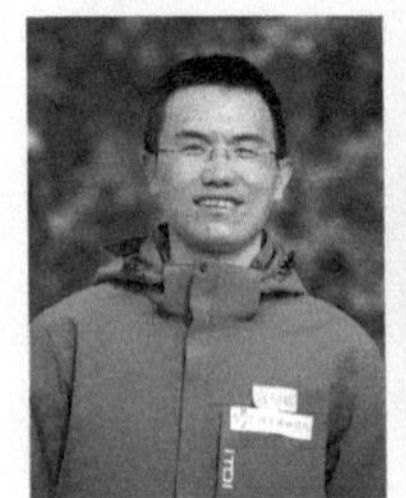

宫佳成
内科ICU病房

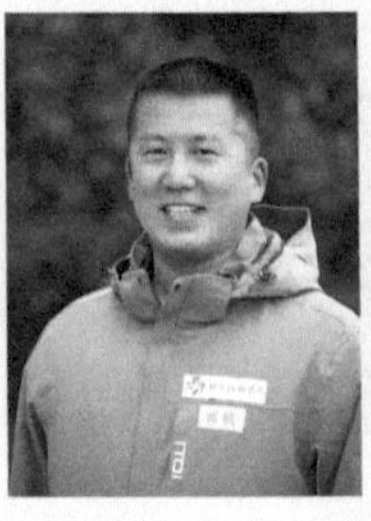

郭　帆
内科

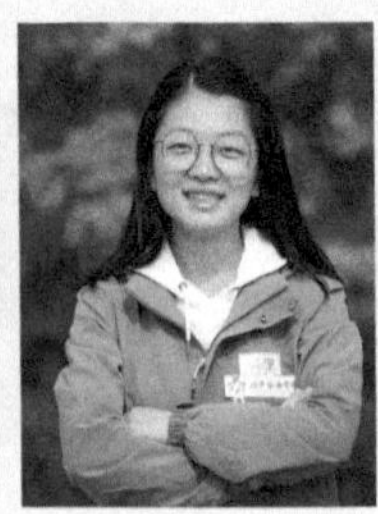

韩　雯
国际医疗部外科楼十一层一病房

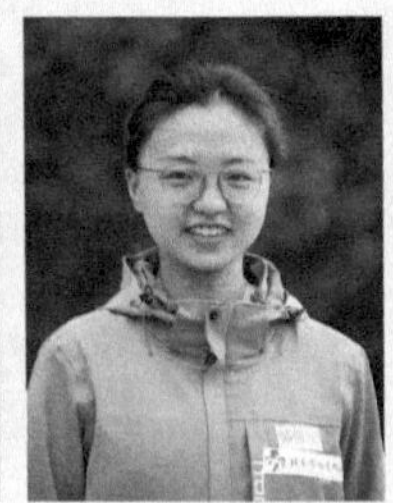

韩雪儿
重症医学科一病房

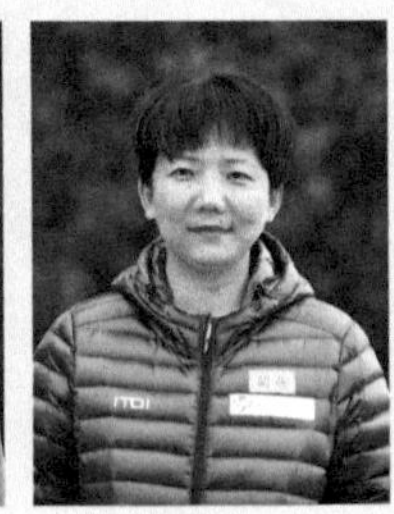

胡　燕
肾内科血液净化中心

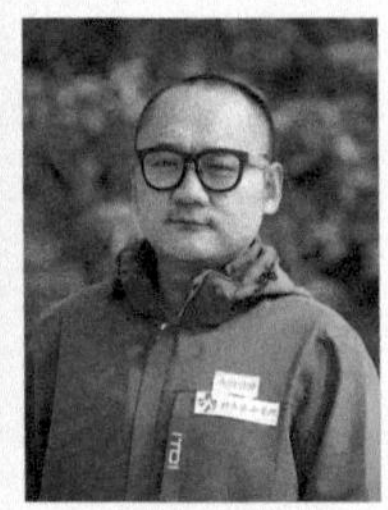

贾觉睿智
内分泌科

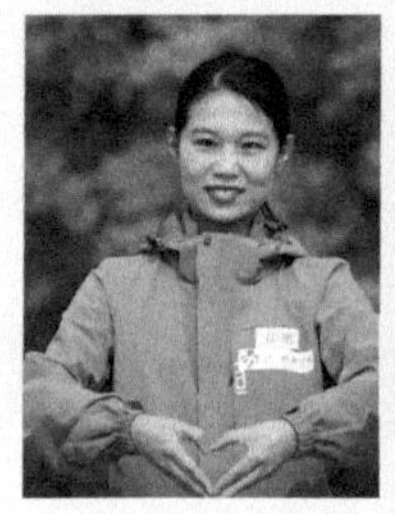
江　琳
肝脏外科病房

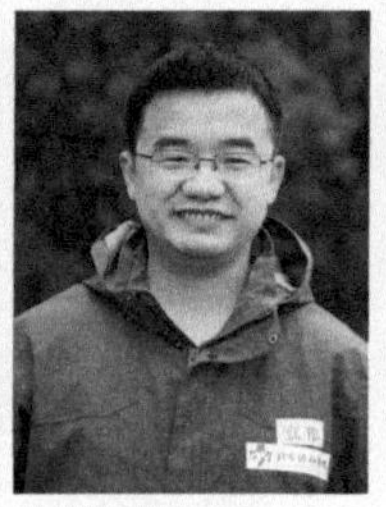
江　伟
内科ICU

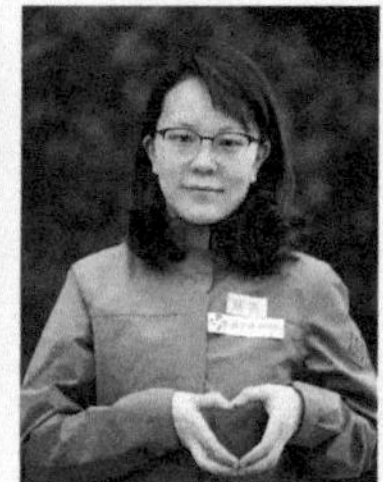
蒋　茜
神经科一病房

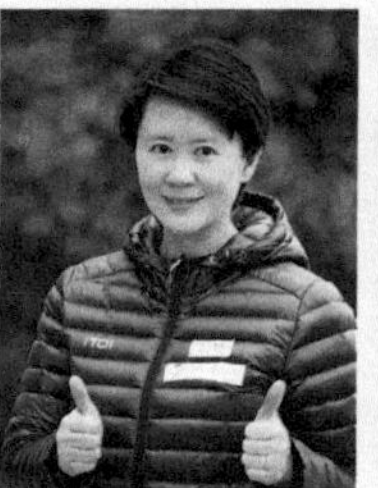
焦　静
护理部

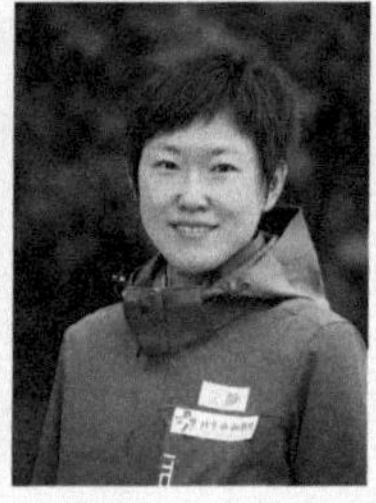
兰　静
内科综合病房

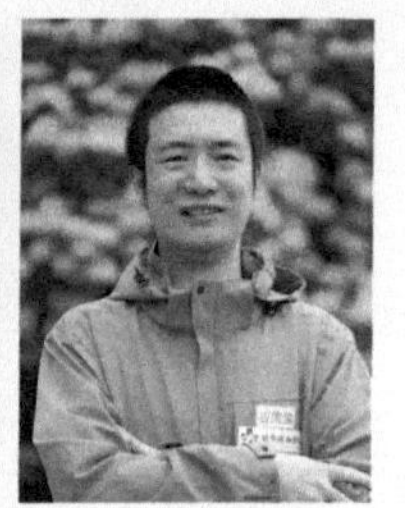
蓝国儒
麻醉科

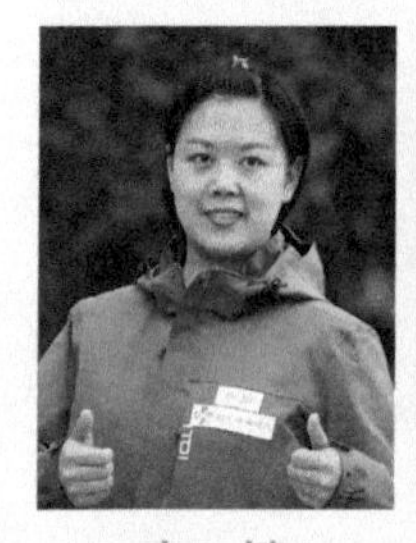
李　婧
内科ICU病房

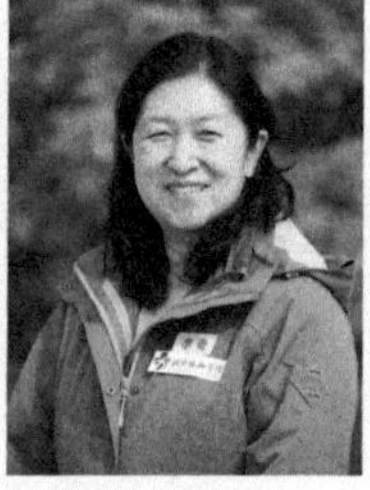
李　奇
重症医学科二病房

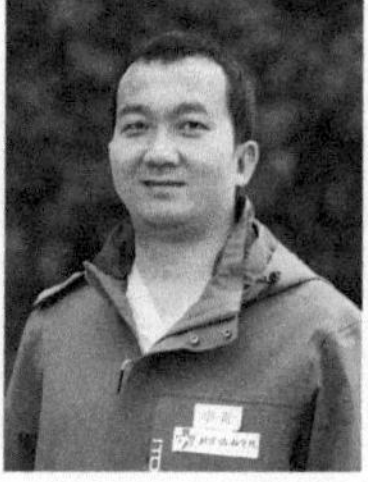
李　奇
心内科心导管室

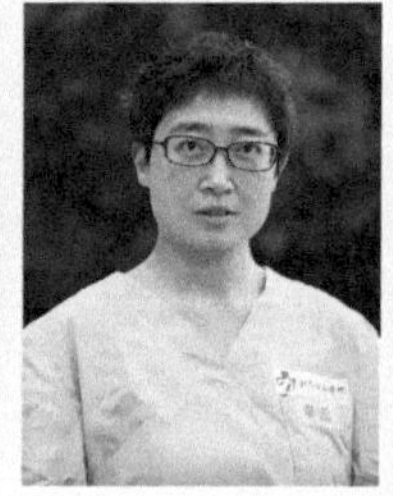
李　蕊
内分泌科二病房

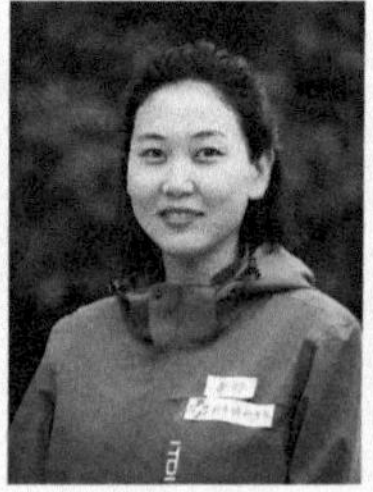
李　婷
产科二病房

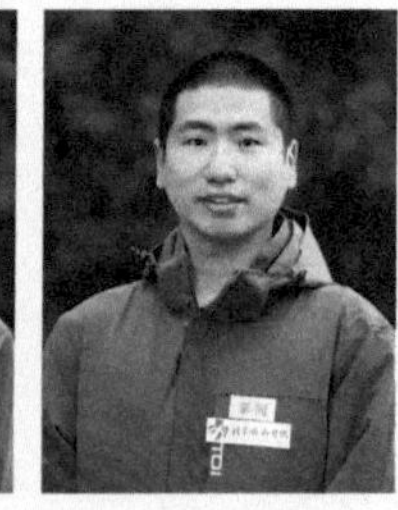
李　同
手术室

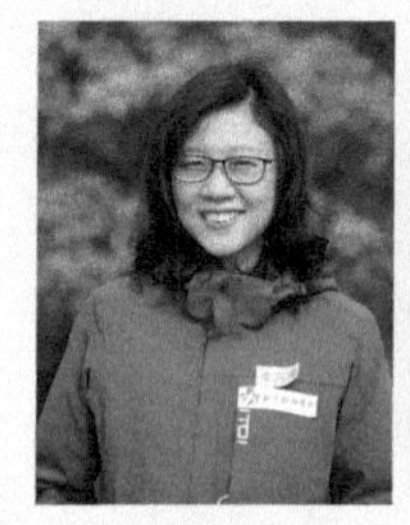
李宾宾
国际医疗部内科楼一段五病房

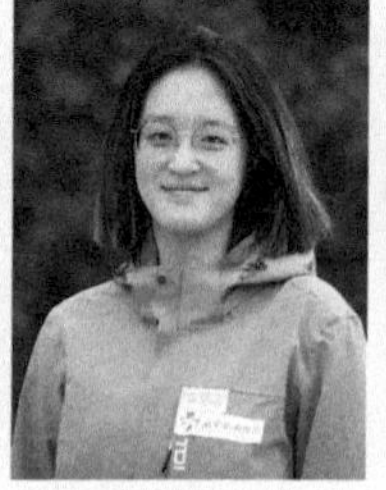
李莫言
重症医学科二病房

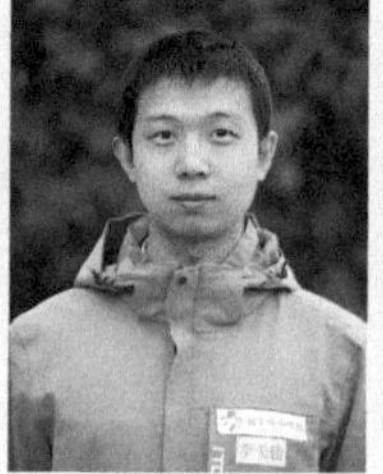
李天佳
麻醉科

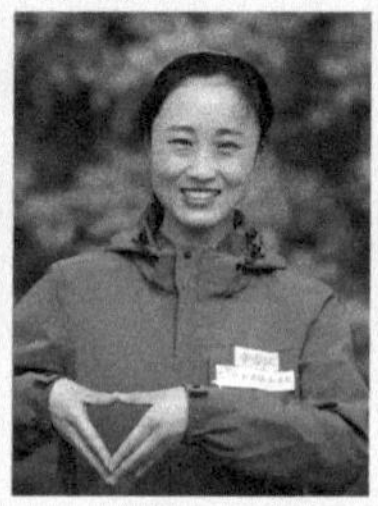
李香风
风湿免疫科二病房

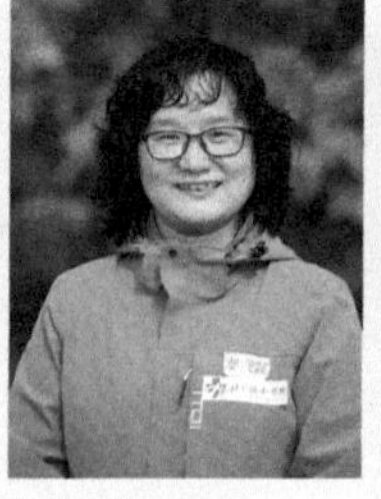
李晓霞
感染内科病房

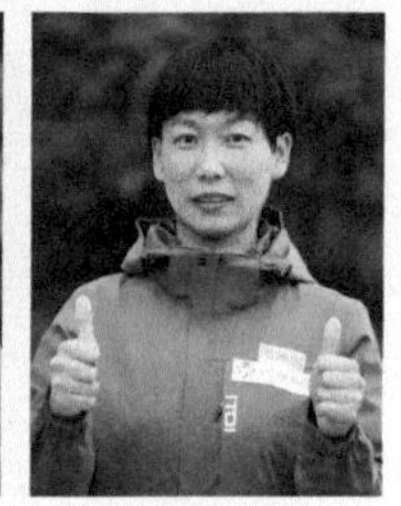
李艳超
保健医疗部ICU病房

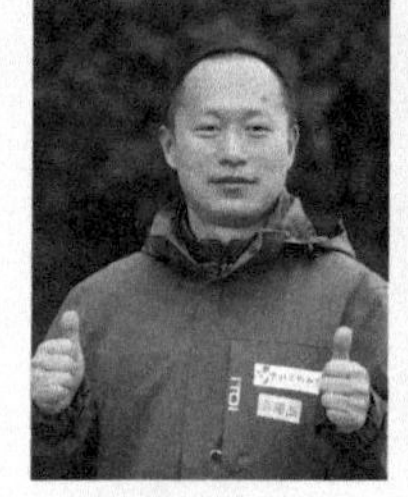
李源杰
全科医学科（普通内科）

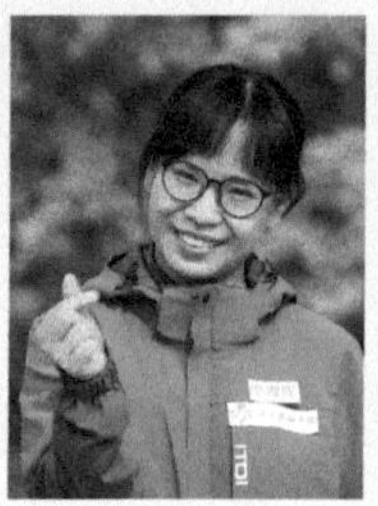
李增辉
重症医学科二病房

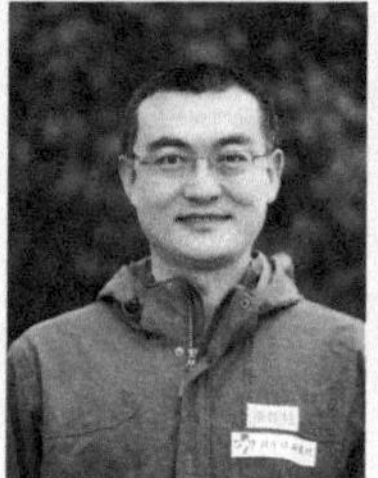
李尊柱
重症医学科一病房

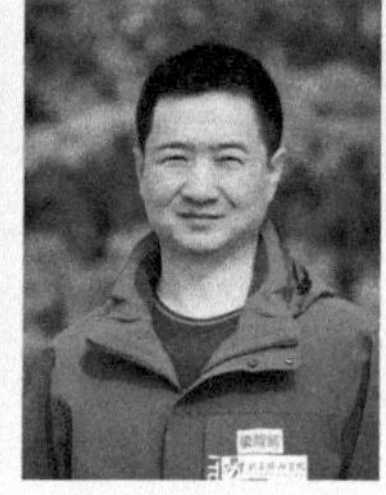
梁靖辉
内科ICU病房

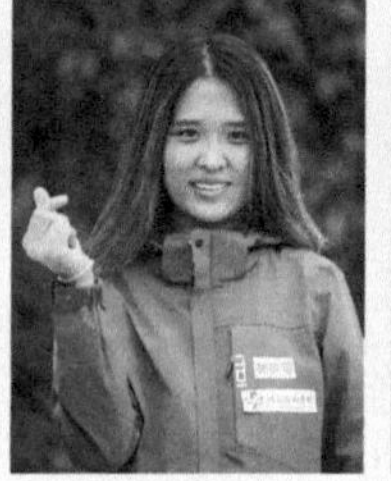
林艳军
重症医学科二病房

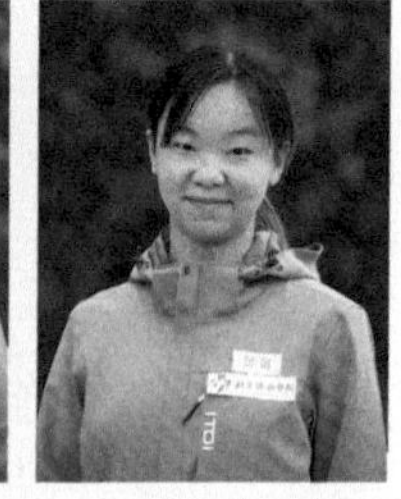
刘　笛
重症医学科一病房

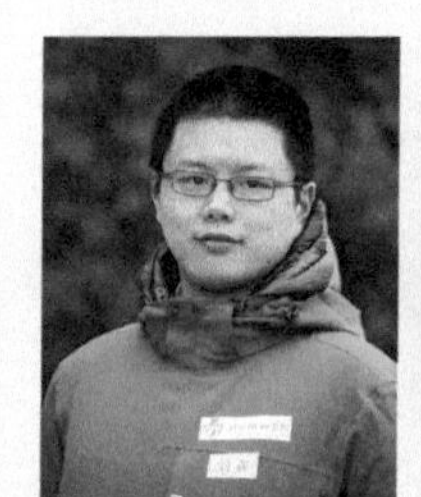
刘　森
外科

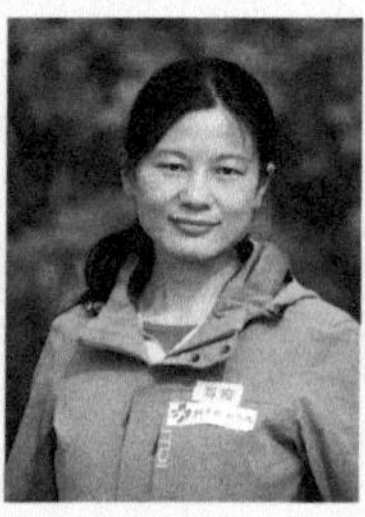
刘　霞
妇科一病房

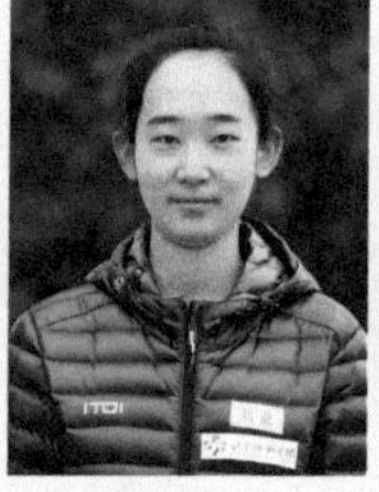
刘　亚
呼吸与危重症医学科二病房

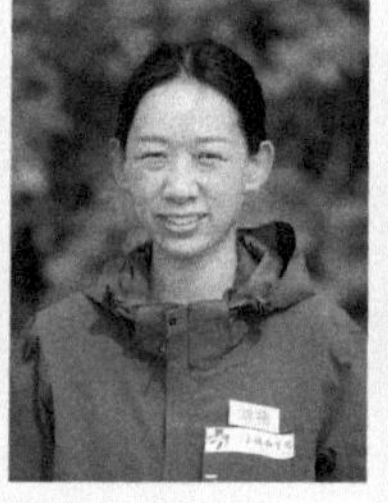
刘　艳
胸外科病房

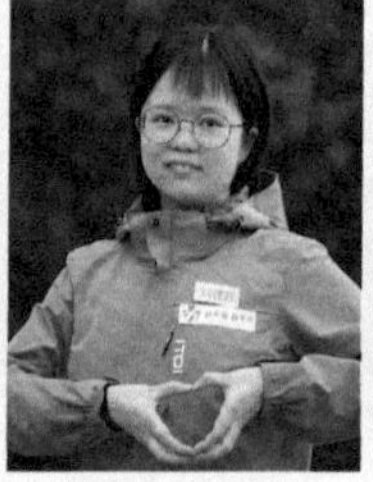
刘佳珍
耳鼻喉科病房

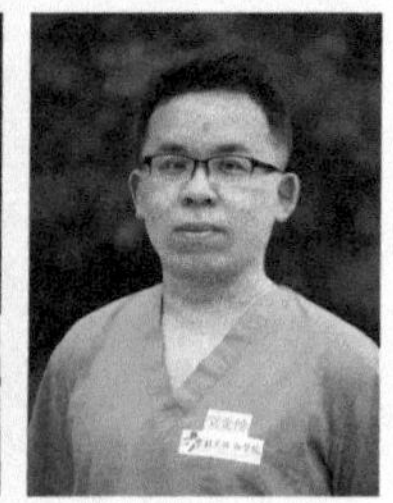
刘金榜
重症医学科一病房

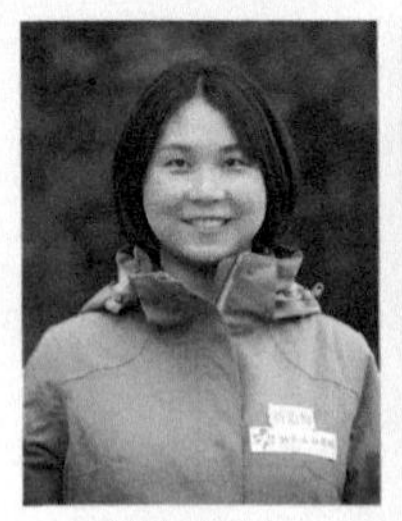
刘孟婷
呼吸与危重症医学科二病房

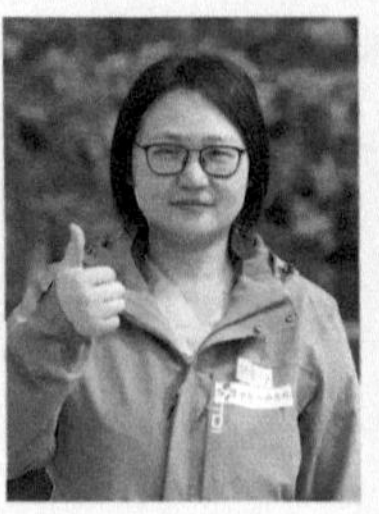
刘文静
血管外科病房

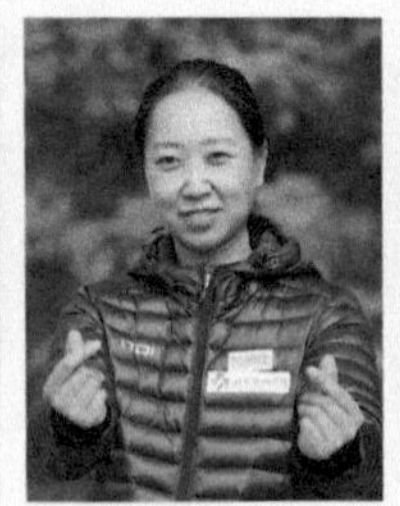
刘湘玫
国际医疗部综合一病房

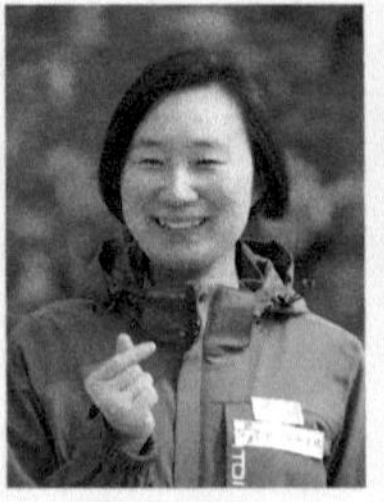
刘雪娇
血管外科病房

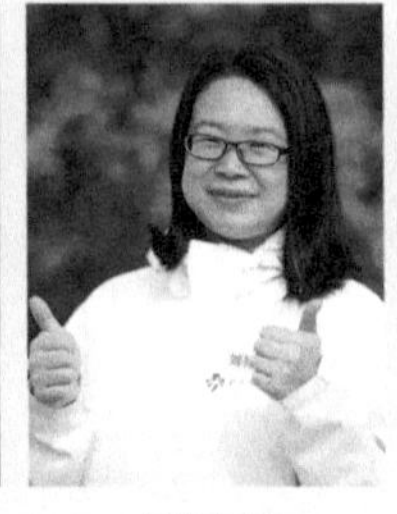
刘艳妍
重症医学科一病房

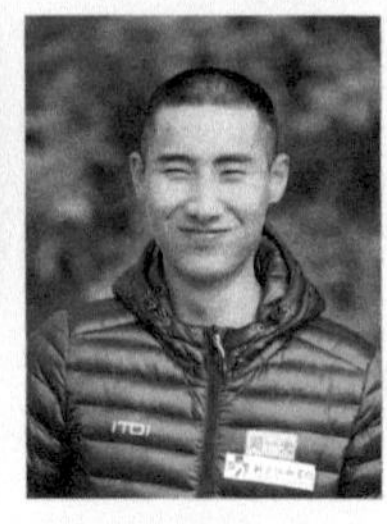
刘一夫
内科ICU病房

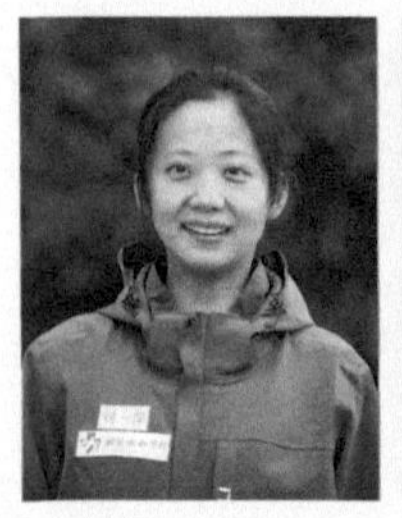
刘一萍
国际医疗部门急诊

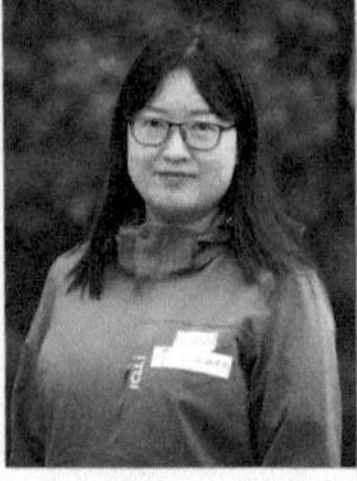
刘志颖
妇科三病房

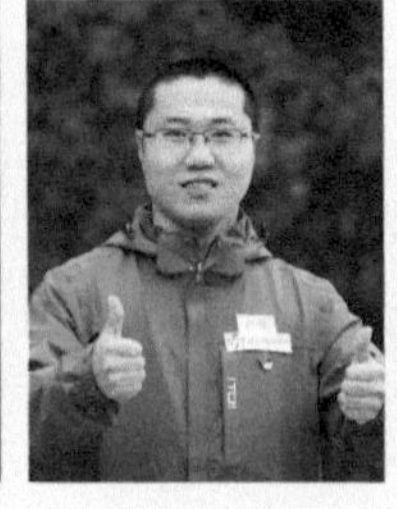
卢　津
神经外科病房

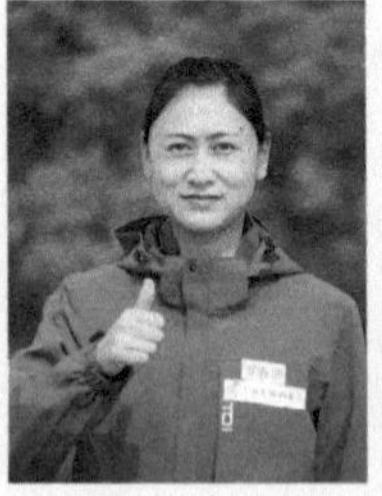
罗春荣
重症医学科一病房

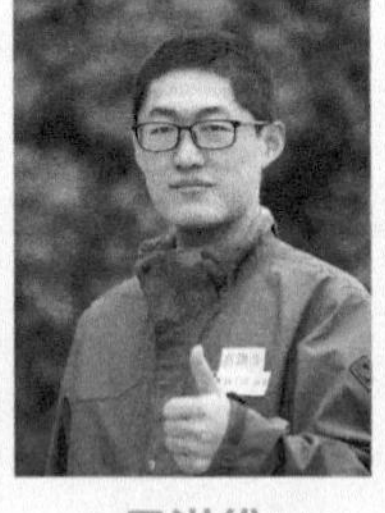
吕洪维
重症医学科二病房

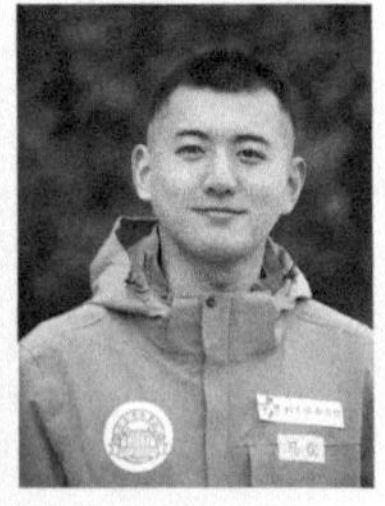
马　欢
泌尿外科一病房

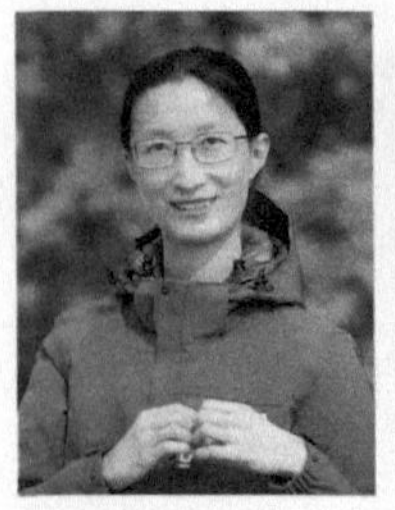
马　慧
内科ICU病房

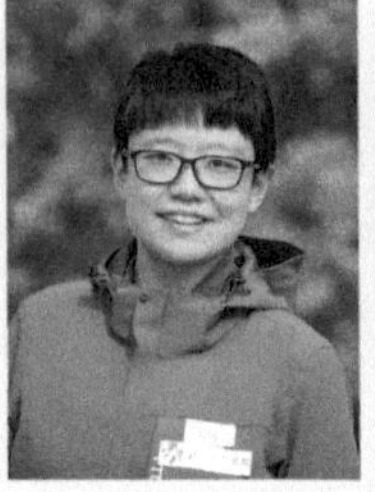
马　佳
乳腺外科病房

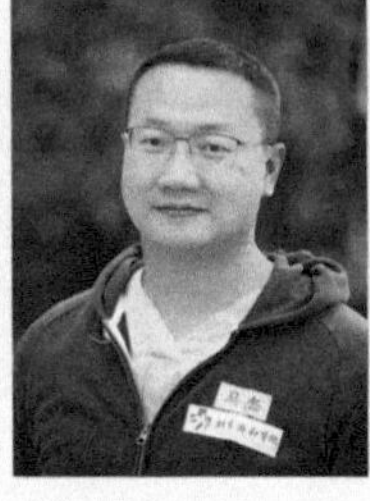
马　杰
肾内科

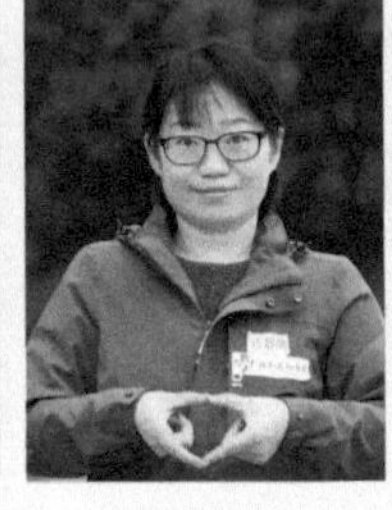
马晨曦
风湿免疫科一病房

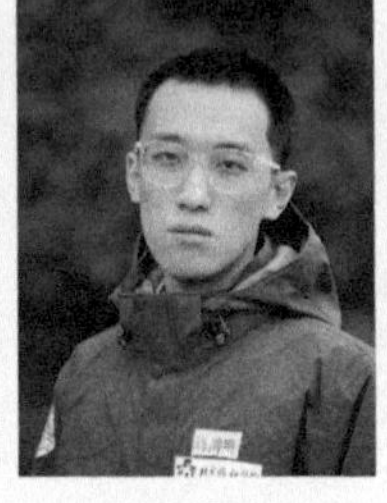
马鸿鸣
重症医学科一病房

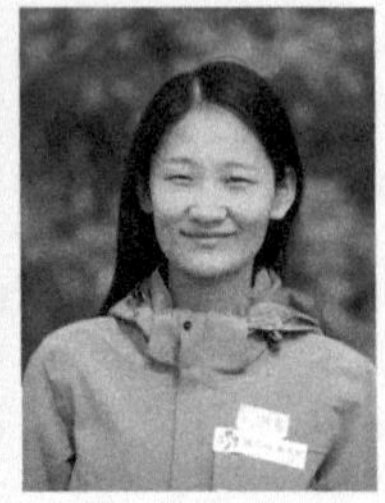
马乃翠
心外科病房

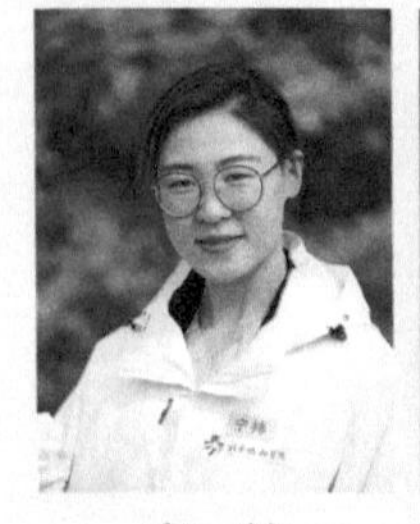
宁　祎
重症医学科一病房

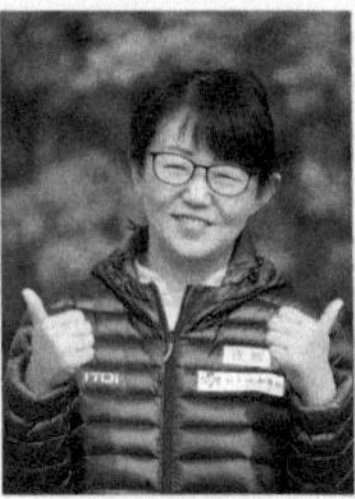
庞　娜
内分泌科一病房

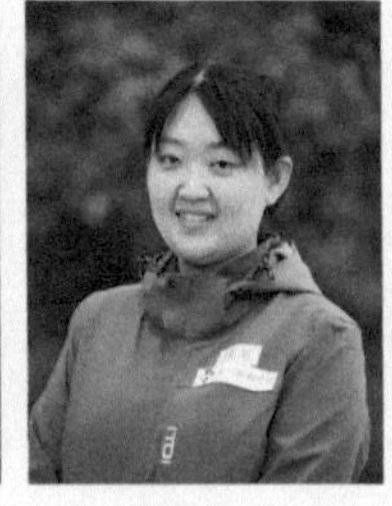
逄　岩
基本外科一病房

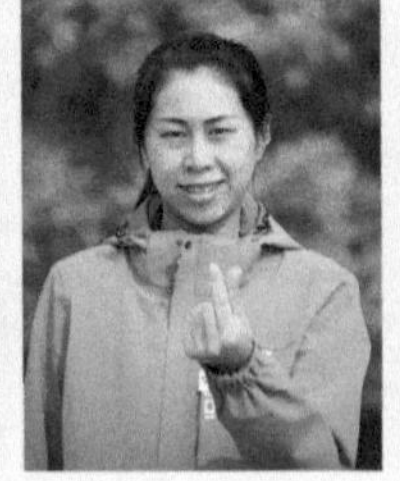
彭　莹
老年医学科病房

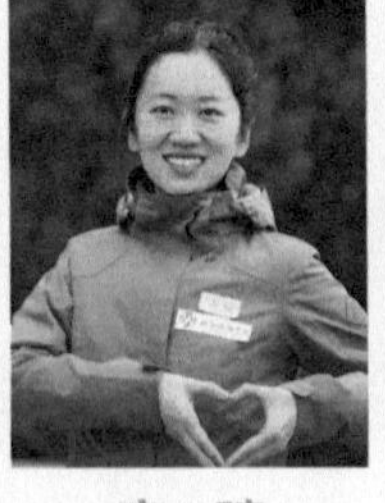
齐　琦
妇科二病房

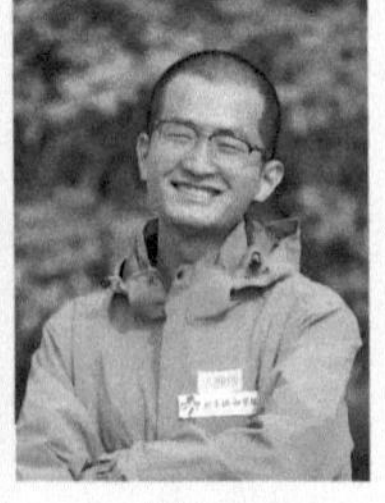
祁继伟
神经外科病房

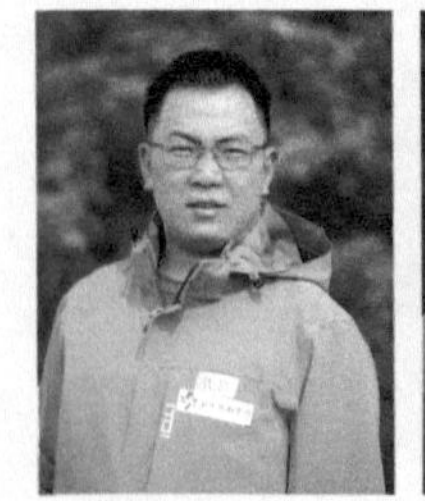
钱　浩
心内科

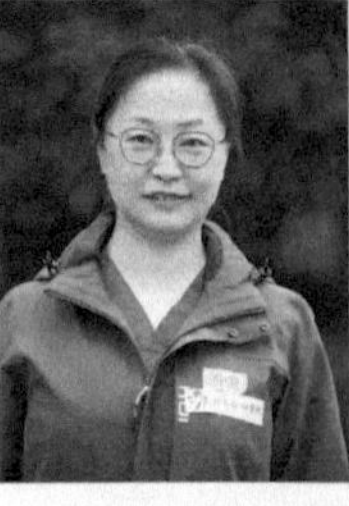
秦　岩
肾内科

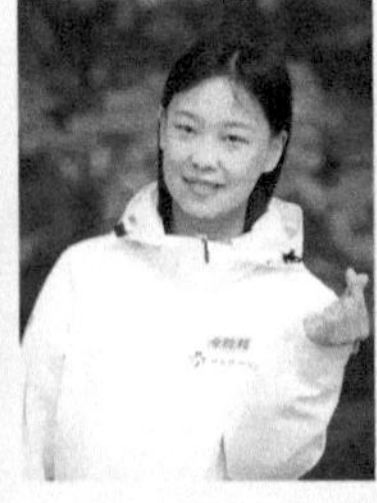
全胜利
重症医学科二病房

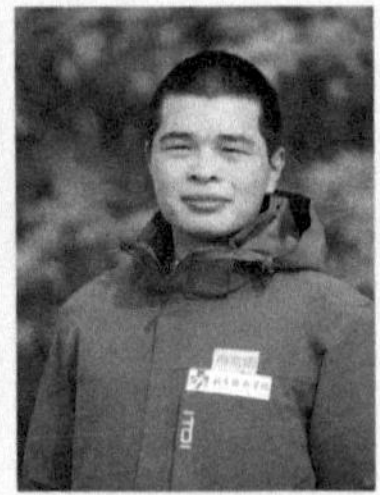
尚高鹏
骨科二病房

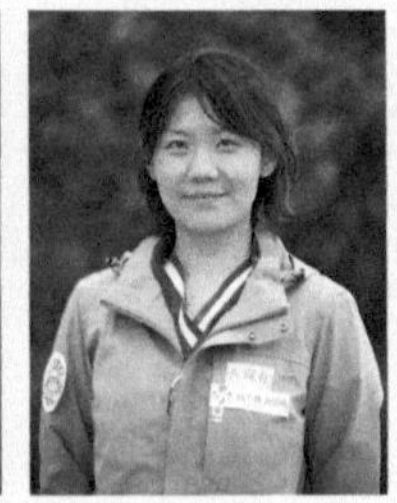
库砚君
内科ICU病房

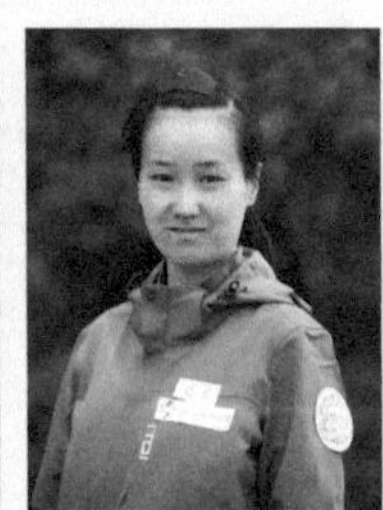
史　迅
妇科内分泌与生殖中心病房

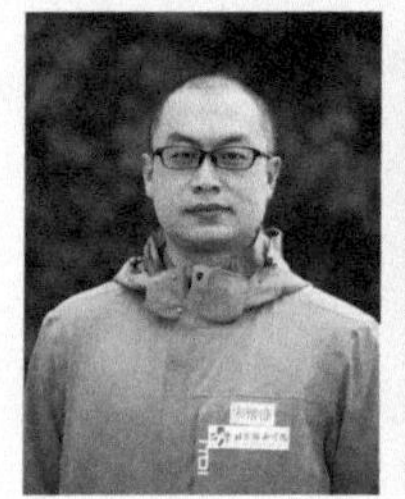

宋锴澄
麻醉科

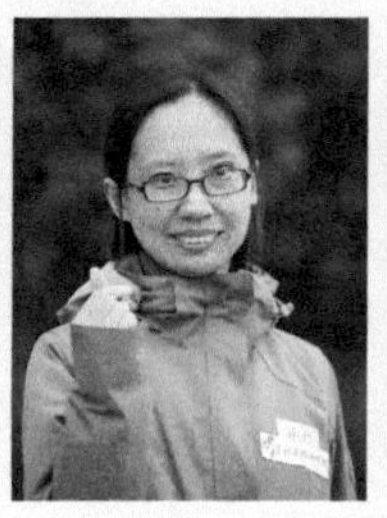

孙　红
消化内科一病房

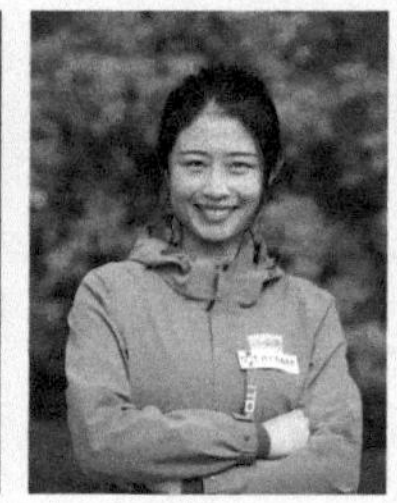

孙丽萌
国际医疗部外科楼十一层二病房

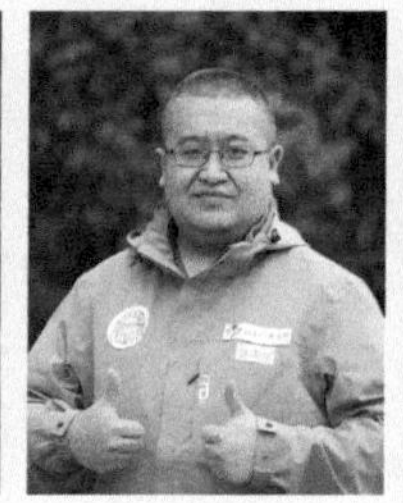

孙羲昆
手术室

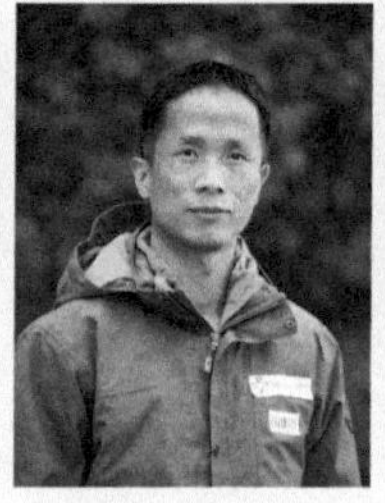

孙雪峰
呼吸与危重症医学科

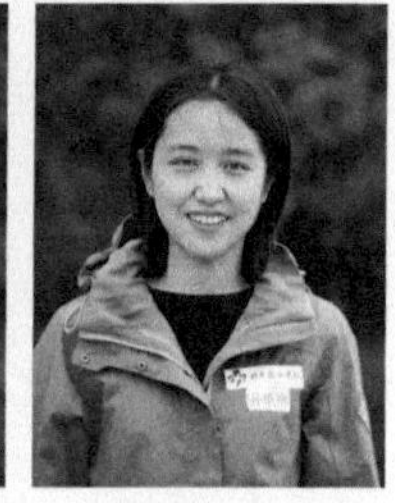

孙艳艳
呼吸与危重症医学科一病房

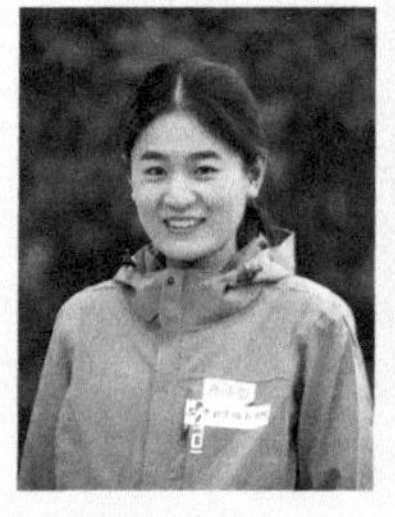

孙玉姣
泌尿外科二病房

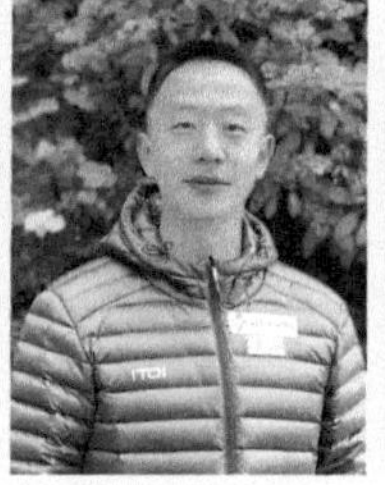

谭　骁
麻醉科

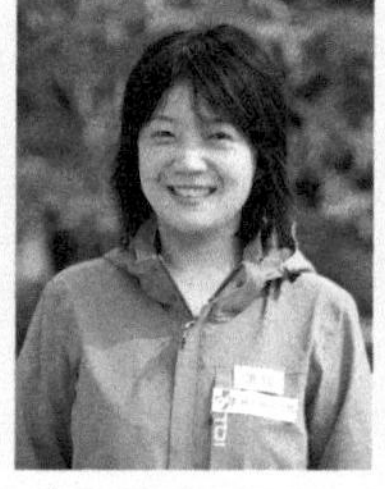

唐　瑶
肾内科病房

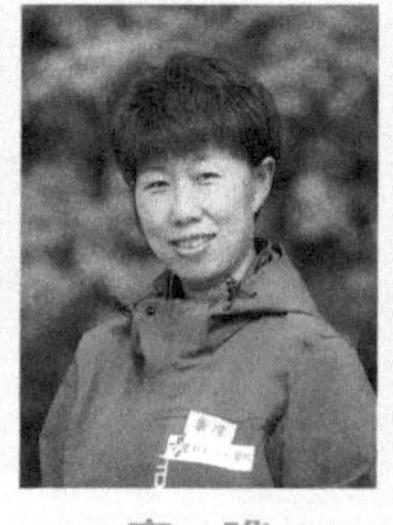

唐　晔
内科ICU病房

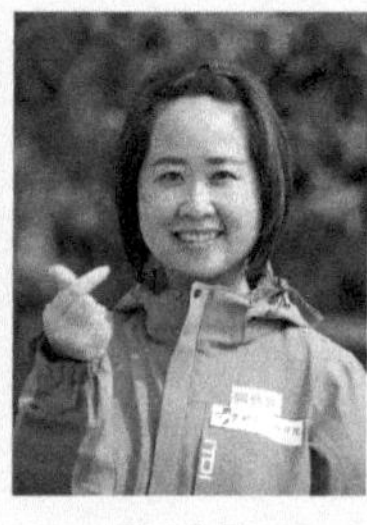

陶秋艳
重症医学科二病房

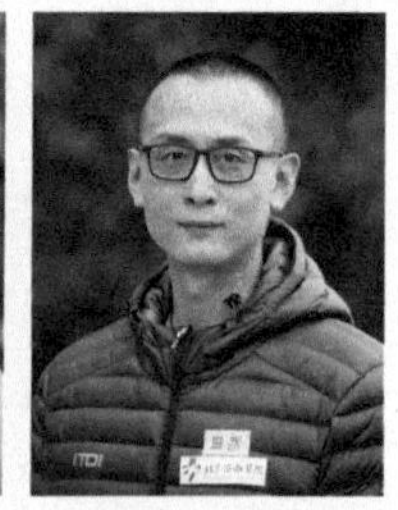

田　然
心内科

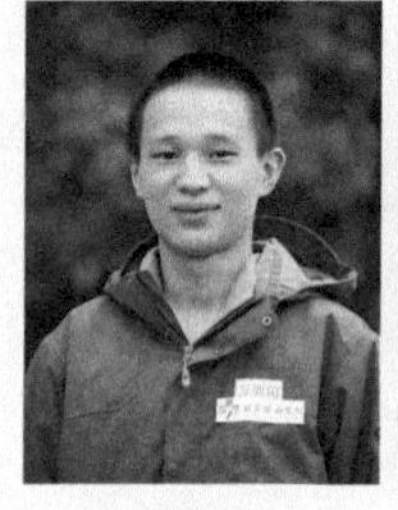

万朝阳
重症医学科二病房

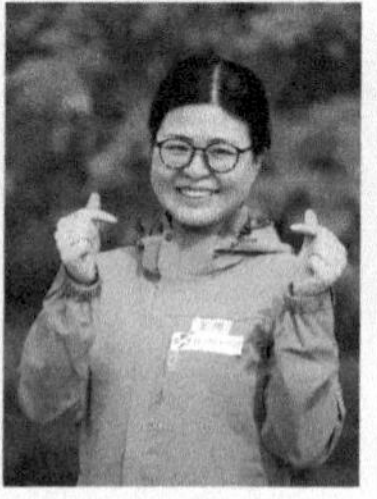

王　博
手术室

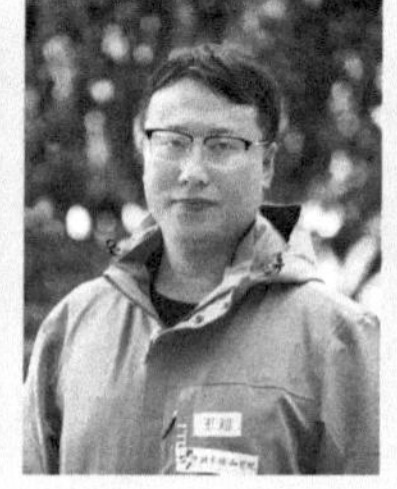

王　超
国际医疗部内科楼一段七病房

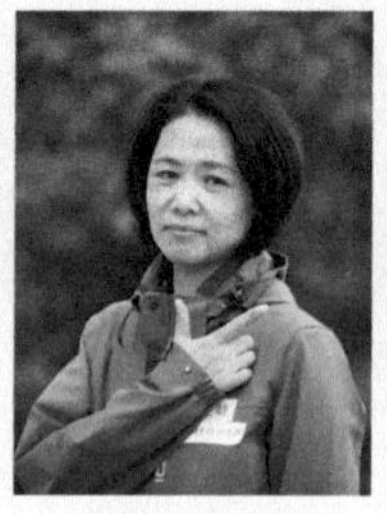

王　婧
中医科病房

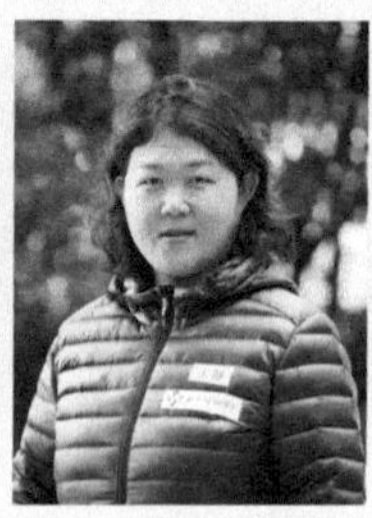

王　静
内分泌科一病房

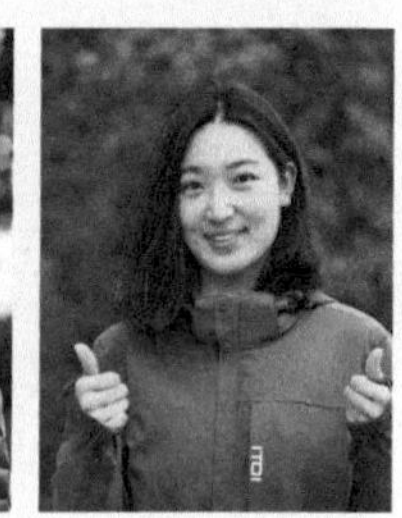

王　琪
重症医学科二病房

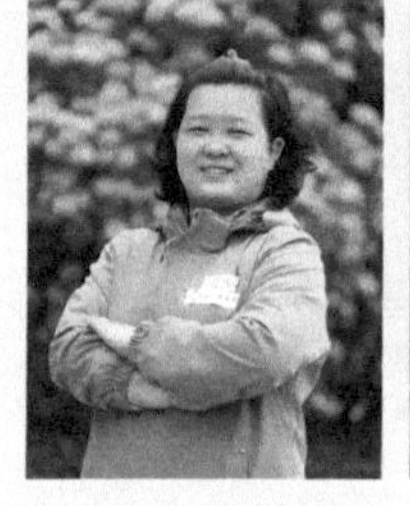

王　薇
骨科一病房

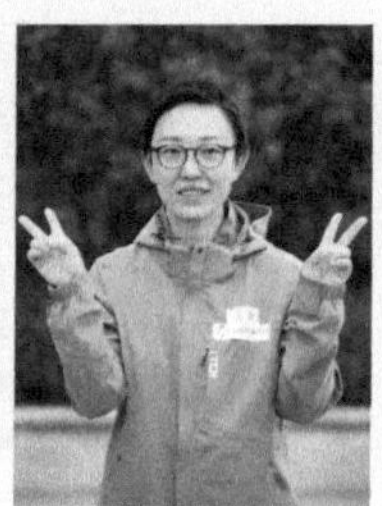

王　希
重症医学科二病房

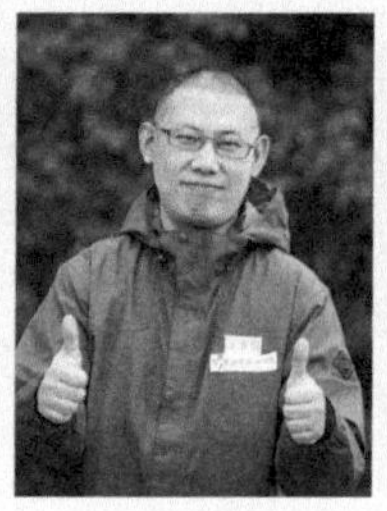

王春耀
内科ICU

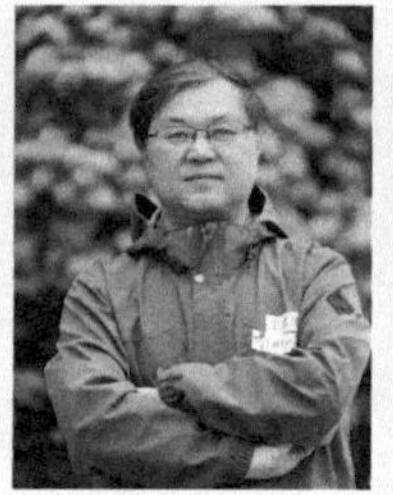

王京岚
呼吸与危重症医学科

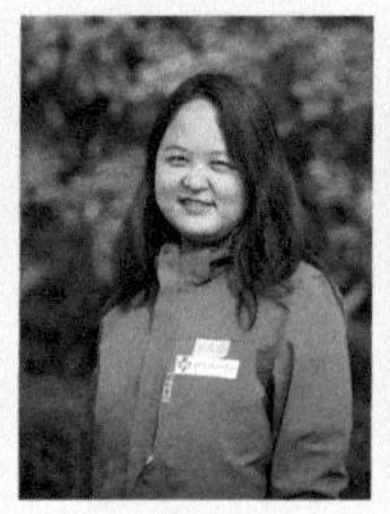

王晶晶
内科ICU病房

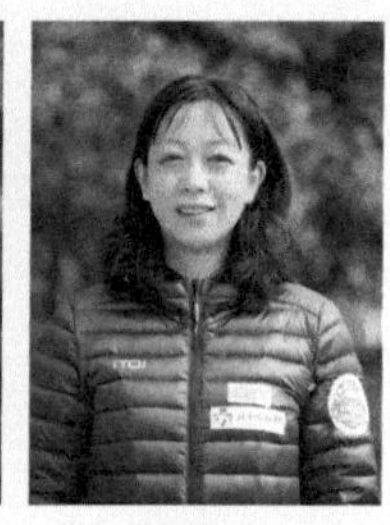

王丽梅
国际医疗部外科楼十层一病房

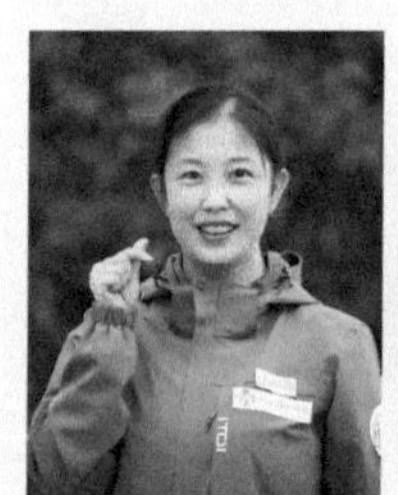

王汐婵
基本外科三病房

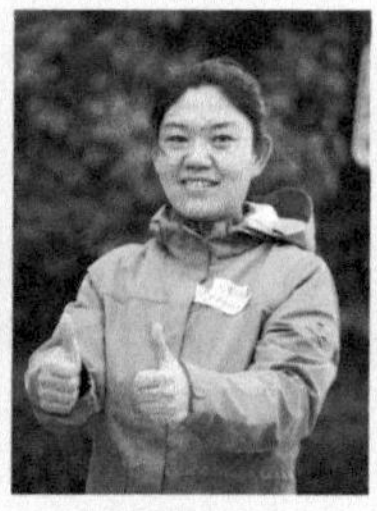

王玉娥
呼吸与危重症医学科一病房

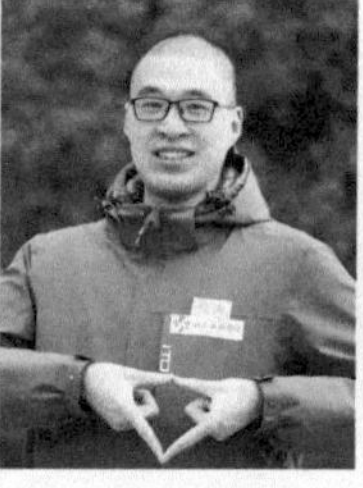

位　涛
心外科病房

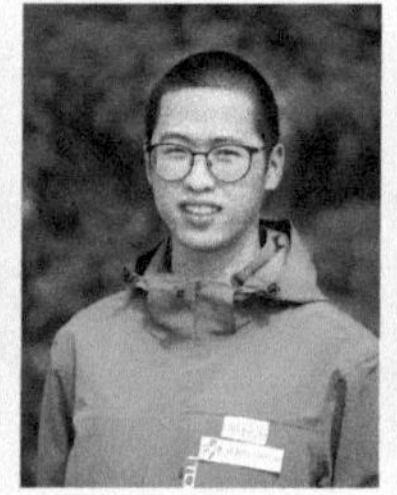

闻科迪
手术室

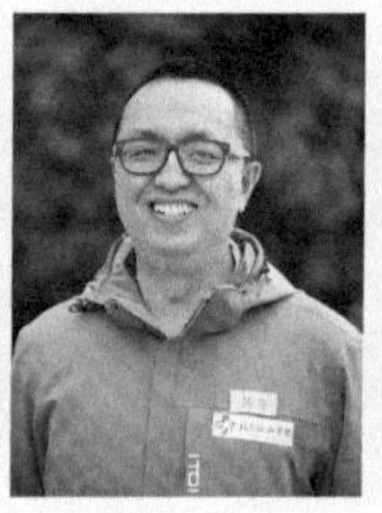

吴　东
消化内科

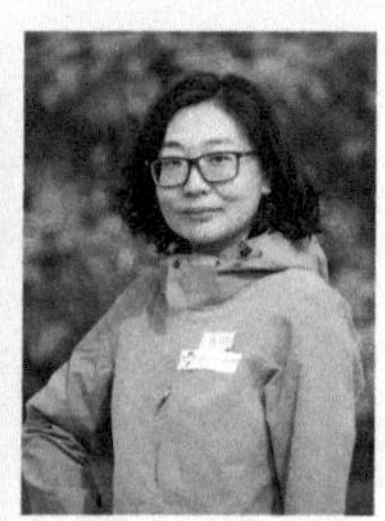

吴　楠
心内科一病房

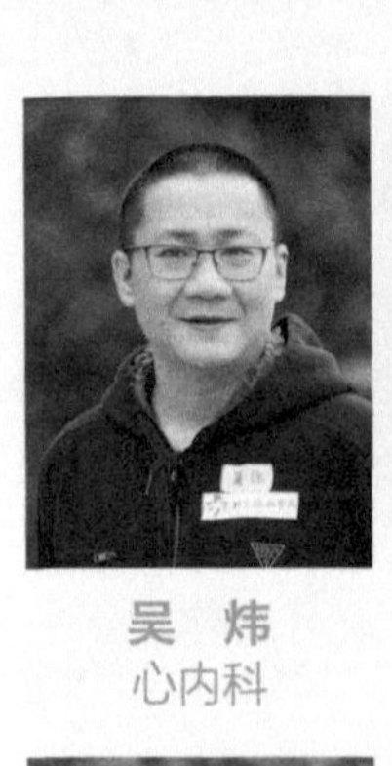

吴 炜
心内科

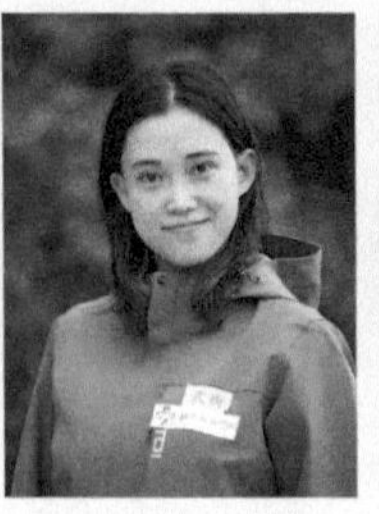

武 庚
重症医学科一病房

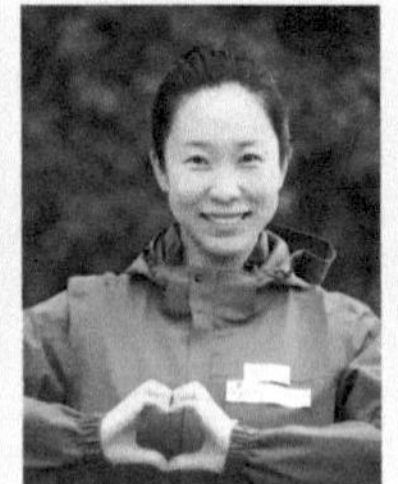

席日乐
手术室

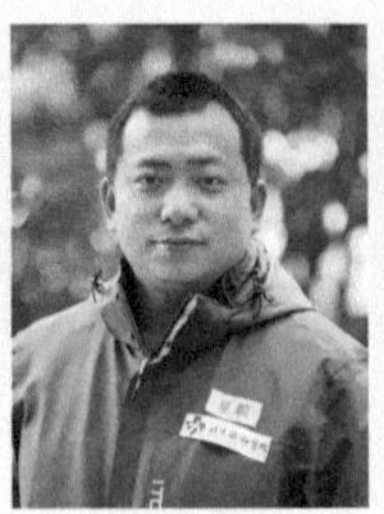

夏 鹏
肾内科

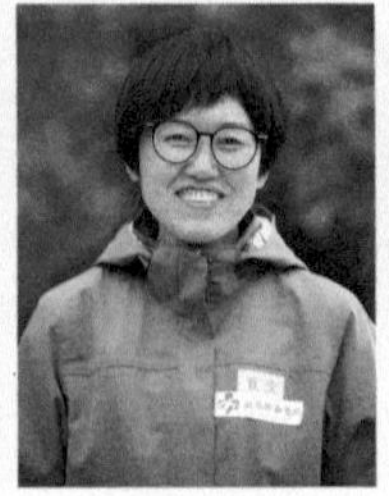

夏 莹
内科ICU病房

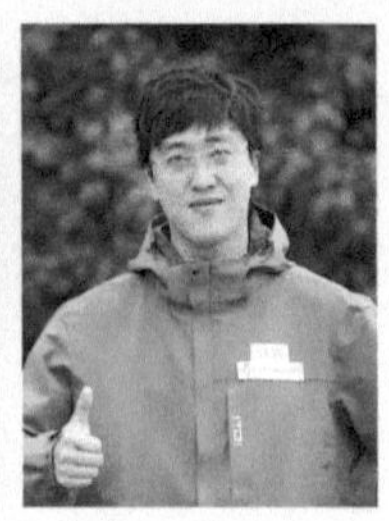

肖 盟
检验科

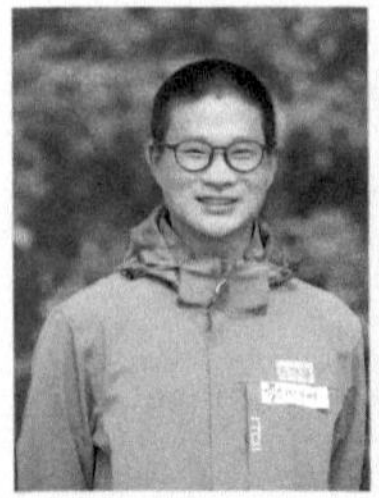

肖志源
神经外科病房

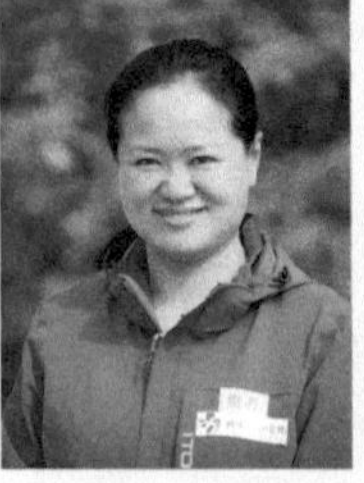

谢 丹
眼科病房

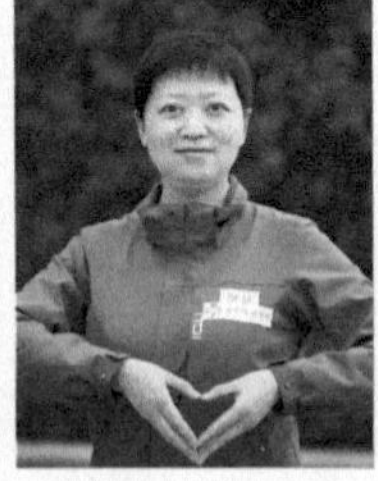

谢 静
感染内科

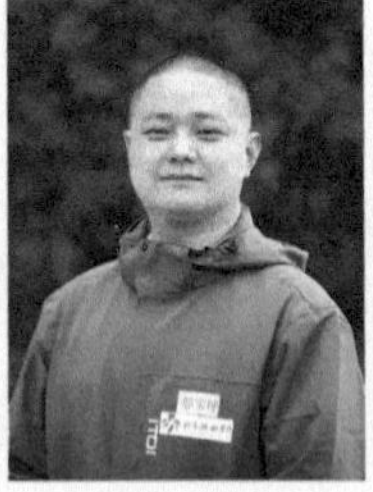

邢宝坤
泌尿外科二病房

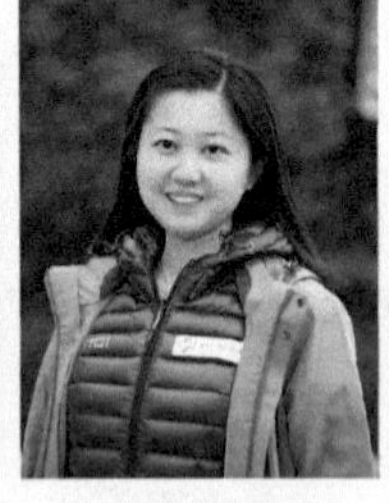

徐 琨
党委办公室

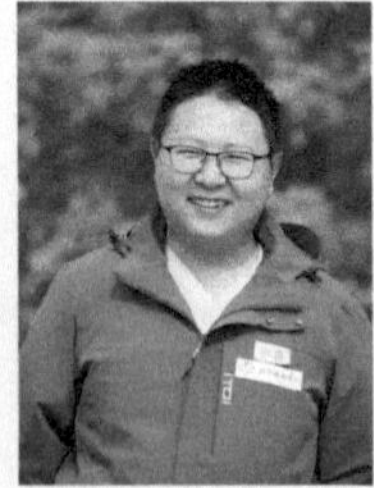

徐 源
外科

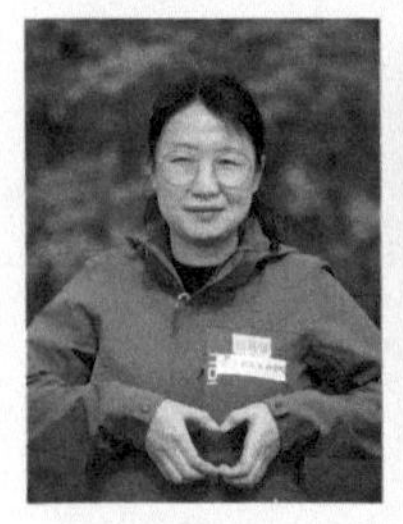

徐颖臻
呼吸与危重症医学科一病房

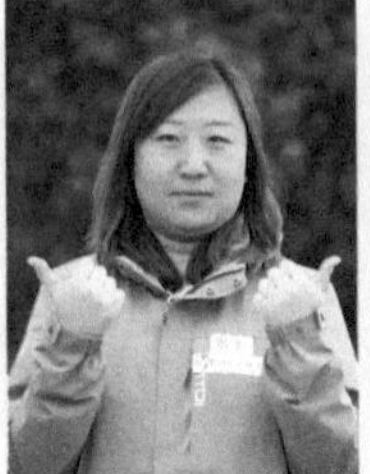

杨 芳
基本外科四病房

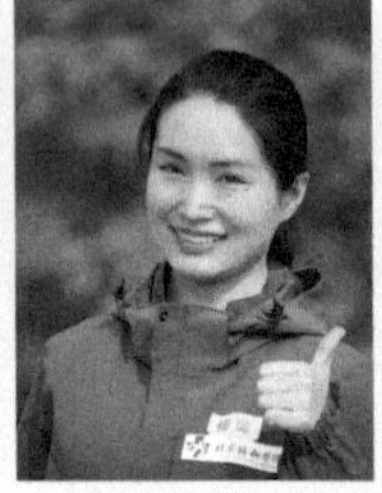

杨 璐
国际医疗部外科楼九层病房

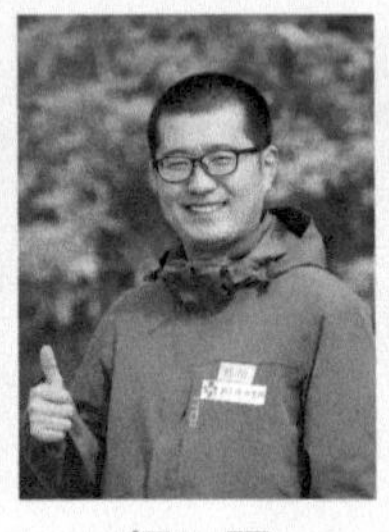

杨 阳
骨科

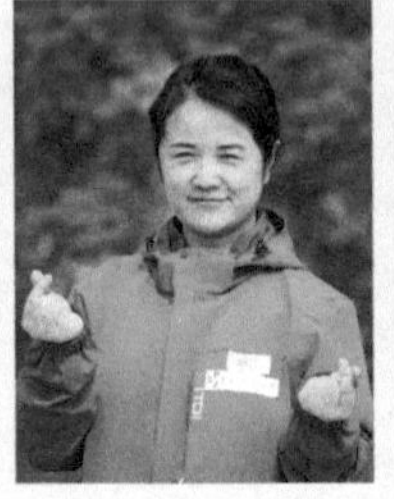

杨 洋
内科ICU病房

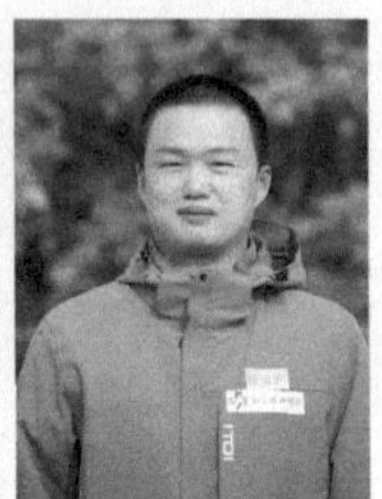

杨承武
重症医学科一病房

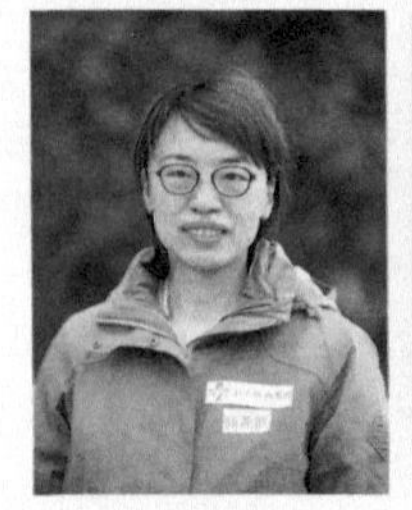

杨燕丽
呼吸与危重症医学科

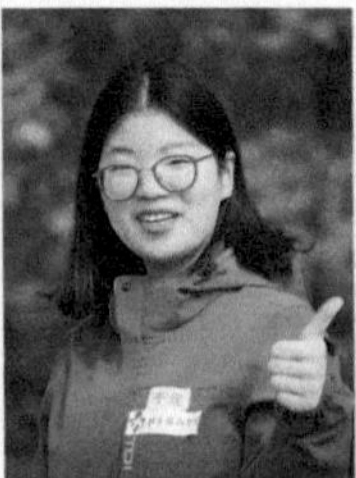

于 琨
重症医学科二病房

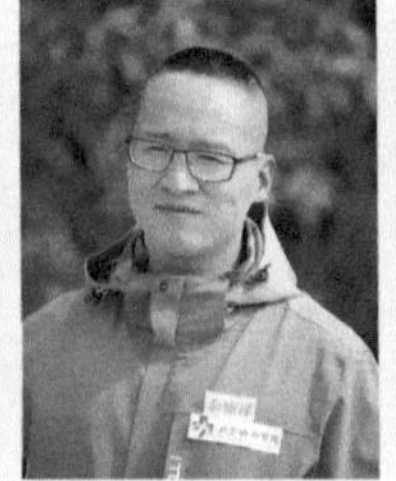

俞楠泽
整形美容外科

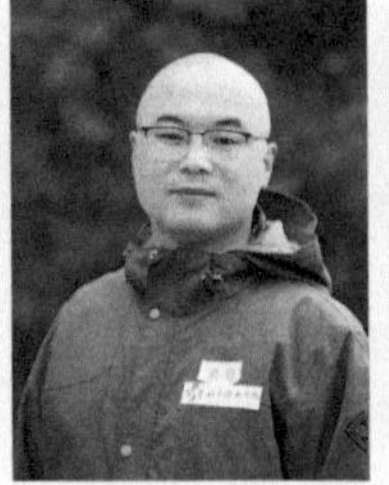

袁 胜
心内科心导管室

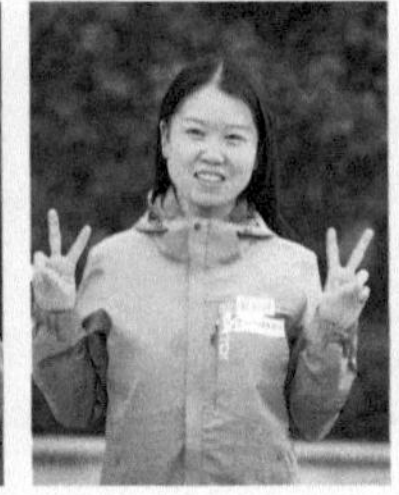

翟朝璐
消化内科一病房

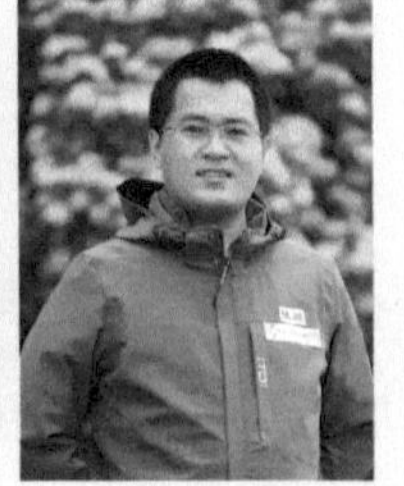

张 栋
检验科

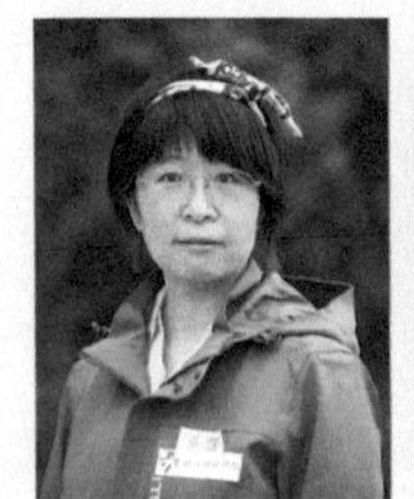

张 慧
内科ICU病房

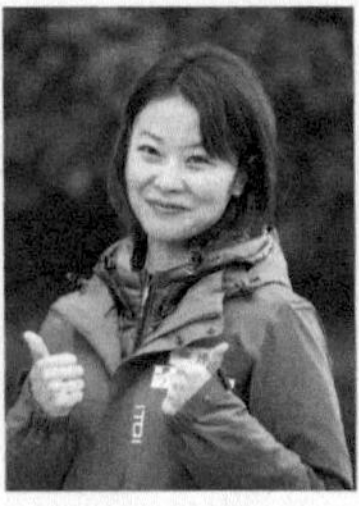

张 瑾
妇科四病房

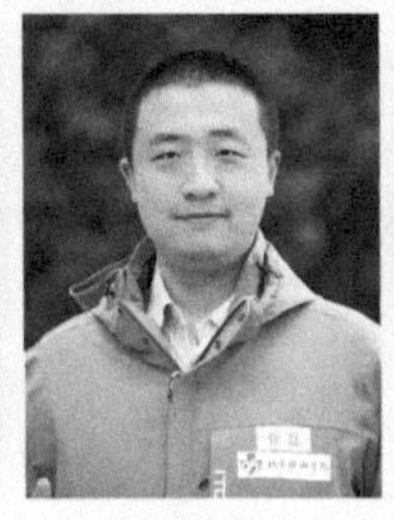

张 磊
肝脏外科

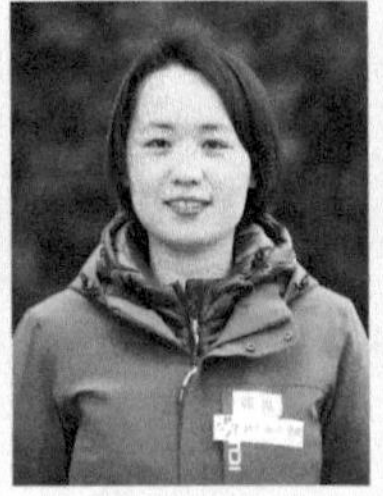

张 冉
内科ICU病房

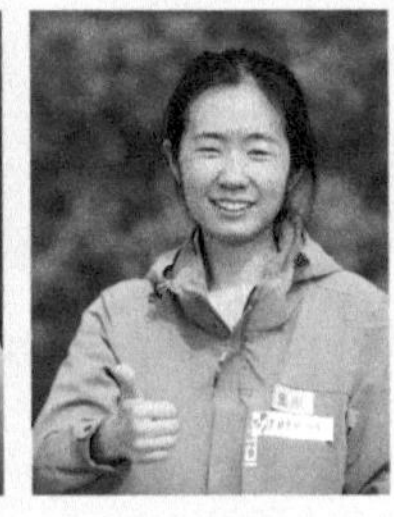

张 飒
血液肿瘤内科二病房

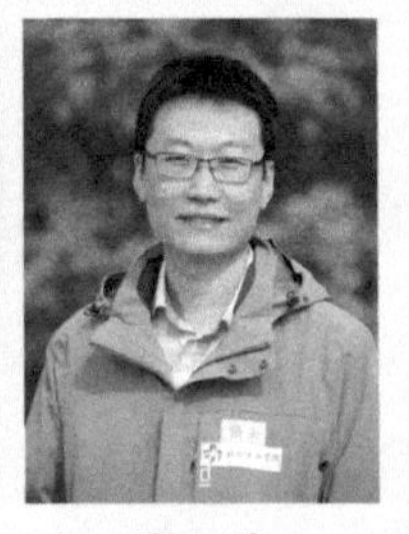

张 炎
血液内科

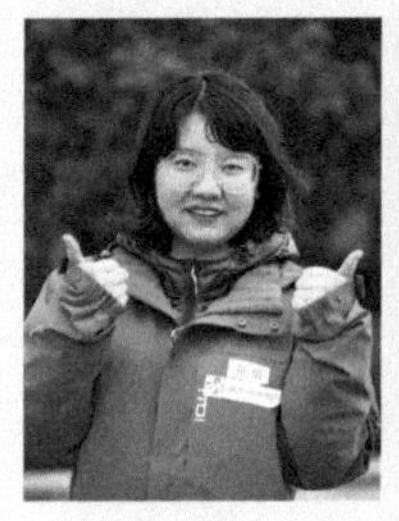

张　怡
妇科三病房

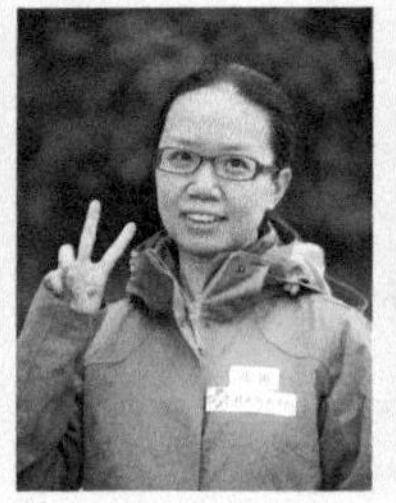

张　颖
CCU病房

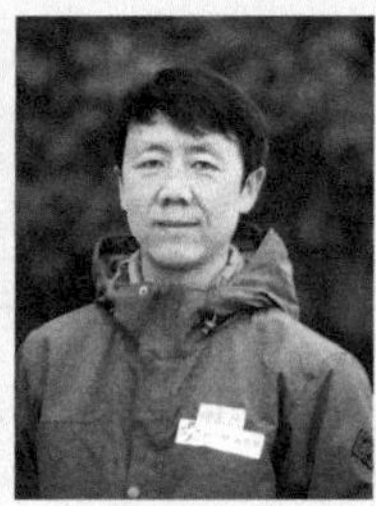

张宏民
重症医学科

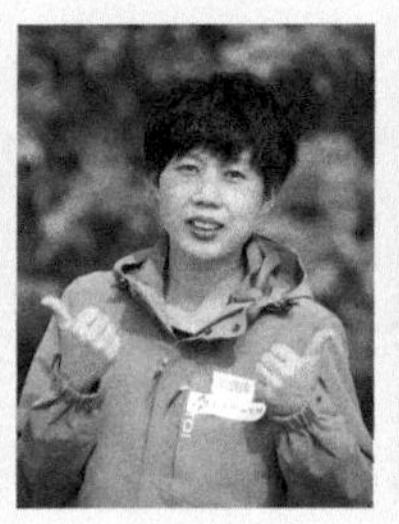

张丽萍
神经科一病房

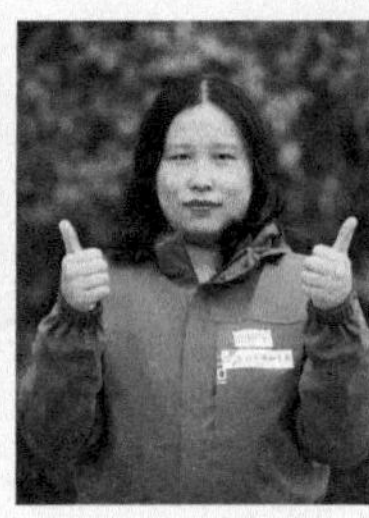

张晓菲
神经科一病房

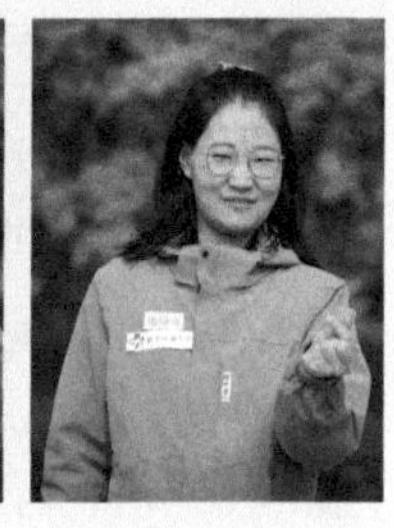

张晓青
重症医学科一病房

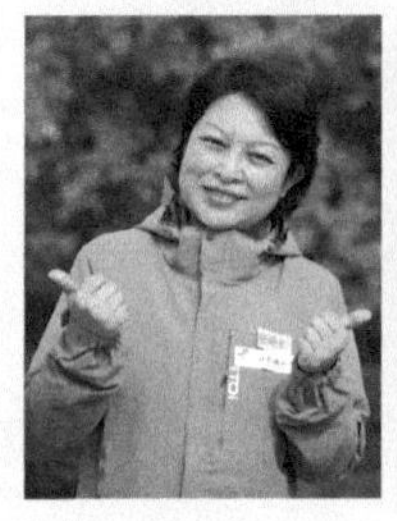

张艳彬
血液内科一病房

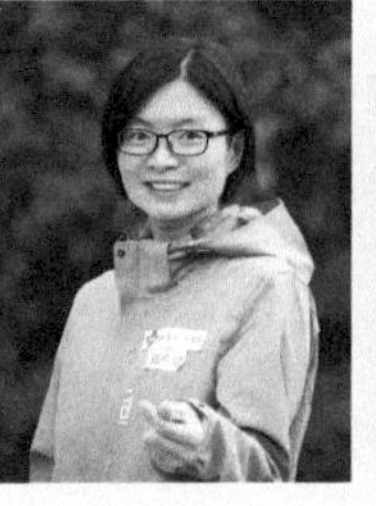

张燕妮
重症医学科二病房

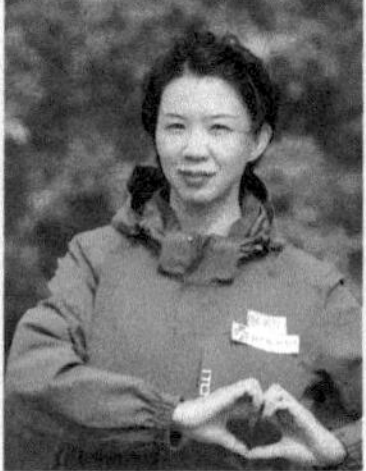

张燕宁
眼科病房

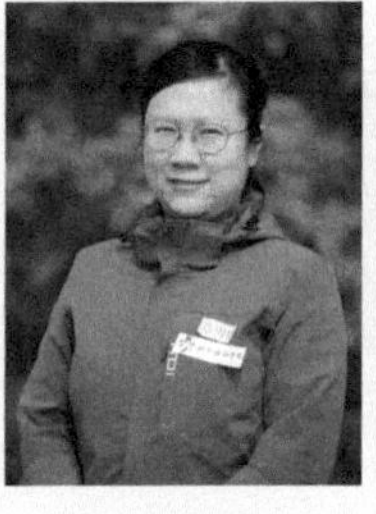

张雨辰
基本外科二病房

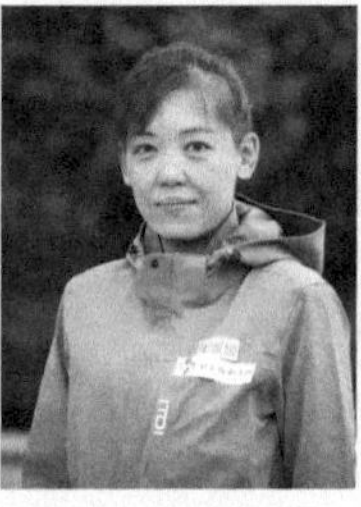

张嫒嫒
重症医学科一病房

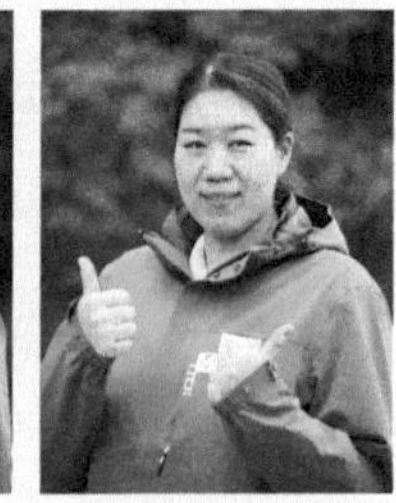

张志颖
神经科二病房

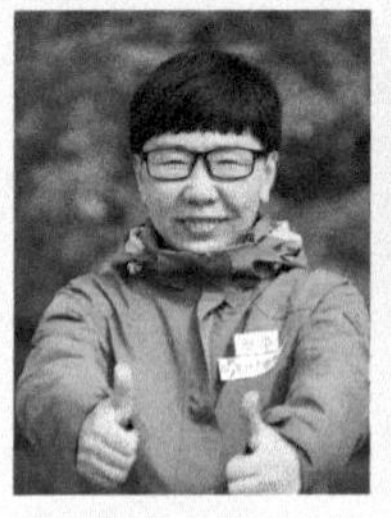

赵　华
重症医学科

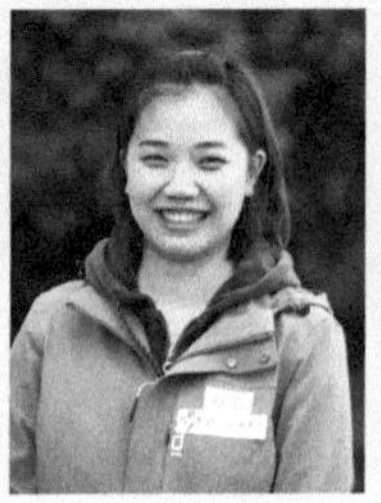

赵　晶
骨科一病房

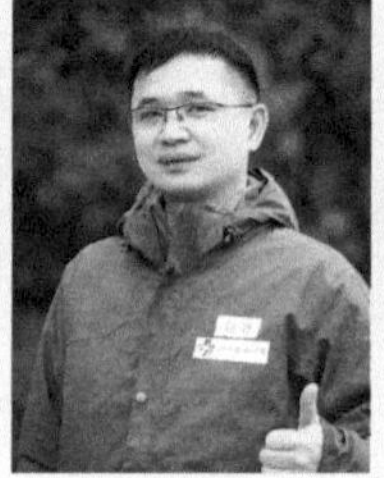

赵　静
呼吸与危重症医学科

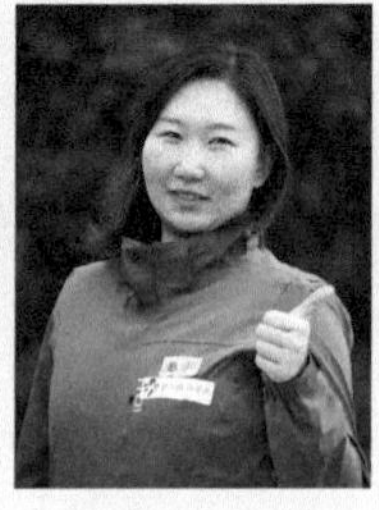

赵　彤
保健医疗部ICU病房

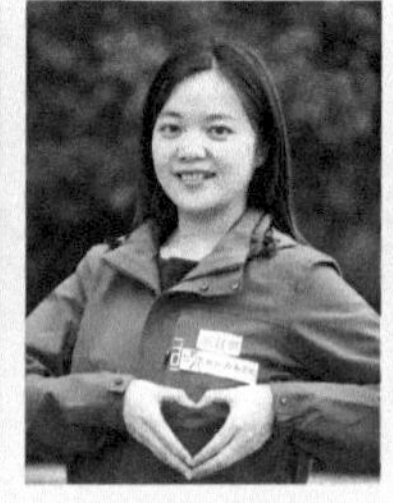

赵君娜
NICU病房

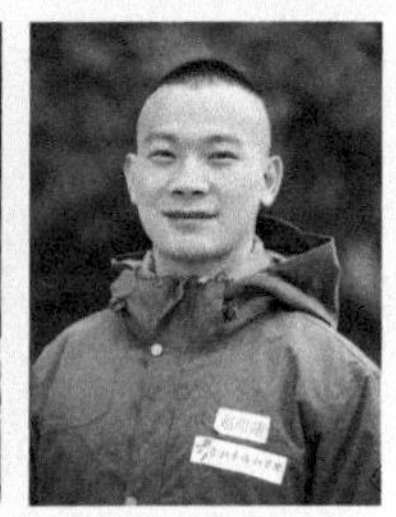

赵明曦
重症医学科二病房

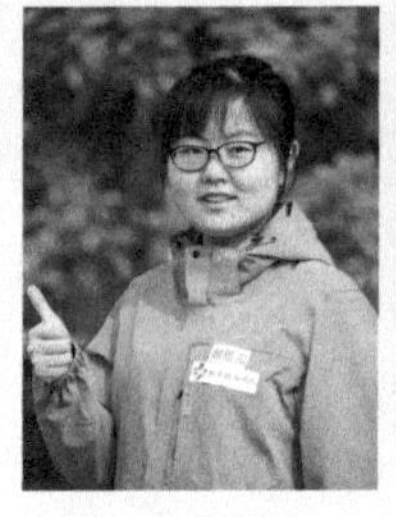

赵思蕊
耳鼻喉科病房

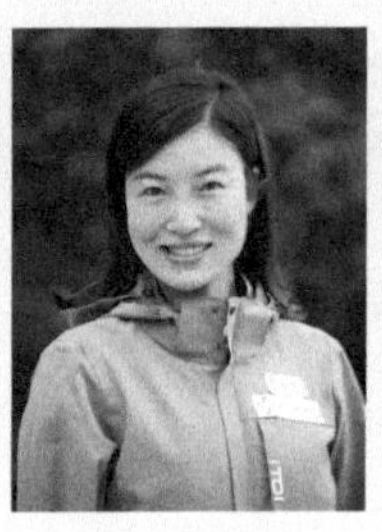

赵小东
心外科病房

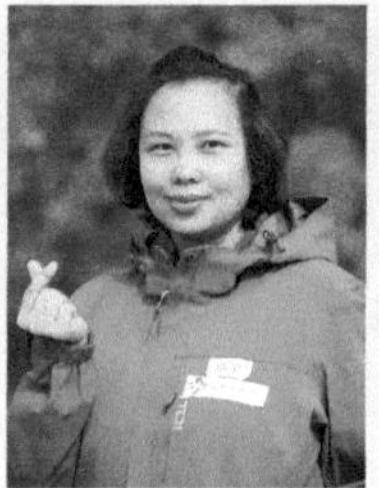

郑　瑞
神经科二病房

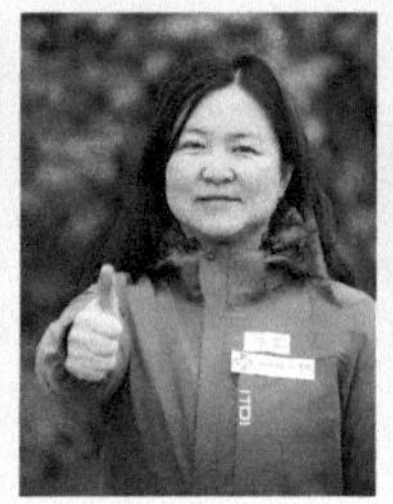

郑　莹
肿瘤内科一病房

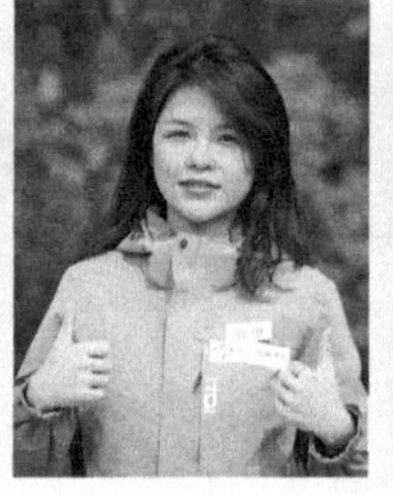

周　琳
泌尿外科一病房

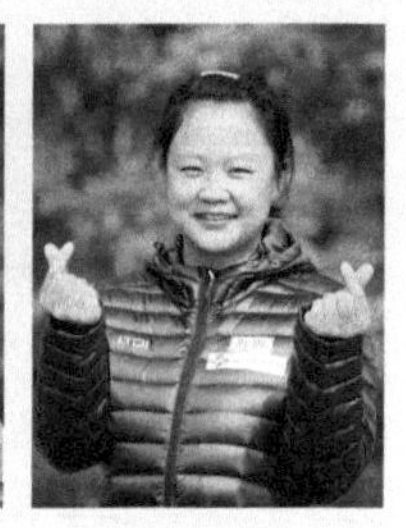

周　璐
骨科一病房

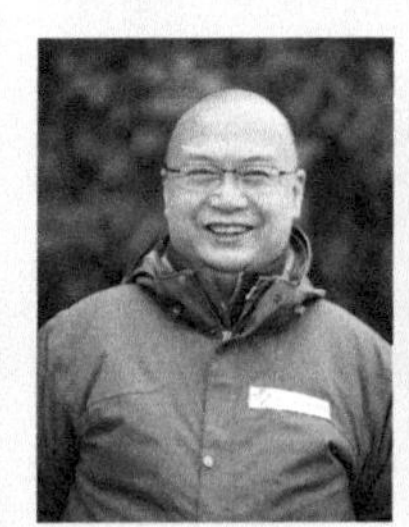

周　翔
重症医学科

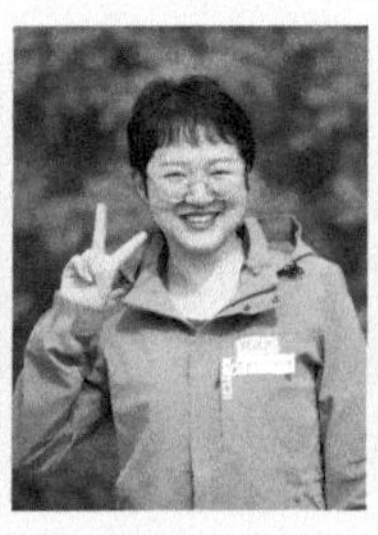

周海莎
产科一病房

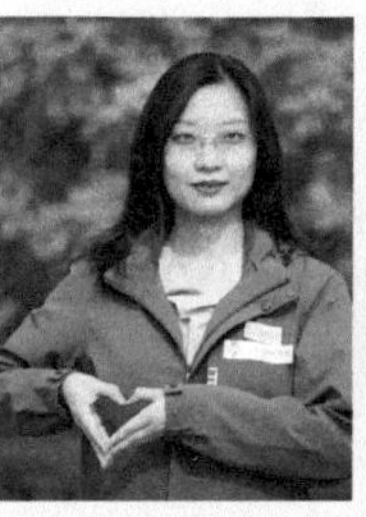

周润爽
重症医学科一病房

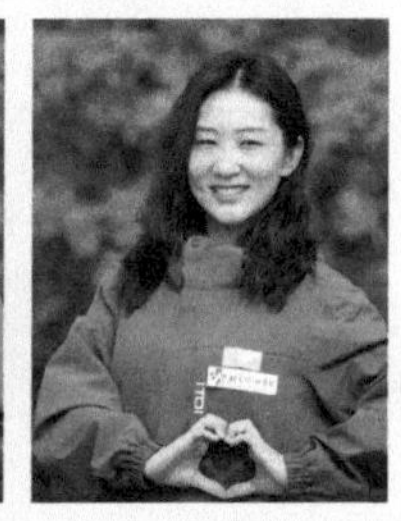

邹　垚
儿科病房

《光明日报》季春红摄

图书在版编目（CIP）数据

家国：协和战疫相册故事 / 北京协和医院编著．—北京：人民卫生出版社，2021.9（2023.9 重印）
ISBN 978-7-117-32046-7

I.①家… II.①北… III.①卫生防疫－医疗队－先进事迹－北京 IV.①R197.2

中国版本图书馆 CIP 数据核字（2021）第 177632 号

人卫智网 www.ipmph.com 医学教育、学术、考试、健康，购书智慧智能综合服务平台
人卫官网 www.pmph.com 人卫官方资讯发布平台

《家国：协和战疫相册故事》图书编委会

名誉主编 赵玉沛
主　　编 张抒扬　吴沛新
副 主 编 柴建军　向炎珍　韩　丁　吴文铭　杨敦干　彭　斌　杜　斌
撰　　稿 陈　聪
编　　者（按姓氏笔画排序）
王　晶　孙　良　陈明雁　赵小东　洪成伟　徐　琨　焦　静

家国：协和战疫相册故事
Jiaguo：Xiehe Zhanyi Xiangce Gushi

编　　著 北京协和医院
出版发行 人民卫生出版社（中继线 010-59780011）
地　　址 北京市朝阳区潘家园南里 19 号
邮　　编 100021
印　　刷 北京建宏印刷有限公司
经　　销 新华书店
开　　本 787×1092 1/16　印张：19
字　　数 287 千字
版　　次 2021 年 9 月第 1 版
印　　次 2023 年 9 月第 2 次印刷
标准书号 ISBN 978-7-117-32046-7
定　　价 169.00 元

E - mail pmph @ pmph.com
购书热线 010-59787592　010-59787584　010-65264830
打击盗版举报电话：010-59787491　E- mail：WQ @ pmph.com
质量问题联系电话：010-59787234　E- mail：zhiliang @ pmph.com

61